医学影像与超声诊断学

张立波　周雨　陈泽乐　主编

U0340002

吉林科学技术出版社

图书在版编目（CIP）数据

医学影像与超声诊断学 / 张立波，周雨，陈泽乐主编. -- 长春 : 吉林科学技术出版社，2023.5
ISBN 978-7-5744-0379-6

Ⅰ. ①医… Ⅱ. ①张… ②周… ③陈… Ⅲ. ①影象诊断②超声波诊断 Ⅳ. ①R445

中国国家版本馆 CIP 数据核字（2023）第 087451 号

医学影像与超声诊断学

主　　编	张立波　周　雨　陈泽乐
出 版 人	宛　霞
责任编辑	赵　兵
封面设计	南昌德昭文化传媒有限公司
制　　版	南昌德昭文化传媒有限公司
幅面尺寸	185mm×260mm
开　　本	16
字　　数	440 千字
印　　张	20.5
印　　数	1–1500 册
版　　次	2023年5月第1版
印　　次	2024年2月第1次印刷

出　　版	吉林科学技术出版社
发　　行	吉林科学技术出版社
地　　址	长春市福祉大路5788号
邮　　编	130118
发行部电话/传真	0431-81629529 81629530 81629531
	81629532 81629533 81629534
储运部电话	0431-86059116
编辑部电话	0431-81629518
印　　刷	三河市嵩川印刷有限公司

书　　号	ISBN 978-7-5744-0379-6
定　　价	160.00元

版权所有　翻印必究　举报电话：0431-81629508

《医学影像与超声诊断学》
编审会

主　编

张立波　周　雨　陈泽乐

副主编

赖振辉　刘　文　赵　青　张俊玮

常　燕　罗向佳　蔡凤琦　童彩霞

赵　婷　郭　磊　李文肖　楼晓剑

张　建　严　凯　蔡　辉　符凤妹

林　生　檀丽媛　刘　锋　孟秋凤

杨　藜　季　玲　陈垂文　于巍伟

韩　亮　蒋宁平　郑承兵　何维曜臻

龙世杰　刘继果　王君松　王明明

张　宇　王　娟　张雪梅　顾　湘

前言 PREFACE

　　医学影像是指为了医疗或医学研究,对人体或人体某部分,以非侵入方式取得内部组织影像的技术与处理过程。随着计算机等工程技术和自然科学理论的渗透及技术交叉,促使医学影像学这一新兴学科得以飞速发展,新技术、新设备的不断涌现,使得医学影像学在临床应用中总结了大量丰富的诊疗经验。

　　超声医学是近半个世纪以来发展最为迅速的医学影像学分支之一,它以处理超声波在人体内所产生的各种回声信息为基础,并以不同的可视模式显示人体脏器、组织结构和血流,用以评价脏器的位置、解剖结构、血流动力学和功能变化,成为临床早期诊断、鉴别诊断、疗效判断和预后评估的重要首选方法,已广泛应用各级医院。随着声学、电子学、计算机技术和图像处理技术等相关技术的进步,超声医学设备取得了迅速发展,超声检查的领域和内容都有了大幅的扩展和增加,出现了许多新知识、新技术、新方法和新观点。

　　本书是医学影像方向的书籍,主要研究医学影像与超声诊断,本书首先对超声诊断基础、子宫超声诊断、妇科其他超声诊断进行了分析研究;其次对CT、MR检查常用技术以及CT诊断、MR诊断做了一定的介绍;再次分析了胸部CT检查、腹部CT检查等内容;最后对影像诊断相关内容进行剖析。本书论述严谨,结构合理,条理清晰,内容丰富。对医学影像与超声诊断学研究有一定的借鉴意义。

　　在本书的策划和写作过程中,曾参阅了国内外有关的大量文献和资料,从其中得到启示;同时也得到了有关领导、同事、朋友及学生的大力支持与帮助。在此致以衷心的感谢。本书的选材和写作还有一些不尽如人意的地方,加上编者学识水平和时间所限,书中难免存在缺点,敬请同行专家及读者指正,以便进一步完善提高。

目 录 CONTENTS

第一章　超声诊断基础

第一节　人体组织超声成像

一、人体组织的组成成分与结构特征

（一）人体组织的主要组成成分

1. 水

人体总含水量占体重的 60%～70%，细胞内液约占 40%～45%，细胞外液占 20%～25%。水占细胞成分的 80%，各种组织的含水量有较大差别，血液含水达 90% 以上，骨骼肌、脑等含水量约 70%，骨组织含水约 20%。含水量与年龄有关，胚胎及婴幼儿组织中含水量较高，随着年龄的增长细胞含水量逐渐减少。含水量高的组织，声速低，声阻抗小，声吸收低，衰减系数小。

2. 蛋白质

蛋白质是人体组织的重要组成成分，存在于细胞内外，细胞核、细胞质、酶都含有蛋白质；蛋白质是构成细胞原生质的最重要成分，分为两大类，一类为单纯蛋白质如清蛋白、球蛋白、鱼精蛋白等，另一类为结合蛋白如糖蛋白、核蛋白、脂蛋白等，几乎参与细胞的一切活动。超声在组织中传播，声速与蛋白含量成正比。活体组织蛋白质的黏滞性大，超声在其中传播时，声速快，声阻抗大，能量被吸收多，衰减高。

3. 纤维组织

（1）胶原纤维

主要含胶原蛋白，约占人体总蛋白的 30%，胶原纤维成束排列，存在于腱、骨及软

骨、皮肤、结缔组织中。组织损伤时，胶原纤维增生，修复，形成瘢痕。

（2）弹性纤维

主要成分为弹性蛋白，弹性很强，直径 0.2 ~ 1.0 μm，受损后难以再生。存在于大动脉及中动脉壁的弹性层中，韧带中弹性纤维多粗大，排列整齐。

4. 脂肪

约占体重的10%，脂肪组织含水量约为10% ~ 35%，低于其他软组织，但声速比其他软组织低，因为脂肪中含有较多声速低的类脂化合物。

5. 软骨

由细胞、软骨基质及其周围的软骨膜构成。

透明软骨：有较强的抗压性，构成肋软骨、关节软骨纤维成分主要为交织排列的胶原纤维。

纤维软骨：分布于椎间盘、关节盘及耻骨联合等处，结构特点是大量平行的和交织的胶原纤维束，软骨细胞较少。

弹性软骨：分布在耳郭、咽喉等部位，结构特点是大量交织分布的弹性纤维，有较强弹性。软骨含蛋白较高，声速快、声阻抗大、声衰减大，超声诊断时通常加大增益后可以穿透。

6. 骨

由骨质、骨膜与骨髓组成，是体内坚硬的结缔组织。骨质的结构为排列规则的多层板状，称骨板，为密质骨；在骨板的深部有数层骨小梁，交错成蜂窝状结构，为松质骨。骨组织是全身钙、磷的贮存库，钙99%沉积在骨内。

（二）人体组织的结构特征

人体组织的结构，由细胞→细胞群→组织→器官。成人约有 1×10^{15} 个细胞，每个细胞有细胞膜，细胞群有纤维组织包膜，大量细胞群构成组织。人体组织可归纳为 4 大类，即上皮组织、结缔组织、肌组织、神经组织。四大基本组织以不同数量、种类和形式组合成器官，各具其解剖结构特征。以肌组织为例，肌细胞外有肌内膜包裹，肌细胞之间有少量结缔组织、血管、神经、淋巴管，肌细胞群外分别有肌膜及肌束膜、肌外膜等分隔；正常各实质性脏器表面均有致密的含有大量结缔组织的被膜，并伸入实质，将脏器分隔成结构基本相同的许多小单元。肝脏，肝细胞直径 15 ~ 30 μm，占肝内细胞的80%，肝细胞群组成肝小叶，为肝的基本结构，每个肝小叶长约 2 mm，宽 1 mm，成人肝内约有 50 万 ~ 100 万个肝小叶，肝小叶之间有结缔组织、胆管、血管、门管区相互分隔，汇合成各级肝动脉、静脉及胆道系统。肾脏，每个肾有 100 万个肾单位（肾小体和肾小管），肾小球直径约 200 μm。肾小球与肾小管之间有结缔组织、血管、淋巴管、神经等。空腔脏器如胃、肠，含液脏器如胆囊、膀胱，其壁由内向外依次为黏膜或内膜、黏膜肌层、黏膜下肌层、肌层、浆膜层。动脉管壁结构为内膜下有内弹性膜，中膜由环形平滑肌纤维、胶原纤维及弹性纤维组成，大动脉中膜厚，中、小动脉的中膜依次减薄，外膜为疏松结缔组织。

在软组织中，胶原纤维是主要弹性成分，大量存在于结缔组织及病理组织中，广泛分布于全身各组织与脏器中，组织的弹性与密度的不均匀性导致反射与散射；弹性起伏引起的散射比密度变化所引起的散射强，是主要的超声散射源。对心肌梗死犬进行超声与病理学研究表明，梗死部位胶原蛋白含量增多，背向散射增强，衰减增多。

（三）人体器官的运动功能特征

1. 心脏运动

心脏运动为节律性的搏动。收缩期心室收缩，房室瓣关闭，半月瓣开放，射血至大动脉，舒张期心室舒张，半月瓣关闭，房室瓣开放，血流由大静脉回心。心脏的运动导致全身动脉血管有节律、规则地搏动，收缩期血流快，舒张期慢。

2. 肺呼吸运动

呼吸运动时，肺体积有规律地缩小与增大交替，进行气体交换导致膈肌及上腹部脏器肝、脾、肾随之上下运动，心脏整体位移及（或）被肺覆盖等。

3. 胃肠蠕动

帮助食物消化及排泄。胃肠为空腔脏器，壁薄仅 3 ~ 5 mm；空腹时腔内仅少量气体及液体，饮水或进食后胃肠腔充盈。胃肠蠕动时，腔内气、液及内容物随之移动。

二、二维超声成像

二维超声包括线阵、凸阵或相控阵（扇形）等为电子扫描，每秒成像 30 帧以上。探头发射多条扫描线，入射人体，快速扫描被检部位，每条扫描线遇不同声阻的组织界面产生反射、散射回声，由浅入深的回声按序显示在监视器上即成二维图像。

（一）正常人体组织及脏器的结构与回声规律性

正常人体组织从声学特性上分为 3 类：①人体软组织的声学特性（声速、声衰减等）与水近似属一类；②骨骼；③空气。

1. 皮肤及皮下组织的回声规律

均为实性软组织，皮肤深部依次为皮下脂肪、肌肉；胸、腹部深层为胸、腹膜壁层及胸腹腔间隙；四肢及外周则深部为骨膜及骨骼。超声束在经过皮肤→皮下脂肪→肌肉－胸、腹膜壁层→胸、腹腔间隙等上述两种组织间的界面时，产生强弱不等的反射与散射，在声像图上显示界面回声，在一种组织内部根据组织声阻均匀性，决定回声的强弱。

2. 实质性组织或脏器的回声规律

实质性脏器如肝、脾、肾、甲状腺、子宫、脑等脏器，表面均有致密的结缔组织包膜，内部结构均匀一致的组织回声弱，如脑及神经组织、淋巴结等；内部结构不均匀的各有一定结构特点，如肝脏呈楔形，外有包膜，内以肝细胞为主，有汇管区、门静脉、肝静脉、肝动脉、胆道各自成树枝状有序分布；超声束经腹腔间隙 – 肝包膜 – 肝实质 – 肝内管道之间的各个界面反射，肝内细小结构间有散射，显示肝脏像图。肾脏声像图显示低回声的肾脂肪囊，较强回声的细线状肾包膜，低回声的肾皮质、锥体，较强回声的肾盏及肾盂与肾门。横纹肌由肌纤维、肌束组成，肌束外均有肌膜包裹，形成无数声阻不同的界面，回声明显不均匀。

3. 含液体脏器的回声规律

含液脏器如眼球、胆囊、膀胱、心脏、血管等，结构特点为有实性组织为壁，壁厚薄不一，正常脏器壁整齐，腔内液体各脏器密度不一，尿液密度小，依次为胆汁、眼玻璃体（ $1.010 \ g/cm^3$ ）、血液（ $1.055 \ g/cm^3$ ）。胆囊、膀胱壁，由外向内为浆膜、肌层及黏膜层，腔内为声阻均匀的胆汁、尿液。经腹超声束先经腹壁各层 – 肝脏前 – 肝后缘 – 胆囊前壁 – 胆汁 – 胆囊后壁，声像图上分别显示各界面回声，腔内为无回声区。心脏壁较厚，有特定的结构，腔内血液为较黏稠液体。超声束经前胸壁 – 胸腔间隙 – 右室前壁（心外膜 – 心肌 – 心内膜）– 血液 – 室间隔 – 血液 – 心后壁，各界面均有回声，血液通常为无回声，灵敏度高的仪器可显示血液中的极低回声。

4. 含气脏器的回声规律

含气脏器如肺，肺表面有包膜、肺泡壁，肺泡内充气，超声束经胸壁、胸膜到达肺泡壁与气体交界处，因声阻相差悬殊，两者的声强反射系数为 0.9 989，即 99.89% 的能量被反射，几乎无能量进入肺内。回声能量在探头 – 空气之间往返反射多次，反射波在组织中传播能量逐渐衰减，声像图中显示距离相等（胸壁）的多次反射，回声强度逐渐减弱。即超声不能穿透肺内气体，不能显示正常肺内结构及被正常肺遮盖的深部结构与病变。同理，胃、肠胀气时，超声亦无法显示胃肠深部组织。

5. 正常骨骼回声规律

正常骨由骨密质构成骨板，含钙质多，与周围肌肉声阻相差数倍，超声束经软组织 – 颅骨界面声强反射系数为 0.32，即 32% 的能量被反射，二维图上显示强回声。骨板下为骨松质，由骨小梁交织排列成海绵状，超声进入骨松质后在海绵状结构中来回反射、折射，能量被吸收衰减，不能穿透骨骼（除头颅颞侧骨板最薄处外），骨骼后方无超声，称声影。即超声不能显示骨组织的内部结构及骨髓腔，也不能显示骨骼后方的组织或脏器。

（二）病理组织的声学特性与回声规律

病理组织的声学特性可分为液性、实质性、钙化、气体。同一疾病在病程中不同时期的声学特性可不同，回声亦不相同，但不同疾病在病程中某一时期可能出现声学特性类似的病变，如肝脓肿早期炎症为实质性占位病变表现，声像图相似，肝脓肿化脓期为肝内液性占位病变，肝癌巨块型中心可液化、坏死、出血，超声图显示亦为肝内液性占位病变。

1. 液性病变

液性病变包括囊肿、积液、脓肿、液化等。单纯囊肿通常液体稀，壁薄、光滑，二维超声显示清晰无回声区，边界清楚，伴有光滑、较强线状回声，呈圆形或椭圆形。积液可为浆液、黏液、血性液或脓液，为清晰或不清晰的无回声区，形状与所在部位有关。脓液与坏死液化如坏死完全为无回声区，坏死不完全则无回声区内常有多少不等的低回声，边界多不整齐，形态不规则。

2. 实质性病变

实质性病变，病理上可有水肿、炎性浸润、纤维化、瘢痕、肿瘤、结石、钙化、血栓、斑块等，可以发生在各种组织或脏器内。

水肿：局部组织或脏器水肿，声像图显示局部组织增厚或脏器各径增大，内部回声较正常部位低。

炎性浸润：轻度或慢性炎症超声图像可无异常，急性炎症常局部肿大，炎症局限时如脓肿早期，局部回声增多、增强伴分布不均匀。

纤维化：纤维组织较致密，含胶原较多，声阻较大，在其他组织中有纤维组织增生或局部纤维化，声像图显示局部回声增强，但无声影。

瘢痕：为胶原纤维组织收缩成瘢痕，超声显示局部斑块状强回声。大的瘢痕后方可有声影。

肿瘤：占位性病变，有良性、恶性之分，多呈圆形。良性肿瘤多有包膜，内部结构多较均匀。超声显示有线状包膜回声，表面规则，内部回声多均匀。恶性肿瘤生长快，多无包膜，向周边浸润生长，小肿瘤多为瘤细胞，稍大肿瘤内部有坏死、出血，超声显示肿瘤边界不平或有伪足样伸展，小肿瘤内部多为低回声，稍大者内部回声强弱不一。含液脏器如胆囊、膀胱壁发生肿瘤，多突向腔内。

结石：结石以胆道系统及泌尿系统多见，多含钙盐，超声显示强回声伴后方声影。

钙化：钙盐沉积常可见于结核病灶、风湿性瓣膜病、肿瘤内、动脉粥样硬化斑块中。声像图表现局部回声明显增强并伴后方明显声影。

血栓：可发生在心腔及血管内，由于血栓发生时间不同，内部组成成分不一，声像图显示早期新鲜血栓为很低回声，不易发现，陈旧血栓内有纤维增生或机化，回声明显增强。

斑块：发生于动脉粥样硬化的血管壁，声像图显示斑块回声强弱不一（与组成成分有关），并向腔内突起。

3. 含气病变

（1）含气脏器内病变

肺内任何病变，位于肺边缘，表面无正常肺遮盖者超声均能显示，如肺脓肿、肿瘤等。肺外病变如大量胸水将肺压缩萎陷，超声可穿过少气或无气（实变）的肺组织检查病变。胃内空腹时有气体影响检查，可饮水充盈胃腔后检查观察全胃，肠管亦可充液驱气后检查，不仅可显示胃、肠壁病变，还可显示胃肠后方的胰腺、腹膜后组织及输尿管等病变。

（2）含气脏器穿孔、破裂

胃肠穿孔，胃肠内气体逸出至腹腔，积存在腹腔的高位处，仰卧位可进入肝前间隙，左侧卧位进入肝右间隙，超声检查局部各肋间均显示气体，无肝脏回声，但在低位或改变体位后检查，肝位置正常，表明腹腔有游离气体，超声十分敏感。肺泡破裂，气体进入胸膜腔，超声无法与肺内气体回声区分。含气病变如巨结肠，肠管内充满气体，压力大，触诊似实性肿块，超声从前方（高位）或侧方检查均为强烈气体回声。

4. 骨骼病变

骨骼（除颅骨颞侧外）诊断超声无法穿透。骨折即骨组织折断即使是裂缝超声即可从裂缝中穿过，显示骨折线。骨质因病变被破坏如化脓性骨髓炎、骨肿图瘤等，超声可显示病变的大小及声学性质及周围软组织受侵犯情况。

三、M型成像

（一）M型超声

以单声束经皮肤—皮下组织—胸膜腔—心包—心室壁—血液—室间隔—血液—二尖瓣—血液—心脏后壁，在两种结构界面处产生反射，自前向后形成一纵列回声点，随心脏的收缩、舒张而前后运动，此列在监视器上自左向右等速移动，使这列回声随时间展开成为曲线。

（二）正常M型曲线

正常心脏各部位结构如主动脉、心房壁、心室壁、室间隔、二/三尖瓣、主/肺动脉瓣等运动曲线各有其特点，形态、幅度、速度不同，各曲线间的距离随心脏运动时相而变化。心脏收缩期右室前壁及室间隔向后运动，左室后壁向前运动，上述各曲线间距离变小，舒张期则相反。正常二、三尖瓣前叶呈细线样曲线，舒张早期开放最大，形成尖峰，随心室充盈迅速后退至半关闭状态，心房收缩又略开放并迅即关闭，形成第二峰。

（三）病理性曲线

各种心脏疾病受累的部位不同，风湿性心脏病常使瓣膜受损，增厚，纤维化，弹性明显减退，活动僵硬等。M 型超声显示二尖瓣曲线增粗，舒张期尖峰消失呈平顶、城墙样改变。心肌缺血时心室壁回声曲线幅度降低，速度下降。心脏扩大时室间隔与室壁间距离增大等。

四、超声多普勒成像

超声多普勒接收血流中细胞的散射信号频率，减去发射波频率，获得差频（频移），显示血流（血细胞）运动速度（由频移转换成的），称速度显示，以频谱曲线（PWD、CWD，一维）或彩色多普勒血流成像（CDFI，二维）方式显示。接收血细胞散射的能量成像，显示能量多普勒成像（PDL 二维）。

（一）正常血流显示

速度显示：正常心脏及动、静脉内各部位血流速度有一定测值范围。超声多普勒可显示心脏、血管内血流速度、血流方向（动脉系统为离心性、静脉系统为向心性）、血流性质（层流）。血流速度频谱曲线分析，心动周期中瞬间血流速度、加速度、减速度、血流持续时间等参数。

能量显示：低速血流敏感性高，主要用于显示小血管、迂曲血管、正常脏器血管树及末梢微小血管，不能显示血流方向。

（二）病理性血流显示

①血流方向异常：各瓣膜口反流、先天性心内外分流及动静脉瘘、窃血（为血管闭塞致远侧血流逆向）。②血流性质异常：湍流产生于血流通过异常狭窄口，如瓣口狭窄、反流、分流、血管腔狭窄，PWD 频谱曲线呈充填型，CDFI 呈多彩镶嵌。涡流产生于血管腔突然膨大的部位，如动脉瘤及假性动脉瘤等，局部血流呈漩涡状。③血流速度异常：频谱多普勒可显示在上述反流、分流及重度狭窄部位远侧血流速显著加快。在狭窄部位近侧血流速度缓慢，静脉血栓形成的远侧血流速度极慢。④能量显示：可显示肿瘤内微小血管。

第二节 诊断超声的分辨力与超声伪像

一、诊断超声的分辨力

诊断超声的分辨力是指在超声图像上能分辨两个被检测目标的最小距离。超声显像的分辨力分为纵向、横向及侧向分辨力。

（一）纵向分辨力

纵向分辨力又称轴向分辨力（axial resolution），是指区分在超声束传播方向上两个目标的最短距离。反射式超声的纵向分辨力与超声频率成正比，理论计算最大纵向分辨力为 $\lambda/2$。但由于受仪器发射的脉冲宽度等影响，实际的纵向分辨力约为理论分辨力的 5～8 倍（相当于 2.5～4 个波长）。如发射频率为 3.5 MHz，在人体软组织中传播，波长为 0.44 mm，其理论纵向分辨力为 0.22 mm，实际分辨力 1.1～1.76 mm；人体细胞中最小的红细胞直径约 7.0 最大的肝细胞直径 15～30 μm，使用 7.5 MHz 频率的仪器，实际分辨力 500～800 μm，远大于细胞直径。目前常用的超声仪，所检测的是成群细胞的结构变化，不是单细胞的变化，更不是细胞内的改变。因此，超声不可能做出如肝细胞性肝癌、视网膜母细胞瘤、结核性腹膜炎等细胞病理学诊断。

（二）横向分辨力

横向分辨力等于声束宽度，用聚焦的方法使声束变窄，可提高横向分辨力。在圆形声束探头横向分辨力又称侧向分辨力。但在线阵或凸阵探头，声束成矩形，将探头的短轴方向称为横向，其分辨力为横向分辨力（亦有称厚度分辨力）。

（三）侧向分辨力

侧向分辨力指等于声束的宽度。可用各种电子聚焦或电子波束形成等方法使波束变细，提高分辨力。

上述三种分辨力，纵向分辨力取决于发射超声频率，横向或侧向分辨力取决于声束宽度。不论何种探头，随着与探头距离的增加而声束的宽度增加，在不同深度上分辨力不同。在焦区内声束细，分辨力高，在焦区外，分辨力低，检查时应使被测目标在焦区内。

此外，超声分辨力还与目标所在的介质有关，液体内有细线状结构，厚仅 0.1 mm 也能产生反射及显示回声。在实性组织中有囊性病变，直径 2～3 mm 即能辨别；肝组织中有实性病变，若回声低于或高于周围组织，直径 1 cm 才能辨认，回声与正常肝组织相似（等回声）则需更大或借助造影等其他方法才能分辨。

二、超声伪像

（一）二维超声伪像

1. 混响

（1）多重反射

发射的超声波遇到垂直于声束的高反射界面，反射回来的声波再次遇到探头表面，再由探头表面反射回高反射界面，如此来回反射直至超声波完全衰竭。

（2）内部多次混响

超声波声束在某些特殊物体内部（如节育器等）来回反射或在混有液体的微气泡间来回反射，可产生较短的"彗星尾征"。

另外，如果声束传播途中遇到非常薄的液层且液层下为极强的反射界面，则绝大部分声波会反射回来，在液层间反复反射，称为"振铃效应"。

2. 部分容积效应

超声探头发射的超声束是具有一定厚度的，所以显示的超声图像包含声束厚度空间内回声信息的叠加图像。当病灶小于声束厚度，或大于声束厚度但部分位于声束内则回声会与正常组织重叠，称为部分容积效应（也称为声束厚度伪像，slide artifact）。

3. 旁瓣伪像

超声探头发射的声束由主瓣和旁瓣两部分组成，主瓣位于中央，外侧有多个旁瓣存在，呈放射状分布，旁瓣声能一般明显弱于主瓣，但遇到组织界面时，主瓣和旁瓣均会成像，旁瓣像会叠加在主瓣图像上，形成旁瓣伪像，如眼内异物的"蝶翼"状伪像。

4. 侧方回声失落

超声波声束遇到弧形界面时，超声波的反射和折射遵循斯奈尔（Snell）定律；当入射超声波角度过大时，反射回波射向其他方向，超声探头接收不到，产生回声失落现象。

5. 折射伪像

当超声波声束遇到声速不同的相邻组织所构成的倾斜界面时（如梭形或圆形界面），会产生折射现象，透射的超声波束传播方向发生偏转，产生折射伪像，亦称棱镜效应。由于折射和正常图像同时存在，致使同时形成两个同样的图像。

6. 后方回声增强

超声波在传播过程中随深度增加会出现衰减，当所遇到的病灶或组织介质较均匀、衰减很小时，在同等的 TGC 条件下，其后方的回声强于同等深度的周围组织回声，此现象称为后方回声增强效应。此种效应经常出现在囊肿、脓肿及某些液性病变后方，可利用此效应进行鉴别诊断。

7. 声影

超声波在传播过程中，如果遇到强反射界面或声衰减强的目标时，超声能量急剧减弱甚至消失，则目标后方没有超声波到达，因此检测不到回波信号，形成声影。气体、结石、骨骼及瘢痕等组织后方可产生声影效应，可作为诊断的依据。

8. 镜面伪像

超声波产生镜面伪像的原理与光学镜像的生成原理相同。当超声波在传播过程中遇到平整光滑的高反射界面时，声像图会在界面的后方出现对称的"虚像"，此种现象称为镜面伪像。例如在膈顶部，声束遇到膈胸膜和含气肺组织界面时，声波在此界面如遇到反光镜一样反射回探头，产生镜面虚像。超声在膈肌附近比较容易产生此种伪像。另外，彩色多普勒血流图也会产生镜面伪像。

9. 声速失真

人体组织是不均质的各向异性的超声波传播介质，因此声束在不同组织中的传播速度是不相同的。但常规彩超的声速测量标准是统一的（1540 m/s），是按人体软组织平均声波传播速度设定的。通常对于肝、脾、胆、子宫附件、囊肿、脓肿等的检测，测量误差不大；但对于声速过低的组织，如巨大的脂肪瘤等，测量值会过大；而对于声速很高的组织，如骨组织等测量值会减小，因此需要注意正确的超声测量方法。

10. 近场盲区伪像

超声波声场的近场区域靠近压电晶片附近，此区域声压和能量分布极不均匀，这是由于此区域内声波干涉现象最为严重，因此近场区也称为干涉区。由于此区域声场能量分布不均，故会引起图像模糊不清，且分辨率很低。通常，相控阵探头和单晶片探头影响较大，线阵和凸阵探头影响较小。

（二）多普勒超声伪像

1. 衰减伪像

彩色多普勒信号分布不均匀，浅表组织彩色血流信号显示丰富，而深部组织彩色血流信号较少，甚至不显示。这是因为彩色多普勒血流信号来源于微弱的红细胞背向散射，而多普勒超声频率越高，其通过组织时衰减越严重。因此，容易产生近场血供多，远场血供少的多普勒衰减伪像。

2. 多普勒混叠伪像

无论是彩色多普勒血流显像（CDFI）还是多普勒频谱（PW或CW）均会受到Nyquist取样极限的限制，当所检测的血流速度超过检查的范围时，彩色多普勒血流的方向会发生倒错，而多普勒频谱也会显示在基线的另一侧，此种现象称为混叠伪像。操作中可通过改变速度标尺的范围（脉冲重复频率PRF）、零位移动（速度标尺的基线）以及使用较低的探头频率，可减少混叠伪像的影响。

3. 彩色"外溢"伪像

彩色多普勒血流信号显示超出血管腔，"渗出"血管壁进入邻近组织区域内，称为彩色外溢伪像。彩色外溢产生的原因是由于彩色增益设置过高或速度标尺范围设置过低造成的。因此通过降低增益或适当设定脉冲重复频率（速度标尺）可以减少彩色外溢的影响。由于彩色外溢的存在，因此血管径线的测量应以灰阶超声图像为主。

4. 角度依赖伪像

无论是多普勒频谱还是彩色多普勒血流显像，均与多普勒的取样角度即超声束与血流方向（血管）入射角度相关，此现象称为角度依赖。当入射角与血流方向成 90° 时，频谱和彩色多普勒均无多普勒信号显示，即频谱为零，而血管内没有彩色血流信号。通过手动操控探头调整探头的角度可以减小角度依赖的影响。

5. 闪烁伪像

彩色多普勒信号来自于运动产生的多普勒效应，因此运动的心脏、大血管或呼吸运动会导致相邻区域图像上产生杂乱的、搏动性的、大片状或宽带状彩色干扰信号，称为闪烁伪像。该伪像与被检测器官的活动密切相关，会影响某些正常血管内的血流显示。闪烁伪像由于与人体组织器官自身运动相关，因此消除此类伪像比较困难。

6. 彩色多普勒快闪伪像

主要见于表面不光滑的尿路结石和前列腺结石的后方。彩色多普勒超声仪采用相差分析法来计算多普勒频移，是通过测量相邻两个脉冲回声信号的相位差来实现的。当超声波在传播过程中遇到强散射体（如结石、粗糙的钙化等）时，相位检测器首先检测的是强散射体相位的变化，当散射体数目较少，相邻两个脉冲到达这些散射体时，声束与界面间会出现轻微的位移，从而产生不确定的、假的多普勒频移现象。强回声体表面光滑与否与快闪伪像程度密切相关。物体越硬、表面越粗糙、超声散射越多，快闪伪像越明显。快闪伪像对识别不典型的尿路结石非常有帮助。

第三节　频谱多普勒与实时二维超声

一、频谱多普勒

19 世纪 40 年代奥地利数学和物理学家 Christian Johann Doppler 在观察来自星球的光色变化时发现，当星球迎向地球运动时，光波频率升高并向光谱的紫色端移动；当星球背离地球运动时，光波频率降低并向光谱的红色端移动。这种因光波和接收器之间的相对运动而引起的接收频率与发射频率之间的差别称为多普勒频移（Doppler shift），这种光波频率变化的物理学效应称为多普勒效应（Doppler effect）。

日常生活中经常可以观察到波源和接收器之间产生的多普勒效应，例如当火车鸣笛（波源）由远而近驶来时，笛声本身的频率并未变化，但人耳（接收器）却听到笛声变尖即声波频率升高；反之，当火车鸣笛由近而远驶去时，人耳可听到频率固定的笛声变粗即声波频率降低。这种效应同样见于临床多普勒超声心动图的检查过程中。

频谱多普勒（spectral Doppler）是利用超声波的多普勒效应来研究心脏和大血管中血流动力学变化的一种技术，频谱多普勒主要包括频谱型脉冲多普勒（spectral pulse Doppler），高脉冲重复频率式多普勒（high pulse repetition frequency Doppler）和连续多普勒（continuous Doppler）。频谱多普勒是血流动力学定量分析中的首选手段。因此，本章将就常用的频谱型脉冲多普勒和连续多普勒测量血流速度的基本原理和分析方法作一介绍。

（一）频谱多普勒的工作原理

1. 脉冲型频谱多普勒

假如组织中的声速为 C，探头的声束方向与血细胞流动的方向之间存在夹角 θ，血细胞的运动速度为 V，探头发射频率为 f_0，则多普勒频移 f_d 可由下列公式得出。

$$f_d=2f_0(V\cos\theta)/C$$

脉冲式多普勒在很多方面相似于 M 型和二维超声心动图技术。超声换能器作为发射声源发射出一组超声脉冲后，即作为接收器接收反射的回声。接受回声的过程与 M 型和二维超声心动图不同，脉冲式多普勒的接收器并不接受反射的所有回声信号，而是在一时间延迟（T_d）后，才接受反射的回声。已知组织中的声速为 C，那么在时间 T_d 内，脉冲波从探头到达声靶，然后从声靶返回探头的总距离应为 $C \cdot T_d$，而探头与声靶间的距离（R）则为总距离的一半，即：$R=C \cdot T_d/2$。

上式中，R 为产生回声信号的深度。由于声速 C 为常数，因此人为地改变时间延迟 T_d，就可得到来自不同深度的超声反射信号。这种沿超声束的不同深度对某一区域的多普勒信号进行定位扫查的能力称为距离选通（range gating）或距离分辨力（range resolution）。此区域称为取样容积（sample volume）。取样容积是一个三维的体积，其宽度和高度等于扫查区域处超声束截面的宽度和高度，其长度等于脉冲群（pulse packet）的长度即脉冲波的波长和脉冲波数目的乘积。在大多数仪器中，取样容积的宽度和高度是不可调节的，但通过调节发射脉冲波的数目，可达到调节取样容积长度的目的。这就使脉冲式多普勒技术可沿二维超声切面内的不同扫描线，每条扫描线的不同深度以及在每个深度上的不同取样长度进行定位调节，从而可适应对不同区域的血流进行定位扫查的需要。脉冲式多普勒技术的距离选通功能，对于心脏疾病的定位诊断和体积血流的定量分析，是一个十分重要的优点。

脉冲式多普勒技术的主要缺点是所测流速的大小受到脉冲重复频率的限制。所谓脉冲重复频率是指每秒钟超声脉冲群发射的次数，因此亦称为取样频率（sampling frequency）。脉冲重复频率不同于脉冲频率，后者是指每秒钟内脉冲波的个数，即探头的频率。在脉冲式多普勒技术中，脉冲频率一般为几兆赫兹（MHz），而脉冲重复频率一般只有几千赫兹（kHz）。

如前所述，脉冲式多普勒的换能器在发出一组超声脉冲波之后，需经过时间延迟 T_d 后才发出下一组超声脉冲，因此，脉冲式多普勒的脉冲重复频率（PRF）为：PRF=$1/T_d$。

根据取样定理，脉冲重复频率必须大于多普勒频移的两倍，才能准确地显示频移的方向和大小，即：$f_d < (1/2)$ PFR。

脉冲重复频率的 1/2 称为 Nyquist 频率极限（Nyquist frequency limit）。如果多普勒频移值超过这一极限，脉冲式多普勒所检出的频率改变就会出现大小和方向的伪差，称为频率失真（frequency aliasing）。在脉冲式多普勒的频谱显示中，如果 $f_d < (1/2)$ PRF，频移的大小和方向均可得到准确的显示。如果 PRF $> f_d > (1/2)$ PRF，则频谱充填（1/2）PRF 的范围后又折叠到 -（1/2）PRF 的部分，表现为正负双向的单次折叠，称为单纯性频率失真（simple aliasing）。

在单纯性频率倒错时，只有频率的方向倒错，将正负方向的绝对频移值相加，仍可得出真实的频率。如果 $f_d >$ PRF，则频谱在充填（1/2）PRF 和 -（1/2）PRF 之后，再次折叠到（1/2）PRF 的部分，表现为正负方向上的多次折叠，称为复合性频率失真（complex aliasing）。在复合性频率倒错时，频率的大小和方向都发生倒错，此时，依靠脉冲式多普勒技术已无法确定真实的多普勒频移。脉冲式多普勒的频率失真曾在文献中造成概念的混淆。例如，高速射流本身是一种单向的层流，但利用脉冲式多普勒扫查时，由于频率失真的技术限制，频谱显示为双向的频谱填充，因此这些信号曾被解释为"双向湍流"，甚至据此建立了诊断"湍流"的指标，而事实上这些指标只是反映频率失真的程度而已。我们得到脉冲重复频率 PRF 和取样深度 R 之间的下列关系式：PRF=C/2R。

由于脉冲重复频率与取样深度成反比，因此在超声近场取样时，脉冲重复频率较高，探头发射的脉冲群在到达取样部位以后，还要向超声的远场传播，如果在远场有较强的频移信号，这一信号除可在远场检出以外，还可反射回近场，在近场的取样部位再次检出，脉冲式多普勒的这一缺点称为距离不定（range ambiguity）。例如，在严重二尖瓣反流伴左房扩大的患者，取胸骨左缘左室长轴切面扫查时，将取样容积置于左房内可探及一收缩期射流信号，在同一声束方向将取样容积逐渐移向近场时，可在右室流出道再次探及这一信号，可误诊为右室流出道梗阻。然而，在某些情况下，脉冲式多普勒的距离不定可有助于高速血流的测量。例如，当在远场存在高速血流信号时，由于取样深度大，脉冲重复频率低，脉冲式多普勒扫查时可出现频率失真。如果在同一声束方向将取样容积移至近场，上述信号可再次出现，此时由于取样深度小，脉冲重复频率高，可测得血流信号的最大流速而不发生频率失真。

2. 连续型频谱多普勒

与脉冲式多普勒的单晶片探头不同，连续式多普勒技术使用的是双晶片探头。一个晶片连续地发射高频脉冲波，另一个晶片则连续地接收反射的回声。由于脉冲波的发射无时间延迟，因而在理论上连续式多普勒的脉冲重复频率为无穷大，接收频率与发射频率之差即为多普勒频移，流速测值只取决于多普勒频移值，而不受脉冲重复频率的限制。但实际上，连续式多普勒所测流速值要受到仪器中模数转换器工作速度的限制。尽管如此，在大多数仪器中连续式多普勒可测量大于 7 m/s 的流速，这一测值已可满足临床的需要。连续式多普勒测量高速血流能力，对于心血管疾病的定量诊断，是一个非常突出的优点。

图为主动脉瓣重度狭窄患者的连续多普勒频谱，取样线通过心尖五腔心切面的主动脉瓣环处，记录到主动脉前向加速血流及反流的连续多普勒频谱。

由于连续多普勒连续地发射和接收脉冲波，多普勒超声束内的所有回声信号均被记录下来，因此当声束与血流方向平行时，声束内包含的红细胞数量最多，因而出现特征性的音频信号和频谱形态。反之，当声束与血流方向之间出现夹角时，声束内的红细胞数量将锐减，音频信号和频谱形态出现明显的改变。与连续多普勒的声束相比，脉冲式多普勒的取样容积内只包含少量的红细胞，声束和血流之间的夹角并不造成音频信号和频谱形态的显著变化。因此，对于指导声束的方向，寻找理想方向的高速射流，连续多普勒明显优于脉冲式多普勒。

连续多普勒的主要缺点是无距离选通的能力。由于无法确定声束内回声信号的深度，故这一技术不能用于定位诊断。例如，在主动脉缩窄的患者：应用连续多普勒探测降主动脉血流时，可同时测得声束中混合的三种收缩期血流成分：左锁骨下动脉的血流，降主动脉缩窄段上游的血流以及缩窄段下游的血流。连续多普勒的这一缺点称为距离不定（range ambiguity）。但如果我们所要了解的是声束内的最大血流速度，如上例中的主动脉缩窄段的最大射流速度，则必须应用连续式多普勒技术。而异常血流的定位诊断需借助于脉冲多普勒或二维超声加以弥补。因此将脉冲与连续式多普勒技术相互结合，不仅可测量高速血流，而且可确定异常血流的来源，从而达到定位和定量诊断的目的。

连续式多普勒的另一个缺点是探头的敏感性较低，主要由于双晶片探头的直径较小，超声束在体内发生较多的衍射所致。

（二）频谱多普勒的频率分析和显示

超声脉冲波进入人体后，将产生一系列复杂的频移信号。这些信号被接收器接收并处理之后，还必须经过适当的频率分析和显示方能转变为有用的血流信息。因此，频率的分析和显示技术是频谱多普勒超声技术的重要组成部分。

1. 频率分析技术

脉冲波多普勒的取样容积和连续波多普勒的声束均是具有一定几何大小的立方体，

其内众多的血细胞的流动速度和由此产生的多普勒频移值不尽一致，每一时刻多普勒声束内的回声信号将具有多个频率。同时，具有相同流速的血细胞的数量和由此产生的振幅信号也不尽一致，多普勒声束内的回声信号在每一时刻将具有多个振幅。此外，由于血流脉动的影响，信号的频率和振幅将随时间而变化。因而，多普勒接收器所接收的必然是由多种频率和振幅所组成的随时间而变化的复杂信号。显然，为了获得多普勒信号的全部信息，必须实时地分析每一信号的频率、振幅及其随时间而变化的过程。在频谱多普勒超声技术中，频率分析技术主要有以下两种。

（1）实时频谱分析

实时频谱分析（Real-time spectral analysis）是应用数学的方法对多普勒信号的频率、振幅及其随时间而变化的过程进行实时分析的一种技术。把组成复杂振动的各个简谐振动的频率和振幅分析出来而列成频谱称为频谱分析，在频谱中横坐标代表频率，纵坐标代表振幅。由于频率与振幅的乘积即频谱曲线下的面积等于信号的功率，因此，这种频谱又称为功率谱（power spectrum）。在频谱多普勒超声心动图中，频率代表的是血细胞的流速，振幅代表的是具有该流速的血细胞的数目。因此，功率谱可看作是取样容积或扫查声束内血细胞流速与血细胞数目之间的关系曲线。实时频谱分析包括以下三种。

带通滤波：带通滤波（band-pass filtering）是利用一组带通滤波器进行频谱分析的方法。带通滤波器的作用相当于立体声放大器中的低音和高音控制钮，通过选择性增加低频成分，人耳可听到低音的音乐，若选择性增加高频成分，人耳可感受到高音的音乐。带通滤波器的输出信号转变为电压，电压的高低取决于每一时刻频带中通过信号的振幅的高低，振幅越高，电压就越高，这些电压通过条幅记录器记录为频谱，带通滤波技术可以同时分析和显示每一时刻的多种频率。该技术的主要缺点是频率分辨力较低，不能显示所有的频率成分。随着电子计算机技术的应用，带通滤波技术已被快速傅立叶转换技术所取代。

快速傅立叶转换：任何一个复杂的振动过程均可分解为若干简单的连续性简谐振动，这种复杂的振动过程可以若干个正弦函数和余弦函数之和来表示。同理，任何一个复杂波形均可分解为一系列基本和简单的正弦曲线。这种利用电子计算机技术将复杂信号分解为多个基本信号之和，并加以快速处理的数学方法称为快速傅立叶转换（fast Fourier transform）。随着电子计算机技术的进步，现代多普勒超声仪器中的模数转换器的二进位制数字形式输入到快速傅立叶转换后，分解为频率和振幅两个分量，最后组成实时显示的血流频谱。

射频 Z 转换：射频 Z 转换（Chirp-Z transform）是采用模拟计算机方法进行频谱分析的一种技术。与数字化处理的快速傅立叶转换不同，射频 Z 转换应用模拟斗链式器件进行分析计算，其计算精度与快速傅立叶转换相似，但计算时间更短，可短至 1 毫秒。这种快速的计算对于高速射流的频谱分析是十分必要的。由于采用了模拟计算法，射频 Z 转换对于信号处理的动态范围大于快速傅立叶转换，降低了仪器损耗、体积和造价，已开始应用于某些现代超声仪中。

（2）过零检测技术

过零检测技术（zero—crossing technique）是较为简单的频率分析方法，是指测量频谱多普勒频移信号与零线交叉的时间间隔。过零检测技术的输出方式是时间间期直方图（time interval histogram），其横坐标代表时间，纵坐标代表频率，多普勒频移信号每产生一个过零脉冲，直方图中就出现一个数值点，点与零线的距离代表信号频率的大小。过零脉冲时间间隔越长，直方图中的数值点距离零线就越远，表明频率降低；反之，过零脉冲时间间隔越短，直方图中的数值点距离零线就越短，表明频率升高。因而利用这种方法可估测出每一时刻多普勒信号的频移大小及其随时间的变化。过零检测技术的限制性是：①不能给出每一时刻频率的确切分布范围，因而不能显示取样容积内瞬时流速的分布；②不能给出每一时刻的最大频率，所显示的平均频率明显小于最大频率，因此在利用最大流速计算压力阶差时可导致后者的严重低估；③不能显示频移信号的振幅，无法了解具有相同流速的血细胞数量的多少。由于这些限制性使得过零检测技术只能用于血流的定性判断，而不能用于血流动力学的定量分析，该技术已被前述的实时频谱分析所取代。

2. 频谱多普勒的显示

超声脉冲波进入人体后，将产生复杂的多普勒频移信号，因此，多普勒接收器所接收的必然是具有多种频率和振幅的复杂信号。为了正确显示这种复杂的频率变化，必须进行适当的频率分析和显示，才能转变为有用的血流信息。在现代的多普勒超声仪中，频谱分析一般采用快速傅立叶转换（FFT）的数学方法，最后形成实时显示的血流频谱。多普勒频移信号经过频谱分析之后，通过两种方式输出，一种是音频输出，另一种是图像输出。

（1）音频显示

多普勒超声探头的发射频率和接收频率均在百万赫兹以上，因而超出了人耳的可听范围。但接收频率与发射频率之差即多普勒频移的范围一般为 1000 ~ 20 000 Hz 之间，恰在人耳的可听范围之内。在多普勒超声仪中，这些信号被放大后输入扬声器，变为音频信号（audio signal）。音频信号在多普勒超声检查中具有十分重要的作用，因为音频信号的变化可以反映血流的性质。音调的高低反映频率的高低，而声音响度反映频移振幅的大小。高速血流产生高调尖锐的声音，而低速血流产生低调沉闷的声音。瓣膜、管壁和室壁运动产生的频移信号振幅高但频率低，因而音频信号的响度大但音调低，与血流的音频信号截然不同。管腔中不同的流速分布亦产生不同的声音特征，这如同我们能从管弦乐队的合奏中听出不同乐器的声音一样。取样容积或扫查声束内的流速分布较均匀时，频率分布窄，产生单调的乐音。血流在流经心脏和大血管的不同部位时，由于血流动力学状态的不同，亦会产生不同的音频信号。对音频信号的正确识别可有助于判断血流的性质和声束的方向。因此，听取音频信号是多普勒超声检查的一个重要组成部分。如同心脏听诊一样，一个有经验的多普勒超声心动图工作者应该能够通过音频信号判断出血流的性质和频谱的形态，也应该能够从血流的性质和频谱形态推断出音频信号的类型。

（2）频谱显示

频谱显示是脉冲式和连续式多普勒图像输出的主要形式。通过这种显示可以得到以下五种信息。

①频移时间

以横坐标的数值表示，代表血流的持续时间，单位为秒。在不同的仪器中，横坐标相邻两个光点或两条竖线之间距离代表 0.5 秒或 1.0 秒。

②频移大小

以纵坐标的数值表示，代表血流速度的大小。单位有两种，一种是以频移的单位——千赫兹（kHz）表示，另一种是以速度的单位——米/秒（m/s）表示。

③频移方向

以频谱图中央的零位基线加以区分，基线以上的频移信号为正值，表示血流方向朝向探头；基线以下的频移信号为负值，表示血流方向背离探头。当基线位置调至图像的上限或下限时，流速的测值范围可增大。

④频谱辉度

以频谱的亮度表示，反映取样容积或扫查声束内具有相同流速的红细胞相对数量的多少。速度相同的红细胞的数量越多，后散射的信号强度越大，频谱的灰阶也就越深。反之，速度相同的红细胞数量越少，后散射的信号强度就越低，频谱的灰阶就越浅。假设在心动周期的某一瞬间，取样容积中 30% 的红细胞以 0.8 m/s 的速度流动，50% 的红细胞以 0.7 m/s 的速度流动，20% 的红细胞以 0.6 m/s 的速度流动，那么在该瞬间，频谱中 0.7 m/s 处的灰阶最深，0.8 m/s 处的灰阶较浅，0.6 m/s 处灰阶最浅。

⑤频率离散度

以频谱在垂直距离上的宽度加以表示，代表某一瞬间取样容积或扫查声束内红细胞速度分布范围的大小。如速度分布范围大，频谱则增宽；反之，如速度分布范围小，则频谱变窄。在层流状态时，平坦形速度分布的速度梯度小，因此频谱较窄；抛物线形速度分布的速度梯度大，因此频谱较宽。在湍流状态时，速度梯度更大，频谱进一步增宽。当频谱增宽至整个频谱高度时，称为频谱充填。

由以上信息可以看出，频谱显示实际上是多普勒信号的三维显示，频谱的 X 轴（横坐标）代表时间，Y 轴（纵坐标）代表频率，Z 轴（灰阶）代表振幅，因此表达了多普勒信号的振幅、频率和时间三者之间的相互关系，准确明了地显示了多普勒信号的全部信息。这种显示方法对于反映取样部位的血流动力学变化，是一种较为理想的方法。

3. 频谱分析和显示的限制性

（1）通过时间效应引起的频谱增宽和振幅失真

虽然利用快速傅立叶转换的数学方法，可实时地分析取样部位或扫查声束内的速度分布，但这一方法也有误差。

Tt 为散射体，即红细胞通过多普勒取样部位的时间，称为通过时间（transit time）。显然，通过时间越长，主波宽度越窄。当 Tt 为无穷大时，主波宽度等于零。此时主波频率即等于多普勒频移值 fd。反之，Tt 越小，主波宽度越宽主波频率就越确定。在实际情况下，红细胞通过多普勒取样部位的时间不可能无限长，因此 Tt 不可能为无穷大，主波必然保持一定的宽度。这意味着，实际多普勒频移值和多普勒频谱显示的频移值之间并无严格的一一对应关系，一个多普勒频移值在频谱中将显示为一组频移值。这种由于散射体通过多普勒取样部位的时间短暂所引起的频谱增宽，称为时间效应（transit time effect），有时也称为通过时间增宽（transit time broadening）或通过时间误差（transit time inaccuracy）。通过时间效应除引起频谱增宽以外，还引起振幅失真。在频谱中每一频率都有其相应的振幅。由于通过时间效应引起频谱增宽，使频率的分布发生变化，从而间接地引起振幅信号的失真，表现为频谱增宽部分的多余灰阶。通过时间的长短主要受两个因素影响：多普勒取样区域的长度和散射体的流动速度。假设取样区域的长度不变，当散射体的流动速度增加时，通过时间 Tt 将缩短，傅立叶转换后的主波宽度因而增加；反之，当散射体的流动速度减低时，通过时间 Tt 将延长，傅立叶转换后的主波宽度因而减少。这说明，在频谱显示中，当流速从零逐渐增加时，频谱的宽度也逐渐增加；在流速的峰值，频谱宽度达到最大；当流速从峰值逐渐减低时，频谱的宽度也逐渐减少。脉冲式多普勒技术具有距离分辨力如果使声束平行于血流方向，散射体的通过长度主要由取样容积的长度所决定，如果取样容积短，则通过时间 Tt 亦短，主波宽度和相对增宽率都将增加。脉冲式多普勒的频谱增宽，以至于将层流误认为湍流。因此，在进行脉冲式多普勒检查时，必须注意取样容积过小所导致的频谱增宽现象。连续式多普勒技术无距离分辨力，散射体的通过长度主要由散射体通过连续式多普勒声束的距离所决定。如果声束 – 血流夹角很小，则通过长度内可包括 20 个以上的振动波。此时，通过时间效应所引起的频谱相对增宽率小于 5%。

（2）取样时间短暂引起的频率误差和振幅失真

在进行频谱分析时，取样区域内不同的流速分布产生不同的功率谱。为了确定取样区域内的频率分布和功率谱，必须假定在信号取样时间内流速不变。但实际上，由于心脏的搏动，血流速度每时每刻都在发生变化。因此，用于信号取样的时间必须足够短暂以减少血流速度波动对频谱分析的影响，一般取样时间不大于 10 毫秒。这一短暂的取样时间将造成频率分析误差，类似于通过时间效应导致的频谱增宽，取样时间越短，频率分析误差越大，但取样时间过长，血流速度的变化又将影响频谱分析的准确性。

（3）通过时间效应和取样时间短暂造成频率分辨率降低

如前所述，由于通过时间效应的存在，对于实际的单一频率，频谱分析将给出一组频率，这将降低多普勒超声的频率分辨率。取样时间短暂同样引起频率分辨率的降低。对于具有临床意义的大多数多普勒频移信号，通过时间效应所限制的频率分辨率大于取样时间短暂所限制的频率分辨率。由于通过时间效应是不可避免的，因此一般使后者的频率分辨率等于前者的频率分辨率，在10毫秒的取样时间里，进行几次频谱分析，然后将其振幅信号加以平均，以减少取样时间短暂所引起的振幅信号的随机波动。

（三）频谱多普勒的检查方法

频谱多普勒超声心动图的正确诊断有赖于对多普勒频谱和图像的正确识别，而高质量的频谱和图像的获得取决于正确的操作方法。

1. 检查的指征

（1）心脏和大血管疾病的定性诊断

频谱多普勒超声在许多心血管疾病中具有重要的定性诊断价值，这些疾病主要包括：瓣膜性心脏病、先天性心脏病、心肌疾病、冠心病、主动脉疾病和心脏杂音等。

（2）心血管血流动力学的定量诊断

频谱多普勒已广泛用于多种心血管疾病的血流动力学定量分析，例如：狭窄性病变压力阶差的测量、狭窄口面积的测量、反流程度的测量、分流量的测量、心脏和大血管内压力的测量、心室收缩和舒张功能的测量以及心脏负荷试验等。

上述方面的应用构成了频谱多普勒检查的主要指征。但是，心脏疾病的正确诊断有赖于心脏解剖结构和血流动力学的综合资料。频谱多普勒不应成为一项孤立的检查方法，而应与影像超声和彩色多普勒血流成像结合起来，成为临床超声心动图检查的一个组成部分。

2. 仪器的使用

下面以彩色多普勒超声仪中有关频谱多普勒的使用加以介绍。大多数超声仪均备有以下调节按钮，各自的调节方法分述如下。

（1）频率选择（frequency selector）

频率选择用于选择发射脉冲的频率。二维超声和频谱多普勒超声所要求的最佳发射频率之间存在着差别。为获得满意的二维超声图像，应尽可能选择高频率探头，而为获得满意的多普勒频谱，则应尽可能选择低频率探头。

（2）多普勒增益（Doppler gain）

多普勒增益用于调整频谱分析电路中输入信号的强弱。若增益太低，输入信号的振幅变小，部分血流信号丧失，频谱图上仅出现高幅低频的频率成分，而不能显示频谱的完整轮廓；若增益太高，输入信号振幅过大，频谱分析电路饱和，在频谱图上出现同一信号的正负双相的镜像显示以及斑点状噪声信号。增益调整的原则是：在频谱图像显示清楚的前提下尽可能地减少噪声信号。

（3）范围压缩（range compression）

范围压缩用于压缩脉冲波多普勒和连续波多普勒的信号振幅范围，使多普勒最强和最弱信号之间的频谱灰阶差距变小。多用于高速射流存在下的最大血流的清楚显示。

（4）壁滤波器（Wall filter）

壁滤波器用于调整低频信号滤过频率的阈值。壁滤波器阈值的选择取决于检查目的，若扫查低速血流，则应在足以抑制壁运动信号的前提下尽可能地保持低阈值；在扫查高速血流时，滤过频率可适当提高以便清楚显示最大射流速度。

（5）信号抑制（signal reject）

信号抑制用于除去脉冲波和连续波多普勒频谱显示中的低振幅的噪声。在正常情况下应尽可能增大信号抑制程度以获得清晰的频谱；在高速射流存在时，抑制功能应尽可能地调低以使频谱上仅出现少许斑点状噪声但又不至于干扰图形的分析。

（6）取样大小（sample size）

取样大小用于调整脉冲波多普勒取样容积的长度。增大取样容积的长度有利于增加信噪比值，减小通过时间效应所致的频谱增宽。调整取样容积大小的原则是：在不影响流速定位的前提下尽可能地增大取样容积的长度。

（7）零线位移（zero—shift）

零线位移用于增大脉冲波多普勒流速的测量范围。当正向频移信号超过尼奎斯特频率极限时，可将零线向下移位以增大正向流速测量范围；反之，当负向频移信号超过尼奎斯特频率极限时，可将零线向上移位以增大负向流速测量范围。

（8）脉冲重复频率（PRF）

脉冲重复频率用于调整脉冲波多普勒的探测深度与最大可测流速之间的关系。PRF增加使最大可测流速值增加，但扫查深度减小；反之，PRF减小使扫查深度增加，但所测最大流速值减低。其调整的原则是：在考虑到检查深度的同时应尽可能地应用较高的脉冲重复频率。

（9）角度矫正（angle correction）

角度矫正用于测量声束方向与血流方向之间的角度，并将此角度代入多普勒方程中求出血流速度。尽管大多数仪器目前仍保持角度矫正功能，但一般情况下不应进行角度矫正。

3. 检查的步骤

（1）影像超声心动图检查

无论应用何种多普勒超声仪，在进行频谱多普勒检查前均应首先进行 M 型和二维超声心动图检查。其目的如下：①明确心血管的解剖结构和功能状态：当二维超声心动图检查已作出疾病的主要诊断时，频谱多普勒超声检查的目的在于对疾病的血流动力学进行定量分析以及检出可能存在的并发疾病。在二维超声心动图的诊断并不肯定时，频谱多普勒检查的目的在于进一步肯定或排除这种诊断。②确定最佳透声窗的位置：在心脏畸形、扩大或肺部疾病的患者，心脏的透声窗口位置可发生明显改变。利用 M 型和二维超声心动图检查确定最佳透声窗口，可便于频谱多普勒超声检查时迅速获得血流信号。③初步判断血流方向：根据二维超声心动图所显示的解剖结构可大致判断血流方向，便于频谱多普勒检查时较快地达到声束与血流方向的平行。

（2）扫查步骤

①显示二维切面：利用二维超声心动图顺序显示各个标准切面，并在二维图像的引导下将脉冲波多普勒取样容积置于心腔和大血管中的各个解剖结构进行多点扫查。②扫查湍流信号：利用脉冲波多普勒进行多点扫查中若发现湍流存在，应移动取样容积在湍流区域进行更细微的血流标测，以明确湍流的来源、途径和分布。③扫查高速射流：脉冲波多普勒检查时若在局限性部位记录到双向充填的血流频谱，应改用连续波多普勒明确是否存在高速血流，进而测量最大射流速度。④测量体积血流：利用二维超声和脉冲波多普勒测量经心腔和大血管的血流速度和血流量，以进行血流动力学的定量分析。

（3）各标准切面内扫查的主要血流

为了获得血流速度的准确测量，应正确选择扫查切面、取样部位和声束方向。目前的多普勒超声仪，将二维超声与脉冲多普勒技术相结合，使操作者能以在二维图像所显示的解剖结构内确定取样容积的位置。然而，即使对于同一血流，在不同的二维切面内所测得的流速可能并不一致，因此应从多个位置扫查并选择流速测值最高的扫查切面。由于心腔或管腔横截面积的变化以及流速分布的差异，在不同的取样部位所测得的流速亦可不同。为了保证测量的重复性，应使取样部位标准化。此外，二维图像中所显示的解剖结构的走向与声束之间的平面角并不能代替血流方向与声束之间的空间角，因此在测量流速时，以二维超声所显示的解剖结构的走向指引声束的方向也可导致测量误差。另一方面，当声束与血流方向达到平行时，音频信号出现尖锐单纯的哨音，频谱中的高频成分，流速测值较夹角大者为高。经验表明，上述的音频信号和频谱形态的变化，目前仍是判断声束—血流夹角和指引声束方向的最佳方法。

4. 检查内容

（1）异常血流的定性分析

利用多普勒超声技术诊断心血管疾病，有赖于对心腔和大血管中异常血流的检出。

在多普勒超声检查中，血流的异常主要表现在以下四个方面。

①血流速度的异常

血流速度异常是指所测流速高于或低于正常范围。大多数心脏疾病会产生血流速度异常。例如，二尖瓣狭窄患者舒张期二尖瓣口的血流速度明显升高，扩张型心肌病患者心功能的减退使各个瓣口的流速明显减低。在脉冲多普勒的频谱图中通过直接测量流速的大小，即可识别流速的异常升高或减低。

②血流时相的异常

血流时相异常是指血流的持续时间长于或短于正常，或者出现于正常情况下不应出现的时相。例如，主动脉瓣狭窄使主动脉血流持续时间延长，充血性心力衰竭使主动脉血流持续时间缩短。在正常情况下，舒张期左室流出道内无血流信号，但主动脉瓣反流可产生左室流出道内的占据整个舒张期的异常血流。在脉冲多普勒的频谱图中，通过观察血流频谱与心动周期之间的关系，即可明确有无血流时相的异常。

③血流性质的异常

血流性质的异常是指血流失去正常的层流状态而变为湍流状态。例如，二尖瓣反流的血液在左房内产生血流紊乱，形成湍流。主动脉窦瘤破裂的分流在右室内形成湍流等。在多普勒超声检查时，湍流的诊断有赖于脉冲式多普勒和彩色多普勒血流成像。在脉冲式多普勒技术中，湍流表现为多个粗糙的音频信号和高频双向的充填频谱。但利用上述表现诊断湍流时，必须排除频谱倒错、低滤波阈值和增益过强等技术因素造成的伪像。由于湍流中的红细胞向各个方向流动，湍流的检查并不需要声束与血流方向的平行。相反，只要将脉冲式多普勒的取样容积置于湍流区，无论声束与血流方向间的夹角有多大，总是可以检出湍流信号。因此，湍流的定性诊断并不困难，重要的是进一步发现湍流的来源。因为一个部位的湍流可以通过连续和诱导效应导致其他部位的湍流，亦可通过掩盖效应掩盖其他部位的湍流。

④血流途径的异常

血流途径的异常是指血流流经正常心脏中不存在的血流通道。例如，左房的血流经过房间隔缺损流入右房，左室的血流经过室间隔缺损流入右室。在脉冲式多普勒超声技术中，血流途径的异常表现为在正常情况下无血流信号的部位测得明显的湍流或射流信号。

⑤关于双向血流信号的鉴别

在判断血流途径异常时，应特别注意双向血流信号的鉴别。在多普勒超声检查时，双向血流可见于以下四种情况。a.应用连续式多普勒检查时，由于声束内存在着方向相反的血流，因此记录到双向血流的频谱。例如，在隔瓣后型室间隔缺损合并三尖瓣反流的患者，从心尖部扫查时，可同时记录到正向的室间隔缺损的分流频谱和负向的三尖瓣反流的频谱。此时，改用脉冲式多普勒技术即可显示不同深度的血流信号。b.当声束与血流方向近于垂直时，血流中不同的流速成分可产生双向的血流频谱。例如，在胸骨旁左室长轴切面扫查左室流出道血流时，由于声束和血流的方向近于垂直，可同时记录到正负双向的血流频谱。此时，减小声束一血流夹角即可显示单向血流。c.当血流速度超过脉冲式多普勒的 Nyquist 频率极限时，产生频率失真，可记录到双向充填的血流频谱，例如，在室间隔缺损时，脉冲式多普勒可记录到充填正向显示范围的双向分流频谱，但实际上分流是单向的。此时，改用连续式多普勒即可显示单向血流。d.当多普勒增益过高时，频谱中可出现正负双向的镜像显示。减低多普勒增益即可显示实际的单向血流。

综上所述，利用多普勒超声技术诊断异常血流时，应对血流的速度、时相、性质和途径进行全面的分析。多数心脏疾病可出现多种血流异常，但某些心脏疾病可只出现一种或两种异常，因此不能只强调其中一种异常而忽视其他异常。文献中某些学者曾过分强调湍流的意义，认为多普勒超声的定性诊断就是检出湍流。实际上这种看法是不全面的。首先，多普勒超声心动图学中的湍流并不像血流动力学中的湍流那样严格。如前所述，脉冲式多普勒技术中的湍流是指多个粗糙的音频信号和低频充填的血流频谱。但这些定义都是人为的，且受到频谱倒错、滤波阈值和多普勒增益等多种技术因素的影响。在早期文献中，脉冲式多普勒扫查高速射流时出现的频谱倒错曾被描述为湍流，但高速射流本身实际上是一种层流。其次，虽然多数心脏疾病时出现湍流，某些心脏疾病却无血流性质的改变。例如，在原发性肺动脉高压的患者，多普勒超声检查的唯一发现可能就是肺动脉血流速度和时相的异常，而肺动脉血流仍为层流。在巨大室间隔缺损的患者，通过缺损处的分流为窄带的层流频谱。这说明，血流性质的异常只是血流动力学异常的表现之一。再者，尽管正常心脏和大血管中的血流基本上为层流状态，但在心血管系统的某些部位和心动周期的某些时相，血流性质可变为湍流。基于以上理由，说明湍流的检出虽然是多普勒定性诊断的重要方面，但不是唯一的方面。在诊断湍流时，必须注意排除技术因素导致的误差，在检出湍流后，也必须结合血流异常的其他表现，对其临床意义进行综合判断。

（2）血流动力学的定量分析

多普勒超声技术，为无创性血流动力学的定量分析提供了可靠的方法。目前，多普勒超声的定量诊断主要有以下四方面的内容。

①血流容积的测量

血流容积（volumetric flow）是指在单位时间里流经心脏瓣口或大血管某一截面的血流量。在多普勒超声技术中，血流容积的测量是定量分析心搏量、心排出量、分流量和反流量等多种血流动力学指标的基础。

a.基本原理

利用多普勒超声技术测量血流容积基于如下原理：假设血流以均匀的流速 V 流经横截面积为 A 的圆形管道，那么在时间 t 内，血流在管道中流过的距离为 $V \cdot t$，而通过管道和血流量 Q 可看作一圆柱体，其容积为：$Q = A \cdot V \cdot t$。

由上式可见，只要测量出瓣口或管腔的横截面积、血流速度和血流时间，即可计算出血流容积。然而，人体心脏瓣口和血管管腔并非规则的圆形管道，其横截面积和血流速度将随心动周期而变化，因此，上述原理的应用必须满足如下的前提。

瓣口或管腔的横截面积不随时间而变化：对于心血管的许多部位，如房室瓣口、升主动脉、降主动脉和主肺动脉等，这一前提不能满足。但如果横截面积变化较小如主动脉瓣环和肺动脉瓣环，或者这一变化能加以矫正，例如计算心动周期中的平均面积，则横截面积可视为一常数。为了减小面积的测量误差，应尽可能地直接测量瓣口或管腔的横截面积。但在许多情况下，这种直接测量很困难甚至不可能。如果瓣口或管腔面积接近于规则的几何图形，横截面积可由直径加以推算。

空间流速分布基本一致：这要求在所测量的横截面积上，血流速度比较均匀，即流速分布为平坦形。只有在这种情况下，脉冲式多普勒取样容积所测量的局部流速才能代表整个横截面积上的平均流速。实际上在人体心血管系统的多个部位如房室瓣下、升主动脉、降主动脉和主肺动脉等，空间流速分布并不一致。但对于某些部位如房室瓣环和半月瓣环等，流速分布基本上为平坦形。此时，脉冲式多普勒取样容积中的空间平均流速可以认为代表了血流横截面积上的空间平均流速。即使在这种情况下，由于血流的脉动，空间平均流速仍随时间而变化，因此需要将每瞬时的流速对时间加以积分，上式变为：Q=A·VI，式中 VI 为取样容积中的空间平均流速积分。一般将脉冲式多普勒频谱中灰阶最深的轮廓线作为取样容积的空间平均流速。这一流速又称为模式速度（model velocity），利用计算机或求积仪将频谱的上述轮廓线积分，即可求出空间平均流速积分。由于积分得出的面积的单位为 cm^2，而频谱中的纵坐标单位为 cm/sec，横坐标单位为 sec，因此必须对积分后的面积进行单位换算方能得到流速积分的单位 cm。换算时，首先按下式求出定标系数 C。C=t·V/L·H，式中 t 为频谱曲线的时间，单位为秒，V 为频谱曲线的峰值，单位为 cm/s，L 为频谱曲线在横坐标上的长度，单位为 cm，H 为频谱曲线峰值在纵坐标上的高度，单位为 cm。由上式可见，定标系数的单位为 cm^{-1}。因此将这一系数乘以频谱曲线积分后的面积即可得出流速积分的单位。

多普勒声束与血流方向的夹角为零，且不随时间而变化：这一前提要求操作者记录到与血流方向平行的最大流速，以避免低估流速。在心脏的多个取样部位，如房室瓣、半月瓣、升主动脉和降主动脉等，可以使声束与血流方向基本平行。为此，必须根据音频信号和频谱显示，而不单纯依据二维图像所显示的解剖结构，仔细调整探头的方向，力求记录到血流的最大频移。虽然在心动周期中，由于心脏的搏动，难以使声束与血流方向始终保持平行，但由此引起的声束－血流夹角很小，若夹角小于 10°，速度测量误差只有 2%，故可忽略不计。

根据公式可计算心搏量，流速积分的含义是每次心搏中横截面积为 A 的血流柱所通过的距离。因此，流速积分又称为每搏距离（stroke distance）。

b. 测量方法

主动脉血流量的测量，利用多普勒超声技术测量主动脉血流量的部位尚不统一。文献中报告的测量部位有：主动脉瓣环、主动脉窦、升主动脉近端、升主动脉远端和降主动脉等。但根据体积血流测量的三个前提，目前多数学者认为，主动脉瓣环是测量主动脉血流量的较为理想的部位。

在大多数成人中，利用二维超声心动图直接测量主动脉的横截面积常较困难。由于主动脉的横截面积近于规则的圆形，因此通常测量其直径并由公式求出横截面积（A）：$A=(\pi/4)D^2$。

在文献中，曾利用M型和二维超声心动图测量主动脉直径。然而，M型超声束常不易与主动脉的长轴相垂直，因而有可能高估主动脉的直径。此外，由于升主动脉走行过程中直径有所变化。为此，多采用二维超声心动图测量主动脉直径。

利用二维超声心动图测量主动脉直径时，受试者取左侧卧位，将探头置于胸骨左缘第2~3肋间，取左室长轴切面，充分显示左室流出道和主动脉根部。为了避免斜切，应仔细调整探头的角度，力求显示最大直径。在这一切面，超声束与主动脉壁近于垂直，因而可利用超声束的纵向分辨力较为准确地测量直径。如果测量升主动脉直径，则首先冻结收缩期图像，采用电子游标测量主动脉前后壁之间的垂直距离。如果测量主动脉瓣环的直径，则同样冻结收缩期图像，利用电子游标在主动脉瓣叶附着点的水平，测量从主动脉瓣环前壁回声前缘至主动脉瓣环后壁回声前缘之间的垂直距离。我们通常采用后一种方法。为了减少呼吸的影响，应测量至少五个心动周期的直径并加以平均。

主动脉血流速度的测量一般采用脉冲式多普勒超声技术。取胸骨上窝升主动脉长轴切面，将取样容积置于所选择的测量部位，借助于音频信号和频谱显示，调整探头的角度。当听到单纯尖锐的哨音并记录到窄带高速的血流频谱时，表明声束与血流方向相平行。当扫查主动脉瓣环水平的流速时，为避免主动脉瓣的活动对血流信号的干扰，常需将取样容积置于主动脉瓣上水平。同时，取样容积应避开主动脉窦，因为收缩晚期主动脉窦内的湍流常可导致主动脉血流的负向频移。尽管大多数人于胸骨上窝可获得满意的主动脉血流信号，但在少数颈部短粗的患者以及当超声探头的直径较大时，于这一部位扫查常较困难。根据我们的经验，对于扫查的主动脉瓣环水平的流速，心尖区是更为理想的位置。在这一位置取心尖五腔心切面，将取样容积置于主动脉瓣下，首先使声束与左室流出道的方向相平行，然后借助于音频信号与频谱形态，仔细调整探头的方向，常可获得较胸骨上窝更高的流速。由于在瓣下取样，不受主动脉窦内湍流的影响，所获频谱更为清晰。此外，在心尖部扫查时，亦可使用较大直径的探头。在记录到主动脉血流频谱后，应用电子计算机或求积仪将收缩期频谱曲线下的面积加以积分，即可得出收缩期主动脉流速积分。

肺动脉血流量的测量：肺动脉血流量的测量部位尚不统一，文献中报告的测量部位有两个：肺动脉瓣环和主肺动脉近端。然而，根据体积血流测量的三个前提，肺动脉瓣环是较为可取的测量部位。

利用二维超声技术无法直接获得肺动脉瓣环和主肺动脉的短轴切面，因此通常利用二维超声测量的直径推算横截面积。取胸骨左缘心底短轴切面充分显示右室流出道和主肺动脉。如果成像仍不清晰，可让患者深吸气后深呼气，在呼气末记录二维图像。由于这些结构的成像利用的是超声束的侧向分辨力，在测量直径时，应测量两侧管壁回声中线间的距离，以避免直径的低估。如果测量肺动脉直径，应选择冻结早、中、晚期的肺动脉图像，测量肺动脉内径并加以平均，以减小横截面积的变化对流量测量所造成的误差。如果测量肺动脉瓣环的直径，则首先冻结收缩期图像，在肺动脉瓣叶附着点的水平测量瓣环两侧回声之间的距离。

在测量肺动脉血流速度时，一般采用脉冲多普勒技术。取心底短轴切面，将取样容积置于所选择的测量部位，借助于音频信号和频谱形态，指导声束的方向。当测量部位选在肺动脉瓣环时，应将取样容积置于肺动脉瓣下。但若有明显的声束－血流夹角，亦可将取样容积置于肺动脉瓣上，因为在理论上，肺动脉瓣上血流中心的空间最大流速应等于肺动瓣环水平的空间平均流速。如果测量部位选在主肺动脉，则应将取样容积置于管腔中央。由于主肺动脉中流速分布的扭曲，假如取样容积靠近管壁，则可记录到异常形态的频谱。利用上述方法记录到肺动脉血流频谱之后，即可利用计算机或求积仪将收缩期的频谱曲线积分而得出收缩期流速积分。

二尖瓣血流量的测量：二尖瓣血流量的测量较为困难，目前已提出两个测量部位：二尖瓣环和二尖瓣口。

在正常情况下，二尖瓣环平面与左室短轴切面之间存在一倾角，利用二维超声心动图无法直接显示二尖瓣环的短轴切面，因此只有测量二尖瓣环直径并按公式推算面积。通常采用心尖四腔心切面，冻结舒张中期图像，在二尖瓣叶附着点的水平测量瓣环两侧回声之间的距离。假设二尖瓣环为圆形，即可由直径推算出面积。然而，二尖瓣环的形态实际上为椭圆形，在心动周期中，瓣环的形态和面积都有较大的变化，因此利用这一方法测量瓣环面积有可能出现误差。

在绝大多数人，二尖瓣口平面平行于二维超声束的方向，因此可直接显示舒张期二尖瓣口的短轴切面。由于这一面积在舒张期中变化较大，因此必须加以矫正，求算出舒张期二尖瓣口的平均面积。以往的研究表明，舒张期二尖瓣口的形态近似于一椭圆形，其面积变化主要由于前后径的变化所致。因此，由前后径的变化即可测出舒张期面积的变化。测量时取二尖瓣口水平的左室短轴切面，冻结舒张早期二尖瓣口图像，测量二尖瓣口最大面积，然后将 M 型超声游标置于瓣口中央，记录二尖瓣的 M 型曲线。在 M 型超声心动图中，测量舒张期二尖瓣平均开放直径与最大开放直径的比值。此即为二尖瓣平均面积与最大面积的比值。将这一比值乘以短轴切面中测量的最大二尖瓣口面积即得出舒张期二尖瓣口的平均面积。

测量二尖瓣血流速度时，一般取心尖四腔心或二腔心切面，将脉冲式多普勒的取样容积置于二尖瓣环或二尖瓣口，借助于音频信号和频谱形态，调整探头的方向，力求记录到最大流速。需要注意的是，二尖瓣环和二尖瓣口的流速有明显的差别，因此在测量流量时，面积和流速的测量应选在同一水平。此外，为了减小呼吸的影响，应记录至少一个呼吸周期的血流频谱。利用计算机或求积仪将舒张期二尖瓣血流频谱曲线下的面积加以积分，即可得出舒张期流速积分。

三尖瓣血流量的测量：利用二维超声技术只能测量三尖瓣环的直径，因此目前提出的测量三尖瓣血流量的部位只有三尖瓣环。

三尖瓣环直径的测量方法类似于二尖瓣环。一般取心尖四腔切面，在清楚显示三尖瓣环的最大直径之后，冻结舒张中期三尖瓣环的图像。在三尖瓣前叶和隔叶附着点的水平测量瓣环回声内缘间的距离。假设三尖瓣环为圆形，即可由直径推算出面积。然而，由于三尖瓣环为椭圆形，其面积和形态都有较大的变化，这一测量方法有一定的误差。

三尖瓣流速的测量采用脉冲式多普勒技术。取心尖四腔切面，将取样容积置于三尖瓣环水平，借助于音频信号和频谱形态，仔细调整探头的角度，记录最大流速。由于三尖瓣流速受呼吸影响较大，因此应至少测量一个呼吸周期的流速并加以平均。利用计算机或求积仪沿频谱中灰阶最深的部分描绘，即可求出舒张期流速积分。

c.计算方法

按照上述方法测量出心脏瓣口或管腔的横截面积（A）和流速积分（VI）后，即可按下式求出心搏量（SV）：SV=A·VI。

对半月瓣和大动脉的血流而言，上式中的 VI 为收缩期流速积分，对于房室瓣的血流而言，上式中的 VI 为舒张期流速积分。

心排出量（CO）可由心搏量与心率（HR）的乘积得出：CO=SV·HR=A·VI·HR

在某些仪器中，利用电子游标描绘频谱曲线后，计算机软件测出的数值是平均流速而非流速积分。计算平均流速的方法有两种，一种是将频谱曲线下的面积即收缩期或舒张期流速积分除以频谱时间（T）得出收缩期或舒张期平均流速（Vm），此时心搏量可由下式求出：

$$SV=A·Vm·T$$

心排出量仍由心搏量和心率的乘积求出：CO=SV·HR=A·Vm·T·HR。

另一种方法是将收缩期或舒张期的流速积分除以整个心动周期的时间（T），得出心动周期的平均流速（Vm），此时心搏量由下式求出：SV=A·Vm−T=A·Vm·（60/HR）

心排出量由下式求出：CO=SV·HR=60·A·Vm

由此可见，当利用平均流速计算心搏量和心排出量时，应首先明确计算机所报告的数值是射血期内频谱曲线的平均流速还是整个心动周期的平均流速。

②压力阶差的测量

在各种先天性和后天性心脏疾病所致的狭窄病变时，压力阶差是定量狭窄程度的重要指标。利用连续式多普勒技术，可十分准确地测量出这些狭窄病变的压力阶差，从而可取代创伤性的心导管检查。

a.基本原理

在人体心血管系统中，狭窄病变两端的压力阶差可由流体力学中 Bernoulli 方程计算出来。假设 ΔP 为压差，ρ 为血液密度，V_1 为狭窄口上游的流速，V_2 为狭窄口下游的流速，dv/dt 为血流流经狭窄口时的加速度，ds 为加速距离，R 为血液的黏性摩擦阻力，则一个完整的 Bernoulli 方程为：

$$\Delta P = 1/2 \cdot \rho\left(V_2^2 - V_1^2\right) + \rho \cdot \int (dv/dt)ds + R$$

由上式可见，压差由三部分构成，其中方程式右边第一项为血流的迁移加速度（convective acceleration）造成的压差，第二项为血流的局部加速度（local acceleration）造成的压差，第三项为黏性摩擦（Viscous friction）造成的压差。

理论和实验研究表明，在膜性狭窄病变时，若血流的雷诺数足够大，则由血流的局部加速度和黏性摩擦力造成的压差部分可忽略不计，上式可简化为：

$$\Delta P = 1/2 \cdot \rho\left(V_2^2 - V_1^2\right)$$

在大多数狭窄病变中，狭窄口下游的流速 V_2 远大于上游流速 V_1，因此，$V_2^2 > V_1^2$，略去 V_1^2，将 ρ 的数值代入，V^2 的单位以 m/s 表示，AP 以 mmHg 表示，进一步简化为：$\Delta P = 3.97V_2^2 \approx 4V_2^2$，，上式称为简化的 Bernoulli 方程，它说明：狭窄病变两端的压差等于狭窄病变下游最大射流速度的平方的四倍。必须注意，式中的 AP 和 V2 为同一瞬间的压差和流速。

b.测量方法

二尖瓣狭窄跨瓣压差的测量，在大多数二尖瓣狭窄患者中，舒张期二尖瓣血流速度超过了脉冲式多普勒的流速测量范围，因此需采用连续式多普勒技术。测量时患者取左侧卧位，将探头置于心尖部，取心尖二腔心或四腔心切面，首先使声束平行于二维超声显示的左室流入道或彩色多普勒显示的五彩射流束，然后根据音频信号和频谱形态的变化，仔细调整探头的方向。当听到单纯尖锐的哨音，同时记录到包绕轮廓呈最深灰阶的完整频谱曲线时，表明声束与射流方向相平行。从二尖瓣狭窄的射流频谱中，以测量出以下三种压差。

最大瞬时压差（peak instantaneous pressure gradient）：此压差是指舒张期二尖瓣口两端压力阶差的最大值。在频谱中最大瞬时压差点相当于最大流速点，此点常位于舒张早期的 E 波。在轻度狭窄的患者，最大流速点有时位于舒张晚期的 A 波。将最大流速值代入公式，即可求出最大瞬时压差。例如，在某二尖瓣狭窄患者，测得最大流速为 2 m/s，则最大瞬时压差为 $4 \times 2^2 = 16$ mmHg。这一指标的优点是测量简便，但它只是某一瞬间的压差，不能反映舒张期二尖瓣口两端的压差变化，因此难以准确定量狭窄程度。

舒张末期瞬时压差（end—diastolic instantaneous pressure gradient）：此压差是指舒张末期二尖瓣口两端的瞬时压差。将心电图与二尖瓣狭窄的射流频谱同步记录，在频谱中测量相当于心电图 R 波顶峰时的流速，并将这一流速值代入简化的 Bernoulli 方程，即可求出舒张末期瞬时压差。这一指标测量简便，但只是某一瞬间的压差，不能反映整个舒张期的压差变化及瓣口面积的大小，因此未得到广泛应用。

平均压差（mean pressure gradient）：此压差是指舒张期二尖瓣口两端所有瞬时压差的平均值。由于瞬时流速和瞬时压差的平方关系，计算平均压差时必须将二尖瓣狭窄频谱中的每一瞬时速度都按照公式转化为瞬时压差，然后求其平均值。

三尖瓣狭窄跨瓣压差的测量：三尖瓣狭窄和二尖瓣狭窄具有相似的血流动力学，二尖瓣狭窄的定量诊断方法同样也适用于三尖瓣狭窄。取右室流入道切面或心尖四腔心切面，首先使声束平行于右室流入道或彩色射流束，然后根据音频信号和频谱形态，仔细调整声束的方向，力求记录到最大流速。在记录到三尖瓣狭窄的射流频谱之后，可采取与二尖瓣狭窄时相同的方法测量出最大瞬时压差、舒张末期瞬时压差和平均压差。在这三种压差中，平均压差同样是定量三尖瓣狭窄跨瓣压差的最佳指标。

主动脉瓣狭窄跨瓣压差的测量：在绝大多数主动脉瓣狭窄患者中，主动脉瓣口的收缩期射流速度超过了脉冲式多普勒的测量范围，因此在测量跨瓣压差时，需采用连续式多普勒技术。最佳扫查位置随年龄而异。在小儿和青少年中，探头置于胸骨上窝和胸骨右缘第 1~2 肋间常可获得满意的频谱记录；在老年人，心尖区和胸骨右缘第 1~2 肋间是较为理想的扫查位置。由于主动脉射流的方向难以预测，因此应注意从各个超声窗口进行扫查，包括胸骨上窝、肩胛上窝、胸骨左缘低位肋间、心尖区、胸骨右缘高位肋间和剑突下等。在上述扫查位置，首先使声束平行于左室流出道或彩色射流束，然后根据音频信号和频谱形态的变化，调整探头角度，以记录最大射流速度。从主动脉瓣狭窄的射流频谱中，可测量出下列三种跨瓣压差。

最大瞬时压差：此压差是指收缩期主动脉瓣口两端压力阶差的最大值。在频谱中，最大瞬时压差点相当于最大流速点。将最大流速代入简化的 Bernoulli 方程，即可计算出收缩期该瞬间的最大压差。这一指标的优点是测量简便，但它只是某一瞬间的压差，不能反映收缩期压差的变化，因而难以准确地定量狭窄程度。

峰间压差（peak—to—peak pressure gradient）：此压差是心导管技术测量主动脉瓣狭窄跨瓣压差间的常用指标。在心导管压力曲线中，峰间压差是指收缩期左室压力曲线峰值与主动脉压力曲线峰值之间的差值。因此，峰间压差不同于多普勒测量的最大瞬时压差。文献中有些作者曾将两种压差等同起来，但我们和其他作者的研究都表明，在主动脉瓣狭窄时，最大瞬时压差总是高于峰间压差，若以前者代替后者，可造成高估。我们的研究发现，若将主动脉射流频谱等分为收缩早期、中期和晚期三部分，则最大瞬时压差与收缩中晚期交点处测量的瞬时压差之间的均值与峰间压差极为接近，可用以代替心导管测量的峰间压差，我们将此压差称为均值压差（averaged pressure gradient）。

平均压差：此压差是指收缩期主动脉瓣口两端所有瞬时压差的平均值。多普勒超声仪配备有计算平均压差的软件，测量时只需将主动脉射流频谱的轮廓描绘出来，计算机即可自动算出平均压差。

在上述三种压差中，平均压差对于反映主动脉瓣狭窄的严重程度，具有最高的准确性，因而已成为多普勒超声技术测量主动脉瓣狭窄跨瓣压差的首选指标。

肺动脉瓣狭窄跨瓣压差的测量：常用检查位置是胸骨左缘第 2~3 肋间，取心底短轴切面。为了充分显示右室流出道和主肺动脉，患者常需向左侧卧位 90° 以上，甚至取左侧俯卧位。首先使连续式多普勒的声束平行于右室流出道或彩色射流束，然后根据音频信号和频谱形态的变化，仔细调整探头的方向，力求记录到最大流速。在儿童患者中，于剑突下右室流出道长轴切面可能获得较心底短轴切面更高的流速。在肺动脉瓣狭窄的射流频谱中，采取与主动脉瓣狭窄时相同的方法，可测量出最大的瞬时压差和平均压差。

③瓣口面积的测量

在各种瓣膜狭窄病变时，瓣口面积是决定血流动力学改变的基本因素，也是定量狭窄程度的最可靠的指标。利用脉冲式和连续式多普勒技术，可以测量出狭窄瓣膜的瓣口面积。近年的研究表明，这些测值与心导管技术测量的瓣口面积之间存在着高度的一致关系。

a.基本原理

多普勒超声技术测量狭窄瓣口面积的方法，主要是基于流体力学中的连续方程的原理。设有流体沿流管作连续流动，在流体中任意取两截面，其面积为 A_1 和 A_2，瞬时流速各为 V_1 和 V_2，流体密度各为 ρ_1 和 ρ_2，那么在单位时间里，通过截面 A_1 的流体体积为 A_1V_1，流体质量为 $A_1V_1\rho_1$，通过截面 A_2 的流体体积为 A_2V_2，流体质量为 $A_2V_2\rho_2$，由质量守恒定律，通过两截面的流体质量应相等，即：$A_1V_1\rho_1=A_2V_2\rho_2$。

由于液体是不可压缩的流体，因此流体密度不变，即 $\rho_1=\rho_2$，代入公式得，$A_1V_1=A_2V_2$。

上式即为连续方程。由于 A_1 和 A_2 是两个任意截取的截面，故这一方程适用于流体中的任意两个截面。根据这一原理，当血液流经不同直径的血管时，由于流量不变，截面积的缩小必然使流速增大，反之，截面积的增大必然使流速减小。

b.测量方法

二尖瓣狭窄瓣口面积的测量，应用多普勒超声技术测量二尖瓣狭窄的瓣口面积，可采用下列两种方法。

连续方程：采用此种方法测量二尖瓣狭窄的瓣口面积时，首先应用二维超声心动图测量主动脉瓣环的面积（AOA），应用脉冲式多普勒技术测量流经主动脉瓣环的收缩期流速积分（SVI），由此可计算出主动脉每搏血流量（SV）；然后应用连续式多普勒技术，测量经二尖瓣口的舒张期流速积分（DVI）。由连续性方程的原理，在单纯二尖瓣狭窄的患者，舒张期通过二尖瓣口的血流量应等于收缩期通过主动脉瓣口的血流量，因此二尖瓣口的面积（MVA）可由式求出：MVA=（AOA·SVI）/DVI。

连续性方程对于计算二尖瓣狭窄瓣口的面积具有较高的准确性，但只适用于单纯二尖瓣狭窄的患者。当二尖瓣狭窄合并二尖瓣反流或者合并主动脉瓣反流时，舒张期通过二尖瓣口的血流量不等于收缩期通过主动脉瓣口的血流量，连续性方程的原理不再适用。

压差半降时间法：利用此法测量二尖瓣口的面积，是基于如下的观察：在二尖瓣狭窄患者中，舒张期左房与左室之间的最大压差值下降一半所需的时间，与二尖瓣狭窄的程度成反比。这一时间称为压差半降时间（pressure half-time，PHT）。当压差半降时间（PHT）等于 220 ms 时，二尖瓣口的面积（MVA）通常等于 1 cm^2，因此得出的经验公式：MVA（cm^2）=220/PHT。

在频谱中测量压差半降时间时，首先测量舒张期 E 波最大流速（V_E），然后计算出

$0.7V_E$ 并在 E 波下降支中标出此点，从 V_E 点到 $0.7V_E$ 点之间的时间即为压差半降时间。将此时间代入公式即可求出二尖瓣口的面积。

利用压差半降法测量二尖瓣狭窄的瓣口面积时，如采用我们所导出的如下公式，可使测量和计算大为简便：MVA=（0.75·L）/（H·tana）。

式中 L 为频谱中 1 秒钟所占的距离（以 mm 表示），H 为 E 波高度（mm），tana 为 E 波下降斜度。应用目前多普勒超声仪的软件，可自动得出压差半降时间和二尖瓣口面积。

压差半降法定量二尖瓣口面积的准确性低于连续性方程，但可用于二尖瓣狭窄合并二尖瓣反流或联合瓣膜病变的患者，因此在临床上获得了广泛的应用。

三尖瓣狭窄瓣口面积的测量：三尖瓣狭窄具有与二尖瓣狭窄相似的血流动力学改变，因此上述的定量二尖瓣狭窄瓣口面积的方法同样适用于三尖瓣狭窄。在单纯三尖瓣狭窄的患者，可采用连续性方程计算三尖瓣瓣口面积，正常瓣口的血流量的测量可选择肺动脉血流。如无主动脉瓣反流或二尖瓣反流，亦可选择测量主动脉血流量或二尖瓣血流量。在三尖瓣狭窄合并三尖瓣反流或其他瓣膜病变的患者，可采用压差半降法测量三尖瓣口的面积。

主动脉瓣狭窄瓣口面积的测量：主动脉瓣狭窄瓣口面积的测量，主要基于连续性方程的原理。在单纯主动脉瓣狭窄的患者，舒张期通过二尖瓣口的血流量应等于收缩期通过主动脉瓣口的血流量，因此可采用前述的方法测量舒张期二尖瓣血流量，然后按下式计算主动脉瓣口的面积（AVA），AVA=（CMA·DVI）/SVI 式中 CMA 为二维超声测量的舒张期二尖瓣口的平均面积，DVI 为脉冲式多普勒测量的舒张期二尖瓣血流的流速积分，SVI 为连续式多普勒测量的收缩期主动脉瓣口的流速积分。

在主动脉瓣狭窄合并主动脉瓣反流的患者，收缩期通过主动脉瓣口血流量不等于通过其他正常瓣口的血流量，但仍然等于收缩期通过主动脉瓣环的血流量，因此可应用二维超声测量收缩期主动脉瓣环的面积（AOA），应用脉冲式多普勒测量收缩期主动脉瓣环处的流速积分（SVI_1）然后应用连续式多普勒测量收缩期主动脉瓣口的流速积分（SVI_2），主动脉瓣口的面积（AVA）可由上式求出，AVA=（AOA·SVI_1）/SVI_2。

肺动脉瓣狭窄瓣口面积的测量：肺动脉瓣狭窄具有与主动脉瓣狭窄相似的血流动力学改变，因此可采用与主动脉瓣狭窄时相似的方法测量肺动脉瓣口的面积。在单纯肺动脉瓣狭窄的患者，可测量经主动脉瓣口或二尖瓣口的血流量并除以经狭窄肺动脉瓣口的收缩期流速积分，即可得出肺动脉瓣口的面积。若肺动脉瓣狭窄合并明显的肺动脉瓣反流，可测量肺动脉瓣环处的血流量并除以肺动脉瓣口的收缩期流速积分，即可得出肺脉瓣口的面积。

④心内压力的测量

在临床心脏病学中，心腔和大血管中的压力是定量分析血流动力学改变的重要参数。长期以来，心内压力的测量有赖于创伤性的心导管检查。近年来的研究表明，脉冲式和连续式多普勒技术为无创性定量心内压力提供了新的途径。

a. 基本原理

在瓣膜狭窄病变时，利用连续式多普勒技术和简化的 Bernoulli 方程，可以由射流速度计算出跨瓣压差。这一原理同样可适用于瓣膜反流和心内分流性病变。在瓣膜反流时，假设高压心腔的压力为 P_2，低压心腔的压力为 P_1，V 为最大反流速度，则由简化的 Bernoulli 方程可得：$P2-P1=\Delta P=4V_2$

由上式可见，应用连续式多普勒技术测量出最大反流速度，即可计算出反流压差 ΔP。如果已知低压心腔的压力 P_1，加上 ΔP 即为高压心腔的压力；反之，如果已知高压心腔的压力 P_2，减去 ΔP 即为低压心腔的压力。

上述原理同样适用于分流性病变的患者，假设高压心腔的压力为 P_2，低压心腔的压力为 P_1，V 为最大分流速度，同样可由上式求出分流压差 ΔP。若已知 P_2，减去 ΔP 即为 P_1，反之，若已知 P_1，加上 ΔP 即为 P_2。

b. 测量方法

左房压力的测量，在某些心血管疾病时，应用连续式多普勒可以测量出左房的压力。在二尖瓣反流的患者，首先应用连续式多普勒测量二尖瓣反流的最大速度，然后按照简化的 Bernoulli 方程将这些速度转化为最大反流压差，此压差系收缩期左室压减去左房压的差值，因此，以袖带法测量的肱动脉收缩压代替左室收缩压，并减去反流压差即为收缩期左房压。

在二尖瓣狭窄的患者，首先应用连续式多普勒测量舒张期二尖瓣口的最大射流速度，然后按照简化的 Bernoulli 方程将这一速度转化为最大跨瓣压差，此压差系舒张期左房压减去左室压的差值。在单纯二尖瓣狭窄时，左室舒张早期压近于零，因此，这一跨瓣压差即可认为等于舒张早期的左房压。

左室压的测量：在无左室流出道梗阻的患者，肱动脉收缩压与左室收缩压十分接近，可作为左室收缩压的估测值。在左室流出道梗阻如主动脉瓣瓣下狭窄、主动脉瓣狭窄和主动脉瓣瓣上狭窄等疾病时，首先应用连续式多普勒测量经狭窄口的最大射流速度并将此速度转化为最大跨瓣压差。此压差为左室收缩压减去主动脉收缩压的差值，因此以肱动脉收缩压代替主动脉收缩压并加上这一压差即为左室收缩压。

在主动脉瓣反流的患者，首先应用连续式多普勒测量舒张末期最大反流速度，并将这一速度转化为舒张末期反流压差。这一压差系主动脉舒张末压减去左室舒张末压的差值。因此，以袖带法测量的肱动脉舒张压代替主动脉舒张压，并减去反流压差即为左室舒张末压。

右房压的测量：右房压通常可由颈静脉充盈的高度加以推算。患者取半卧位，观察右侧颈静脉最高充盈点，测量此点至胸骨角的垂直距离（cm）并加上 5 cm 即为颈静脉充盈高度，将此高度除以 1.36 即转化为 mmHg 的压力。在颈静脉压显著增高、右房扩大以及胸部畸形患者，这一方法的测值可出现较大的误差。

右房压的测量亦可采用估测法。当多普勒超声扫查无三尖瓣反流或有轻度三尖瓣反流，右房大小正常时，右房压可估为 5 mmHg（0.6kPa）5 当有中度三尖瓣反流，右房轻度扩大时，右房压可估为 10 mmHg（1.3kPa）；当有重度三尖瓣反流，右房明显扩大时，右房压可估为 15 mmHg（1.9kPa）。

右室压的测量：不同的疾病状态下，可采用不同的方法。例如：在室间隔缺损的患者，首先应用连续式多普勒测量经室间隔缺损的收缩期最大分流速度，并按照简化的 Bernoulli 方程将这一速度转化为最大分流压差，此压差为左室收缩压减去右室收缩压的差值。因此，以肱动脉收缩压代替左室收缩压，并减去这一压差即为右室收缩压。

在主动脉窦瘤破入右室的患者，首先应用连续式多普勒测量经窦瘤破口的收缩期最大分流速度并转化为收缩期最大分流压差，此压差为主动脉收缩压减去右室收缩压的差值，因此，以肱动脉收缩压代替主动脉收缩压并减去这一压差即为右室收缩压。

在三尖瓣反流的患者，首先应用连续式多普勒测量三尖瓣反流的最大速度，并转化为最大反流压差。此压差为右室收缩压减去收缩期右房压的差值。因此，将此压差加上前述的方法估测的右房压即为右室收缩压。

在肺动脉瓣狭窄的患者，首先应用连续式多普勒测量肺动脉瓣口的收缩期最大射流速度并将此速度转化为最大跨瓣压差。此压差为右室收缩压减去肺动脉收缩压的差值。因此，将肺动脉收缩压加上这一压差即为右室收缩压。肺动脉收缩压的估测采用下列方法：当多普勒测量的最大瞬时压差小于 50 mmHg（6.6kPa）时，肺动脉收缩压估计为 30 mmHg（3.9kPa）。当最大瞬时压差为 50～80 mmHg（6.6～10.6kPa）时，肺动脉收缩压估计为 25 mmHg（3.3kPa）；当最大瞬时压差大于 80 mmHg（10.3kPa）时，肺动脉收缩压估计为 20 mmHg（2.6kPa）。

右室舒张压等于右房压，因此采用前述的估测右房压的方法可得出右室舒张压。

肺动脉压力的测量：在无右室流出道梗阻的患者，右室收缩压等于肺动脉收缩压，因此，利用前述的测量右室收缩压的方法可得出肺动脉收缩压。

在动脉导管未闭的患者，首先应用连续式多普勒测量经动脉导管的收缩期最大分流速度，并按照简化的 Bernoulli 方程将这一流速转化为收缩期最大分流压差。这一压差等于收缩期主动脉压力与肺动脉压力之间的差值，因此，以肱动脉收缩压代替主动脉收缩压并减去最大分流压差即为肺动脉收缩压。在这些患者中，同样可以测量出肺动脉舒张压。首先在分流频谱中测量出舒张末期的分流速度并转化为分流压差，这一压差代表了主动脉舒张压与肺动脉舒张压之间的差值。因此，以肱动脉舒张压代替主动脉舒张压并减去分流压差即为肺动脉舒张压。

在肺动脉瓣反流的患者，首先应用连续式多普勒测量舒张早期最大反流速度，并按照简化的 Bernoulli 方程将这一流速转化为舒张早期最大反流压差，这一压差代表了舒张早期肺动脉压与右室压之间的差值，与肺动脉平均压十分接近，因此可作为肺动脉平均压的估测值。

在既无心内分流也无瓣膜反流的患者，可应用脉冲式多普勒测量的收缩时间间期估测肺动脉的收缩压和平均压。由于时间间期法间接反映肺动脉压，误差较大，临床上难以常规应用。

应用连续式多普勒测量舒张末期最大反流压差，右室舒张末压采用前述测量右房压的方法估测右室的舒张末压，因此舒张末期肺动脉瓣最大反流压差加上右室舒张末压等于肺动脉舒张末压。

二、实时二维超声

实时二维超声仪通称 B 型超声仪，是当前超声成像检查的主体部分，应用极为广泛和深入。自 50 年代初首次报道应用这一新的超声成像技术以来，随着科技的进步，在技术上有三次重大的突破，第一次为 B 型超声双稳态显示到"灰阶"（Gray Scale）显示，使图像具有更丰富的层次，提高了对病变的分辨力。第二次为"实时"（Real time）技术的出现，使图像由静态到动态，不仅能显示动态结构，而且使成像检查更加方便和快捷，扩大了超声的应用范围。第三次突破即是微型电子计算机更广泛地与超声技术相结合，使超声设备的全数字化和多功能超声仪的成功应用，促使超声诊断技术向更高水平发展。

（一）实时二维超声的工作原理

实时二维超声仪实属亮度调制型（Brightness mode），系将回声信号以光点亮度或辉度形式加以显示，故名 B 型超声（B mode ultrasonography）。

1. 实时二维超声仪的结构与工作原理

B 型超声仪主要由超声换能器即探头和主机（包括脉冲信号发射和接收系统、显示与记录）以及电源等部分组成。将仪器发射系统产生的短促高频电脉冲信号转化成高频机械振动，即由逆压电效应产生超声信号，并通过体表向人体组织器官内发射。探头随即接收体内多种不同界面反射回来的强弱不同的信号（机械振动），即由正压电效应转换成高频电信号。超声仪的接收系统将高频电信号加以接收和放大，通过对数放大器压缩动态范围，经过时间增益补偿（TGC）、灰阶变换等前处理和后处理，并经过数字扫描转换器（DSC），将探头扫描获得的系列回声信号变成视频信号，同时在荧光屏上显示出来。这种人体内部组织器官系列回声通过超声扫描构成反映人体局部断层切面图，即声像图（Ultrasonography）。

（1）主控电路

主控电路即同步触发信号发生器，由它周期性地产生同步触发脉冲信号，分别去触发发射电路与扫描发生器中的时基扫描电路。其触发脉冲的重复频率即决定其超声脉冲发射的重复频率。

（2）发射电路

当受主控电路触发后，便产生高频电脉冲去激发换能器（探头），换能器受到激发后，即发射一定频率和宽度的脉冲超声波。发射频率通常由压电晶片的材料特性和厚度决定，而频宽则取决于探头的结构及发射电路的阻力。

（3）高频信号放大电路

当换能器向人体发射出脉冲超声波之后，即接收其来自人体内的超声回波并将其转换为高频电信号，继而通过高频信号放大电路放大。高频信号放大电路一般具有 120 dB 以上的增益和足够大的带宽。在该电路中设有时间增益补偿（TGC）电路等。

（4）视频信号放大

B 型超声成像的主要原理是将单条声束传播途径中遇到各个界面所产生的一系列散射和反射信号，在示波屏时间轴上以光点辉度（灰度）表达。声束顺序扫切脏器时，每一单条声束线上的光点群按次分布连成一切面声像图。

B 型超声仪器的工作过程：首先由探头内的压电晶体，回波电信号经高频信号放大器放大后，再由检波器进行检波。回波信号中含有返回目标的多种信息，包括幅度、频率、相位等。一般多采用幅度检波，但随着电子技术的发展采用多声束形成技术，即利用接收声束间的相位信息等，从而提高成像质量。检波后的视频包括信号，频率较低，需经过视频信号放大器作适当放大，然后加至显示器的极上进行图像的亮度调制（DSC），即在其信号合成及 A/D 转换后，经视频放大调节显示器的亮度。

（5）扫描发生器

扫描发生器产生的扫描电压加至显示器的偏转系统上，使电子束按一定的规律扫描。

（6）显示器

通常采用的为阴极射管（CRT），或液晶显示器，从人体反射回来的超声信息最终从显示器荧光屏幕上展示为图像，高分辨力的彩色显示器，一般采用逐行扫描，无闪烁，图像稳定，清晰。

根据成像和显示方式不同，分为静态成像和动态或实时成像以及灰阶或双稳态（Bistable）显示。静态成像图像展示范围较广，图像较清晰，但成像速度慢，检查时间长，现已很少使用。目前应用最为广泛者为实时（帧频大于 30 f/s）及灰阶（灰阶数大于 64）仪器。

2. 超声换能器

关于超声换能器根据晶片的个数，分为单晶片和多晶片，前者用于 A 超、M 超及机械的扇扫 B 超仪中，但目前已很少应用，后者即用于线阵、凸阵、相控阵和环阵等电子扫描换能器中。

线阵探头：将多个晶体片组成若干个阵元沿一直线排列，并用电子开关按一定时序将激励电压加至某些阵元上，发射出一束超声，同时由电子开头按一定时序去接通某些阵元接收反射回的超声信息，由此形成声束扫描。高频的线阵探头主要适用于浅表小器官的检查。

凸阵探头：晶片是沿圆弧排列并按一定组合和顺序工作，向外发射并按超声脉冲的换能器阵，其内部结构类似线阵，只是各窄条晶片均匀分布在凸形圆弧上，其振动面的法线是呈扇形辐射状的，其波束以扇面扫描故呈扇面显示图像。凸阵扫描介于线阵扫描和相控阵扫描之间，故应用范围较广。

相控阵探头（扇形探头）：利用雷达天线的相控阵扫描原理，通过适当调整，控制各单元激励信号的时相，以实现声束偏转的换能器阵为主体的超声探头。其扫描声束呈扇面，接触面小，远区视野广阔，故适于心脏的超声检查。

还有根据不同需要设计的各种专用探头如经食管、经直肠、经阴道等特殊的腔内探头以及为了借助声像图指导穿刺用的穿刺和术中探头，尤其是超高频探头的应用（20 ～ 40 MHz）。采用 20 MHz 频率的体表探头，可以进行皮肤的厚度、层次及弹性的测定。导管式的腔内微型探头，外径仅 2 mm 可作心脏冠状动脉、胆管和胰管内成像。有的甚至不用机械传动方式，而在人体外用磁场控制其旋转，从而进行管腔内无线超声成像。

3. 二维图像的分辨力与二次谐波成像

近年来随着高新超声工程技术的发展，诸如全数字化声束形成技术和信息处理技术以及二次谐波成像等新技术的应用，大大地提高了图像的分辨力与清晰度。

二维图像的分辨力包括如下：

（1）空间分辨力

空间分辨力即细微分辨力，它与声束特性和像素的数量有关，纵向半波长愈短发射频率愈高，其轴向分辨力愈好；侧向声束（长轴，短轴）愈窄或愈细，其侧向分辨力愈好，亦即细微分辨愈高。

（2）对比分辨力

对比分辨力指能显示器官组织回声信号间微小差别的能力，其与灰阶级数有关，灰阶级数愈多，其对比分辨力愈好。常用的有 64 级，128 级和 256 级灰阶等。

（3）时间分辨力

时间分辨力即单位时间成像的帧速率，其帧速率愈高（一般为 30 帧 / 秒），时间分辨力愈好，愈能真实地反映活动脏器的瞬间变化情况。

二次谐波成像技术即利用超声波在人体组织中传播、反射（和散射）均具有非线性效应，使发射的基波 f_o 会出现谐波频率。当接收时提取 $2f_o$ 的谐波回声信号，包括自然组织谐波与造影剂的谐波信号。在实际的谐波接收过程中，采取多种技术措施使二次谐波与基波相分离，而提取纯净的谐波成分。

谐波成像在成像困难的患者中，可提高信 / 噪比改善组织的对比分辨力、空间分辨力、消除近场伪像提高图像的清晰度。

（二）检查方法

1. 检查前的准备

一般的超声检查不需特殊准备，但在腹部检查时为了避免胃肠内容物或气体的干扰，一般应在空腹时进行。必要时需饮用温开水充盈胃腔，以此作"透声窗"进行检查。在经腹妇产科或盆腔部位检查时亦同样适度充盈膀胱，以避免气体干扰。

2. 检查时的体位以及常用的扫查切面

超声探测时常规采取仰卧位，也可根据需要取侧卧位或俯卧位、半卧位或站立位。露出皮肤，涂布耦合剂，探头紧贴皮肤进行扫查，常用的扫查切面如下：

（1）矢状面扫查（sagital scan）（纵切面的一种）以扫查面由前向后并与人体的长轴平行。

（2）横向扫查（transverse scan）（横切面，水平切面）即扫查面与人体的长轴垂直。

（3）斜向扫查（oblique scan）BP 扫查面与人体的长轴成一定角度。

（4）冠状扫查（coronary scan）（冠状切面或额状切面，属纵切面的一种）即扫查面与腹壁和背部平行或与人体额状面平行。

3. 扫查的手法

在操作过程中，使用探头常采用以下四种手法。

（1）顺序连续平行断面法

顺序连续平行断面法即"编织"式扫查法，在选定某一成像平面后，依次将探头沿该平面平行移动作多个平行的断面图像，可从各个连续的图像中，观察分析脏器轮廓、内部结构及病灶的整体情况。

（2）立体扇形断面法

立体扇形断面法即定点摆动扫查法，在选定某一成像平面后，不移动探头在体表的位置，而以顺序改变探头与体表之间的角度时，可在一个立体的扇形范围内，观察分析脏器及病灶的整体情况。

（3）十字交叉法

十字交叉法即纵横平面相交扫查法。对某一切面为圆形的图像为了鉴别是圆球形还是管状，可采用十字交叉法的纵横切面相交予以鉴别。此外，在对病灶中心定位穿刺引导时，亦可采用此法即十字交叉中心定位法。

（4）对比加压扫查法

对比加压扫查法即利用探头加压腹部观察回声有无变化，并对两侧腹部对应部位进行对比以鉴别真假肿块。各种特制的腔内探头使用时，除应严格选择适应证外，须按一定的操作规程进行。

4. 回声的描述与命名

超声图像是由许多像素所构成，像素的亮暗反映了回声的强弱。反映在荧光屏上从最亮到最暗的像素变化过程即从白到灰再到黑的过程称为灰度（gray）。将灰度分为若干等级，即为灰阶（grey scale）。在荧光屏上一侧用格数表示灰阶的标志称为灰标（mark of grey scale）。人体被测脏器与病灶的断面图像即是根据各种不同界面的灰阶强度，回声的空间范围和几何形状来加以描述。

（1）回声强弱的命名

根据图像中不同灰阶强度将其回声信号如下：

①强回声（strong echo）：强回声反射系数大于50%以上，灰度明亮，后方常伴声影，如结石和各种钙化灶等即是。

②高回声（hyper echo，high level echo）：高回声反射系数大于20%左右，灰度较明亮，后方不伴声影，如肾窦和纤维组织等为此类回声。

③等回声（iso-echo，medium echo）：等回声灰阶强度呈中等水平，如正常肝、脾等实质脏器的回声即是。

④低回声（hypo echo，low level echo）：低回声呈灰暗水平的回声，如肾皮质等均质结构即表现为此类回声。

⑤弱回声（poor echo）：弱回声表现为透声性较好的暗区，如肾锥体和正常淋巴结的回声即属此类。

⑥无回声（echofree）：均匀的液体内无声阻差异的界面，即呈无回声暗区，正常充盈的胆囊、膀胱和肝肾囊肿等即呈典型的无回声区。

（2）回声分布的描述

按其图像中光点的分布情况分为均匀或不均匀，不均匀者有：①随机性不均，包括点状、线状和小区性分布不均；②规律性的深度递减。此外，在病灶内部的回声分布可用均质或非均质表述。

（3）回声形态的命名

①点状回声（echogenic dots）回声呈细小亮点状。

②斑片状回声（echogenic spot）回声聚积呈明亮的小片状；其大小在0.5 cm以下，有清晰的边界。

③团状回声（echogenic area）回声光点聚集呈明亮的光团，有一定的边界。

④环状回声（echogenic ring）回声光点排列呈圆环状。

⑤带状或线状回声（enhogenic band）回声光点排列呈明亮的带状或线状。

（4）某些特殊征象的描述

某些病变呈现某种特殊征象，即形象化的命名为某征，用以突出或强调这些征象的特点，常用的有"靶环征"（target sign）及"牛眼征"（builds eye configuration）。

即在某些病灶中心呈强回声区而其周围形成圆环状低回声，称晕圈或声晕（acoustic halo）。在结节外周呈 1 ~ 2 mm 无回声环形围绕者称"暗环"（dark ring）。肝脏肿瘤自肝表面隆起者，称"驼峰"征（hump sign）；肝门部肝外胆管因阻塞扩张后在声像图上形成与肝门部门静脉平行，且管径相近或略宽，即所谓"双筒枪"征（shotgun sign）。肝内胆管扩张与相应的门静脉构成平行"管道"征（parallel channel sign）。又如，胃肠肿瘤时壁增厚与残腔形成的"假肾"征（pseudo-kidney sign）。宫内避孕环强回声后方出现狭长带状强回声即"彗星尾"征（comet-tail sign）。乳房内或肝内小囊肿无回声区后方回声增强所出现的"蝌蚪尾"征（tadpole tail sign）等。

（5）病灶后方回声的描述

在某些圆球形病灶声像图后方出现的回声，即回声增强效应（echo enhancement effect）和侧后声影（posterior lateral acoustic shadow）、中心声影（central acoustic shadow）等。

在超声图像命名时，既要反映回声的差异，又要具有形态学特点并与大体病理改变相联系。

5. 超声图像分析的内容

观察分析声像图时，首先应了解切面方位，以便于认清所包括的解剖结构，并注意分析以下内容。

（1）外形

脏器的形态轮廓是否正常，有否肿大或缩小。如系肿块，则其外形为圆形、椭圆形或不规则形，呈分叶状或条索形等。

（2）边界和边缘回声

肿块有边界回声且显示光滑完整者为有包膜的证据，无边界回声和模糊粗糙，形态不规则者多为无包膜的浸润性病变。除观察边缘回声光滑或粗糙、完整或有中断等征象外，边缘回声强度也有重要区别，某些结节状或团块状肿块周边环绕一圈低回声暗圈，即"暗环"征（dark ring）或周边为高回声的边缘，即"光轮"征（echogenic ring）等。仔细地观察病变的形态和边缘，在病变性质的鉴别以及了解肿瘤的生物学活性等均有一定意义。

（3）内部结构特征

内部结构特征可分为结构如常、正常结构消失、界面增多或减少、界面散射点的大小与均匀度以及其他各种不同类型的异常回声等。

（4）后壁及后方回声

由于人体各种正常组织和病变组织对声能吸收衰减不同，则表现后壁与后方回声的增强效应（enhancement effect）或减弱乃至形成后方"声影"（acoustic shadow），如衰减系数低的含液性的囊肿或脓肿，则出现后方回声增强，而衰减系数高的纤维组织、钙化、结石、气体等则其后方形成"声影"。另外，某些质地均匀，衰减较大的实质性病灶，内部可完全表现为低回声，在声像图上酷似液性病灶，但无后壁及后方回声增强效应可作区别。

（5）周围回声强度

当实质性脏器内有占位性病变时，可致病灶周围回声的改变，如系膨胀性生长的病变，则其周围回声呈现较均匀性增强或有血管挤压移位；如系浸润性生长病变，则其周围回声强弱不均或血管走行中断。肝脓肿则在其边缘与正常组织之间出现从高回声向正常回声过渡的"灰阶梯度递减区"。

（6）邻近关系

根据局部解剖关系判断病变与邻近脏器的连续性，有无压迫、粘连或浸润。如胰头癌时可压迫胆总管致肝内外胆管扩张、胆囊肿大以及周围血管的挤压移位，淋巴结或远隔脏器转移灶等。

（7）量化分析

量化分析包括测量病变所在位置、数目、范围、大小等，即应用电子游标测量其径线、面积、体积（或容量）和时距四种基本时空度量。另外，还有谱分析，包括灰阶直方图、视频密度分析以及超声多普勒频差分析，对有关血流动力学参数的定量检测等。

（8）功能性检测

根据声像图上的形态改变、活动、搏动等进行生理学上的功能检测分析，如应用脂餐试验观察胆囊的收缩功能，空腹饮水后测定胃的排空功能及收缩和蠕动状态以及心脏的各种复杂功能等。

通过以上内容的观察分析，以达到对病变进行定位、定量和定性诊断的目的。但在诊断分析中需要注意以下事项：①对超声成像过程中某些伪回声或伪像要注意识别和避免，如多次反射或旁瓣效应所致的假界面等。②注意临床思维，不能单纯地"看图论病"。因在影像检查中常有"同图异病"或"异图同病"的表现。故必须结合有关临床资料，综合分析。③注意动态观察，以了解其不同病理阶段的变化，同时注意各项影像技术的互补作用，以达到正确诊断的目的。

（三）应用的范围与局限性

实时二维超声系超声成像检查的主体和基础。它可提供人体各部位软组织器官和病变及管腔结构高清晰度断层图像，准确地反映其解剖结构和病变的形态学变化。由于成像速度快，对心血管等活动器官，能实时地观察其活动状态，反映其生理功能。在高清晰度断层图像上，叠加显示彩色血流信息，便可无创地检测有关血流动力学参数以及观察组织器官血流灌注状态等。因此，实时二维超声已广泛应用于内科、外科、妇产科、儿科和眼科等临床各科。它已成为许多内脏、软组织器官首选的影像学检查方法。尤其对肝、肾等实质性脏器内局限性病变的诊断以及胆囊内微小的隆起性病变和结石的诊断均有很高的敏感性。在妇产科领域对早期妊娠的诊断和围产医学中的应用均有一定价值。在计划生育、健康体检或防癌普查工作中超声亦已成为重要检查方法。

借助于多种腔内探头、术中探头，对某些微小病变的早期发现，肿瘤侵犯范围的精确定位，有无周围淋巴结的转移等，用以进行肿瘤的分期和制定合理的治疗方案。

超声引导定位穿刺技术即介入性超声诊断与治疗，进一步提高临床诊断与治疗水平。

应当指出，超声诊断也有其局限性，由于超声的物理性质，使其对骨骼、肺和肠道的检查易受到气体的干扰使图像显示不清楚，在应用上受到一定限制。另外，声像图表现所反映的器官和组织声阻抗差的改变只有一定的规律性而缺乏病原学上的特异性，需注意结合其他资料综合分析。此外，超声成像中的伪像亦较多，需注意识别。超声每一切面所显示范围较小，图像的整体性不如 CT 和 MRI。因此，有选择地联合应用或有针对性地选择 CT、MRI 等其他影像技术相互补充也是十分必要的。

三、超声诊断的质量控制

（一）图像参数

1. 超声图像的显示参数

医院名称，ID 号，日期，时间，灰阶显示杆，探测深度，增益，对比度（动态范围），探头频率，超声功率，帧频显示，聚焦点等参数。

2. 超声的二维图像的基本参数

（1）像素：图像中一个最小的基本单元称为图像的像素。

（2）图像：若干像素点的集合便组成了图像。图像中像素愈多，其空间分辨力愈高。

（3）灰阶：图像中像素的亮度等级，由黑到白可以分为 256 级灰阶。灰阶级数愈多，其图像对比（灰阶）分辨力愈好。

（4）存储容量：一个存储器容量包括了像素与存储位数及多少帧图像的乘积。现在很多彩超都有电影回放功能，它代表了仪器的图像存储能力（容量）。

（5）标准电视制式：目前电视制式流行两种。一个是 NTSC 制式，规格是扫描 525 行，30 帧隔行扫描，美国、日本和西欧一些国家采用；一个是 PAL 制式，规格是扫描 625 行，25 帧隔行扫描，我国采用这种 PAL 制式。在做彩色多普勒成像时应注意显示帧频和电视制式的扫描匹配。

（6）动态范围：动态范围一般是指接收回声信号的动态范围，也就是接收的最大信号电压与最低信号电压之比。

（二）超声剂量检定规程

1. 技术要求

输出声强一般不大于 $10\ mW/cm^2$；对超出 $10\ mW/cm^2$ 仪器，应公布其输出声强值，并在明显位置警示："严禁用于孕产妇胎儿检查。"

2. 检定条件

所用设备有：毫瓦级超声功率计，仿真组织超声体模（仿真模块），漏电流测量仪和超声质控模块。超声仪器的图像质量受很多参数影响。根据国家质量技术监督局颁布的检定规程，主要检测的参数有：超声功率，被检者漏电流，探测深度，侧向分辨力，轴向分辨力，盲区，纵向几何位置显示值误差，横向几何位置显示值误差以及囊性病灶直径误差。根据以上参数，确定仪器所属档次，并依据相对应档次仪器性能要求，判定检定结果是否合格，合格的仪器将会得到合格证。有不合格项目者，发给降至某档次使用的检定证书。国家规定检定周期为 1 年。

第二章　子宫超声诊断

第一节　妇科生理与超声检查技术

一、解剖与生理概要

女性内生殖器官包括阴道、子宫、输卵管及卵巢，后两者称为附件。

（一）女性内生殖器官解剖

1. 阴道

阴道位于子宫下方，上端包绕宫颈，下端开口于阴道前庭后部。阴道分前壁、后壁、上下两端；阴道壁由黏膜、肌层和纤维层构成，有很多横向皱襞称阴道皱襞，具有较大伸展性；阴道黏膜色淡红，表面为复层鳞状细胞所覆盖；阴道黏膜受性激素影响有周期性变化。幼女及绝经后妇女的阴道黏膜菲薄，皱襞少，伸展性小，易受创伤和感染。环绕子宫颈周围的腔隙称阴道穹窿，后穹窿顶端与子宫直肠陷凹紧邻，为腹腔最低部分。当子宫直肠陷凹有积液时，可经阴道后穹窿穿刺或引流。

2. 子宫

子宫位于下腹小骨盆腔中央、膀胱与直肠之间。正常成人子宫呈倒置梨形，长 7～8cm，宽 4～5cm，厚 2～3cm，重量 40～50g；子宫腔容量约为 5ml。

子宫分为子宫体、峡部及子宫颈。子宫位于两侧输卵管口之间的部分称为子宫底，子宫底两侧为子宫角；子宫下部呈圆柱状的结构即为子宫颈，子宫颈部与宫体相连部分稍狭细，称子宫峡部，在非孕期长约 1cm，宫体与宫颈的比例因年龄而异，一般婴幼儿期为 1:2，青春期为 1:1，生育期为 2:1，绝经后为 1:1。

子宫壁由内向外依次为内膜，肌层及浆膜层。内膜自青春期开始随卵巢激素发生周期性变化增殖与脱落，形成月经；肌层由平滑肌构成，浆膜层即覆盖于子宫的腹膜脏层。腹膜脏层沿宫壁下行至阴道后穹窿上部时，折向后上方覆盖直肠形成一腹膜凹陷，即子宫直肠陷凹。

子宫腔呈上宽下窄的三角形。子宫峡部上端为解剖学内口，下端为组织学内口，即宫颈内口，因黏膜组织在此处由内膜转变为宫颈黏膜。宫颈管黏膜上皮细胞呈高柱状，黏膜层内有许多腺体，能分泌碱性黏液，形成宫颈管内黏液栓。宫颈阴道部则为鳞状上皮覆盖，表面光滑。

子宫位置由一系列子宫韧带固定，通常子宫略呈前倾前屈位。

子宫血供主要来自子宫动脉。子宫动脉起自髂内动脉，于腹膜后沿盆侧壁下行，距宫颈约 2cm 处从前上方横行穿越输尿管到达子宫外侧缘，分支供应子宫。子宫动脉进入子宫肌层后分支行于外 1/3 肌层内，继而发出垂直分支，进入子宫内膜后弯曲形成螺旋动脉。

3. 卵巢

卵巢为女性生殖腺，产生卵子和激素。卵巢左右各一，位于子宫底后外侧、盆腔侧壁髂内动脉和髂外动脉分叉处的下方。

卵巢呈扁椭圆形，正常成年妇女卵巢大小约为 4cm×3cm×1cm，重 5 ~ 6g。绝经后卵巢可缩小至生育期卵巢体积的 1/2。

卵巢由卵巢皮质及髓质构成，皮质位于外层，是卵泡所在区域，由数以万计的始基卵泡及致密结缔组织构成；卵巢髓质为卵巢中心部位，内含疏松结缔组织及丰富血管。卵巢表面并无腹膜覆盖，而由一层纤维组织构成的白膜覆盖。

卵巢血供来自卵巢动脉及子宫动脉卵巢支。卵巢动脉于肾动脉起点稍下方起自腹主动脉，沿腰大肌前方下行至骨盆腔，越过输尿管进入卵巢门供应卵巢。子宫动脉上行至子宫角处分出卵巢支供应卵巢。

4. 输卵管

输卵管为一细长弯曲的管状结构，左右各一，是卵子与精子受精的场所。输卵管位于子宫底两侧，走行于阔韧带上缘，其位置移动度较大。

输卵管全长 8 ~ 14cm，由内向外分为间质部、峡部、壶腹部及伞部。间质部又称壁内部，位于子宫壁内，长约 1cm，管腔狭小；峡部位于间质部外侧，长 2 ~ 3cm，管壁较厚、管腔小；壶腹部长 5 ~ 8cm，管腔较大，卵细胞常在此受精；伞部是输卵管末端，长约 1.5em，开口于腹腔，呈漏斗状，漏斗周缘有许多指状突起称为输卵管伞，有"拾卵"作用。

（二）女性内生殖器官生理

1. 卵泡的生长发育

卵泡生长发育过程经历了始基卵泡、窦前卵泡（或次级卵泡）、窦状卵泡（或三级卵泡）和成熟卵泡 4 个阶段。

始基卵泡形成于胚胎 4 个月至生后 6 个月时，为最基本的生殖单位；其发育至形成窦前卵泡约需 9 个月；窦前卵泡继续生长发育主要受卵泡刺激素（FSH）调控，其发育至窦状卵泡约需 70d。必须在促性腺激素刺激下，窦状卵泡才能继续发育成为排卵前卵泡，即成熟卵泡，需时约 15d。

2. 卵巢周期

卵巢为女性的生殖腺，育龄妇女卵巢生理功能主要包括：①每个月排出一个有受精能力的卵细胞，卵巢结构和功能发生周期性变化，即卵巢周期；②分泌性激素，维持早期胚胎发育。卵巢周期分为卵泡期、排卵期、黄体期。

（1）卵泡期

指卵泡发育至成熟的阶段（月经周期第 1 ~ 14 日）。育龄妇女每月发育一批卵泡，一般只有一个优势卵泡成熟并排卵，其余卵泡在其发育的不同阶段退化，称之为卵泡闭锁。

（2）排卵期

在垂体释放的促性腺激素（LH）的刺激及卵泡内各种水解酶、纤溶酶、前列腺素等共同作用下，卵泡破裂，卵母细胞及包绕它的卵丘颗粒细胞一起被排出，称为排卵，多发生在月经周期第 14 日。排卵可由两侧卵巢轮流发生，也可由一侧卵巢连续发生。

（3）黄体期

排卵后至月经来潮前为黄体期（月经周期第 15 ~ 28 日）。排卵后卵泡液流出，卵泡壁内陷，卵泡颗粒细胞和泡膜细胞向内侵入形成颗粒黄体细胞和泡膜黄体细胞，周围由卵泡外膜包绕；同时基底膜外的毛细血管及纤维母细胞迅速增殖，并穿入基底膜内。一般在排卵后 5d 内先后形成血体及黄体，排卵后的 7 ~ 8d，黄体体积和功能达到高峰，直径 1 ~ 2cm，外观色黄。

若卵子未受精，垂体促性腺激素进一步下降，黄体在排卵后 9 ~ 10d 开始退化，黄体细胞逐渐萎缩，血管减少，周围结缔组织与成纤维细胞侵入并取代黄体，外观色白，称之为白体。退化的黄体转变为白体需 8 ~ 10 周的时间。黄体功能衰退后激素分泌功能减退，月经来潮，卵巢中新的卵泡发育，开始新的卵巢周期。

3. 月经周期中子宫内膜的周期性变化

正常育龄妇女生殖系统呈周期性变化，以子宫内膜的变化最为突出。每月子宫内膜脱落一次，即为月经周期，平均时间长为 28d。月经周期是下丘脑—垂体卵巢轴功能的反复表现及生殖道靶器官—子宫内膜结构功能周期性变化的结果。

子宫内膜在结构上分为基底层和功能层。基底层与子宫肌层相连，对月经周期中的激素变化无反应；功能层靠近宫腔，由基底层再生而来，随卵巢激素变化而呈现周期性变化，根据其组织学变化分为增殖期、分泌期和月经期。

（1）增殖期

月经周期第 5～14 日，月经期后子宫内膜仅余基底层，在卵巢卵泡期雌激素的作用下，内膜逐渐开始修复，内膜腺体和间质细胞呈增生状态。

月经周期第 5～7 日为增殖早期，子宫内膜较薄；月经周期第 8～10 日为增殖中期，间质水肿明显，腺上皮细胞增生活跃，腺体数目增多、增粗、增长，螺旋动脉逐渐发育；月经周期第 11～14 日为增殖晚期，内膜进一步增厚，表面高低不平，腺体更长呈弯曲状，组织水肿更明显，螺旋动脉呈弯曲状，管腔增大。

（2）分泌期

月经周期第 15～28 日，与卵巢黄体期相对应。排卵后卵巢黄体继续分泌雌激素及孕激素，在孕激素作用下，子宫内膜呈分泌反应。排卵后第 1～5 日，即月经周期第 15～19 日，子宫内膜继续增厚，腺体更长，弯曲更明显，间质水肿，螺旋动脉继续增生、弯曲；月经周期第 20～23 日，子宫内膜厚度达高峰，并呈锯齿状，间质高度水肿，螺旋动脉进一步增生、弯曲；月经周期第 24～28 日，卵巢黄体退化，螺旋动脉迅速增长，也更夸曲。

（3）月经期

月经周期第 1～4 日。由于雌、孕激素撤退，螺旋动脉阵发性痉挛及扩张，远端血管及组织缺血坏死，内膜功能层崩解脱落出血，形成月经。

二、妇科超声检查技术

（一）经腹超声检查法

经腹超声扫查范围广泛、切面及角度灵活，能够完整显示盆腔器官全貌，是最常用的妇科超声检查方法之一。适用于所有要求盆腔超声检查的妇女。

其局限性包括易受腹壁厚度、膀胱充盈程度及肠道胀气等因素影响。

1. 检查前的准备

受检者需饮水 500～1000ml，使膀胱充盈。膀胱充盈以中度为适宜（即充盈膀胱达子宫底部或宫底上方 1～2cm 处）。

2. 检查体位

受检者常规取平卧位。

3. 仪器

选用凸阵探头，探头中心频率多为 3.5MHz。对于较瘦患者或儿童患者，也可应用高频的腔内探头或线阵探头直接置于腹壁进行扫查。

4. 检查方法

暴露下腹部，涂抹适量耦合剂，探头直接置于腹壁皮肤进行扫查。

首先进行子宫矢状切面扫查，于子宫矢状切面上测量子宫长径、前后径及内膜厚度。

将探头旋转 90 进行横切面扫查，测量子宫横径；观察子宫及两侧附件情况，并测量卵巢大小。注意卵巢位置变化较大，卵巢最大切面多在盆腔斜切面上获得。

扫查过程中根据病灶或感兴趣区域灵活移动探头，改变扫查方向与角度，以获得病灶及感兴趣区域的最佳图像。

5. 检查技巧

强调膀胱充盈要适度。膀胱过度充盈时，盆腔正常器官被向后推移，不在最佳观察区域内，且可使子宫受压变形；同时患者因膀胱过度充盈而非常不适。膀胱充盈不佳时，无法推开肠管，导致盆腔脏器因肠气干扰不能清楚显示。

扫查范围要大，以避免漏诊位置较高的病变。

观察肿物与周围脏器关系时，应充分利用探头加压、移动连续扫查、嘱患者改变体位等手法进行观察，以了解肿物与周围脏器间的活动情况。

（二）经阴道超声检查法

经阴道超声检查（trans-vaginal ultrasound，TVUS）是将超声探头置入阴道内进行超声检查，也是目前最常用的妇科超声检查方法之一。由于经阴道探头频率高，与盆腔器官更接近，图像分辨率佳，能更好地显示子宫、卵巢及盆腔肿块的结构特征及血流情况，且不受肠腔气体干扰和腹壁声衰减的影响，适用于能进行经阴道检查的所有患者，特别是对后位子宫、宫腔内病变（如内膜病变、黏膜下肌瘤、妊娠物残留等）、异位妊娠、辅助生育技术监测卵泡以及对老年患者、肥胖患者等，TVUS 均明显优于经腹超声检查；此外，TVUS 引导下穿刺也是目前介入性超声最常用的方法。

其局限性包括经阴道探头频率高，穿透力有限，聚焦深度 < 10cm，对较大盆腔肿块或位置较高的卵巢难以显示，需结合经腹超声检查观察。

对无性生活者、阴道畸形、阴道炎症、老年性阴道明显萎缩患者及月经期不应进行TVUS。

1. 检查前的准备

受检者检查前需排空膀胱。检查者备好阴道探头及避孕套。对阴道出血患者，确因诊断需要必须进行 TVUS 时，检查者应准备好消毒避孕套。

2. 检查体位

受检者常规取膀胱截石位。必要时用枕头垫高臀部或嘱受检者将手置于臀部下以抬高臀部。

3. 仪器

选择经阴道腔内探头，探头中心频率多为 7.5MHz。

4. 检查方法

阴道探头顶端涂适量耦合剂，套上一次性乳胶避孕套，并检查避孕套与探头间无气泡存在。

操作者右手持探头，左手轻轻分开阴唇，将探头缓慢置入阴道内，探头顶端抵达阴道穹窿部。子宫后位时探头置于后穹窿，前位时置于前穹窿。

扫查时利用旋转、倾斜、抽送等基本手法对盆腔内结构进行矢状切面、横切面及斜切面扫查。于子宫矢状切面上测量子宫长径，前后径及子宫，内膜厚度；将探头旋转 90°，于横切面测量子宫横径。

然后将探头移向子宫左侧或右侧，扫查左、右附件区，观察双侧卵巢及周围附件区情况。卵巢位置变化较大，应转动探头多切面寻找，并于卵巢最大切面上测量卵巢大小。

扫查过程中根据病灶或感兴趣区域灵活移动探头，改变扫查方向与角度，进行多切面扫查，以获得病灶及感兴趣区域的最佳图像。同时要注意子宫直肠陷凹及附件区有无积液。

5. 检查技巧

探头置入阴道后，可以参照膀胱位置进行定位，通过子宫与膀胱的位置关系判断子宫为前位、中位或后位。

检查过程中，可采用推拉、移动探头的方式推开肠管，并可利用探头推动或加压观察肿物的软硬度，与周围组织结构间的相互移动性等。

病灶或脏器位置较高时，可用左手在腹壁加压，使病灶更接近阴道探头。

6. 注意事项

①月经期一般应避免进行 TVUS，如确因诊断需要必须对子宫出血或月经期妇女进行经阴道超声检查时，应注意无菌操作。②阴道探头应定期消毒。

（三）经直肠超声检查法

经直肠超声检查法是指将腔内探头置于直肠内进行超声检查的方法。主要用于男性前列腺疾病诊断。妇科方面用于经腹超声检查图像显示不清、但又不能进行经阴道检查的患者，如处女膜未破、阴道畸形或老年性阴道萎缩等。

1. 检查前的准备

检查前受检者需排空大小便。一般采用检查前晚服用泻药的方法（如服用酚酞 2 片），检查当天早上空腹，必要时还可于检查前加用 2 支开塞露。

2. 检查体位

受检者取左侧卧位，左腿伸直、右腿屈曲。有时也可采用膀胱截石位。

3. 仪器

采用经直肠探头，多数仪器经直肠探头与经阴道探头为同一探头。探头频率与经阴道探头一致。

4. 检查方法

探头套好乳胶避孕套后，应在避孕套上加适量耦合剂作为润滑剂，以方便将探头置入直肠内。扫查方法和观察顺序与经阴道扫查相似。

（四）经阴道介入性超声

经阴道超声引导下进行盆腔穿刺可增加定位的准确性，避免损伤。治疗性穿刺适用于卵巢内异症囊肿（巧囊）治疗、辅助生殖中穿刺取卵、未破裂型异位妊娠局部药物治疗、卵巢单纯性囊肿穿刺治疗及盆腔脓肿、输卵管积水治疗等。

穿刺并发症包括误穿大血管形成血肿、肠管损伤，如慢性盆腔炎或子宫内膜异位症常与肠管粘连，穿刺不慎时可能损伤肠管；操作者应严格掌握 TVUS 引导下盆腔穿刺术的适应证与禁忌证，严格操作规程，防止并发症发生。

第二节　子宫体及肌层病变的超声诊断

一、先天性米勒管发育异常

（一）简介

女性生殖系统包括性腺、生殖管道和外生殖器，生殖管道由米勒管发育形成，在胚胎发育过程中米勒管发育停止、双侧米勒管融合失败及中隔吸收不全则导致生殖管道发育异常，称为米勒管发育异常（MiiUerian anomalies），表现为子宫、宫颈畸形，因米勒管发育异常不影响卵巢发育，双侧卵巢多无异常表现，米勒管发育异常可合并泌尿系统的异常，如异位肾、单肾等。

（二）扫查方法

经腹二维超声扫查能够显示子宫外形轮廓、宫腔内膜形态，经阴道或经直肠扫查能够较清晰显示宫颈管的形状，两者结合能够诊断大部分的子宫、宫颈畸形。三维超声成像及三维超声宫腔造影可以获得子宫、宫颈的冠状切面，直观地显示子宫畸形的细节，对于子宫畸形的鉴别诊断具有重要帮助

（三）超声诊断要点

1. 先天性无子宫（congenital absence of uterus）

膀胱后方、直肠前方未见子宫体及宫颈的声像。

2. 始基子宫（primordial uterus）

膀胱后方可见类子宫的肌性结构，无法分辨宫体与宫颈结构，无宫腔线及内膜回声。

3. 幼稚子宫（infantile uterus）

膀胱后方可见较小的子宫结构，可分辨宫体和宫颈，宫体与宫颈之比为2:3或1:1，可见宫腔线及菲薄内膜，类青春期前子宫声像。

4. 单角子宫（uterus unicornis）

子宫轮廓呈梭形，横径小，子宫矢状切面难以准确判断，行三维超声子宫冠状切面成像，可显示宫腔内膜呈管状，向一侧稍弯曲，常合并对侧残角子宫。

5. 残角子宫（rudimentary uterus）

两侧米勒管不对称发育，一侧为单角子宫，另一侧为残角子宫。可分为无内膜型和有内膜型残角子宫。无内膜型残角子宫表现为单角子宫的另一侧可见一肌性突起，类似单角子宫声像图表现，中部无内膜回声；有内膜型者在发育侧子宫的一侧见一肌性突起，其回声与子宫肌层回声相同，中央显示内膜回声。若残角侧内膜与发育侧内膜之间相连则为有内膜相通型，若无相连，则为有内膜不相通型。有内膜型残角子宫可合并残角子宫内宫腔积血，以有内膜不相通型常见。

6. 双子宫（uterus didelphys）

盆腔连续纵切面扫查时可见两个独立不连续的宫体，横行扫查时，可在同一切面显示双宫体的横切面，两子宫体大小相近或其中之一较大，分别呈单角子宫声像图表现。向下扫查可探及一横径较宽的宫颈及两个宫颈管结构。采用三维成像可显示双宫体双宫颈管的冠状切面，完整显示子宫体及内膜腔形态帮助诊断。

7. 双角子宫（uterus bicornis）

子宫底部水平横切面呈蝶状或分叶状，两个子宫角分别可见单角状宫内膜回声，宫体下段、宫颈水平横切面无明显异常。纵向连续扫查时，其宫底部声像图表现类似双子宫，但仅有一个宫颈、阴道。三维超声子宫冠状切面成像可完整显示宫体底部凹陷及双角状内膜腔形态。

8. 纵隔子宫（uterus septus）

子宫外形正常，但宫底横径较宽，自宫底至宫颈连续扫查，显示子宫中部低回声肌性结构纵贯整个宫腔，达宫颈内口处，形成两个宫腔内膜线，为完全性纵隔子宫；若纵隔一直延续到宫颈管，为双宫颈管完全纵隔畸形。若纵隔未纵贯宫腔，于宫腔下段见内膜融合，则为不完全性纵隔子宫。完全纵隔子宫三维超声子宫冠状切面成像显示宫内膜腔呈 V 形，不完全纵隔子宫时呈 Y 形。

（四）鉴别诊断

1. 始基子宫与幼稚子宫鉴别

前者难辨宫体、宫颈结构，后者可分辨宫体、宫颈及内膜，但宫体小于宫颈。

2. 残角子宫应与附件肿块、浆膜下子宫肌瘤及局灶性腺肌病鉴别

观察子宫腔形态呈单角状、月经前后内膜回声改变有助鉴别；有内膜型残角子宫常有较明显的痛经史；若有妊娠相关病史，应特别注意残角子宫妊娠的可能。

3. 双子宫、双角子宫及纵隔子宫的鉴别

三者都有双宫腔及内膜，根据宫体是否分开及分开的程度、宫颈管结构等相鉴别。

（五）注意事项

①双侧米勒管发育过程中，融合和中隔吸收异常可以同时存在，程度各异，部分病例难以归类，可用示意图描述子宫畸形的特征，以利于指导临床处理。②可疑子宫发育异常者，建议在月经前子宫内膜较厚、回声较高时进行超声检查。③发现子宫宫颈异常时，应仔细检查阴道气线是否存在，判断有无合并阴道发育异常。④对于疑难病例，在条件允许的情况下可行经阴道子宫输卵管造影辅助诊断。

二、子宫腺肌病

（一）扫查方法

建议采用经阴道、经直肠超声检查，若子宫明显增大或位置较高时可结合经腹超声检查。

（二）超声诊断要点

1. 弥漫型

子宫呈球形增大，三径之和常大于 15cm，宫腔内膜线居中，病变肌层增厚，多呈不均匀分布的粗颗粒状回声，伴栅栏状声衰减。病变也可以整个前壁或后壁肌层为主，以后壁较多见，使子宫呈不对称性增大，宫腔内膜线前移，前壁肌层回声相对正常。

2. 局灶型

子宫不规则增大，子宫形态欠规整。肌层病灶呈瘤样结节，内为不均质高回声，可伴栅栏状声衰减，与子宫正常肌层分界不清，又称子宫腺肌瘤。病灶也可呈多囊状。

3. 多普勒超声表现

CDFI 显示病灶区星点状或放射状血流信号，局灶型者仅在病灶部位血流信号稍增多，病灶周围肌层血流分布正常，有时因病灶区衰减明显，血流信号减少；频谱多普勒显示为中等阻力血流频谱。

（三）鉴别诊断

子宫腺肌瘤需与子宫肌瘤相鉴别，前者与正常肌层分界不清，病灶周围无环状或半环状血流信号。

（四）注意事项

子宫增大、肌层回声不均并非子宫腺肌病的特征性图像，经产妇子宫肥大时或慢性炎症等都会出现相同声像图表现，故应结合痛经病史给予子宫腺肌病超声提示。

三、子宫肌瘤

（一）扫查方法

子宫较大或肌瘤较大时应联合经腹扫查、经阴道或经直肠扫查。扫查范围应包括整个子宫、宫颈并至两侧宫旁。子宫肌瘤（uterine fibroid）较大时可降低探头频率或调高增益以清晰显示图像。

（二）超声诊断要点

1. 子宫增大、变形

壁间肌瘤和黏膜下肌瘤子宫常均匀增大；浆膜下肌瘤、壁间肌瘤较大或数目较多时可致子宫不规则增大。

2. 病灶声像图特点

子宫肌瘤病灶多呈低回声，也可呈等回声或高回声，伴声衰减，若肌瘤有变性则表现为相应回声改变。

（1）壁间肌瘤

子宫肌层内低或等回声结节，多伴声衰减，瘤体因有假包膜而边界较清晰。

（2）浆膜下肌瘤

子宫肌层内低回声结节向浆膜外突出，使子宫变形。

（3）黏膜下肌瘤

子宫肌层内低回声结节向宫腔突出或完全位于宫腔内，子宫内膜变形，带蒂黏膜下肌瘤可脱入宫颈管内形成宫颈管内实性占位。

CDFI 显示子宫肌瘤周边假包膜内环状或半环状血流信号，并有分支进入瘤体内部；带蒂黏膜下肌瘤蒂部可显示供血血管，当肌瘤较大或合并感染时，瘤体血供丰富，也可出现低阻力型动脉频谱。

3. 肌瘤变性声像图特征

肌瘤囊性变时瘤内出现大小不等、不规则的无回声区；妊娠期红色变时瘤体回声偏低，呈细花纹状，无明显衰减；脂肪样变时呈均质团状高回声；钙化时肌瘤内可见环状或斑点状强回声，伴明显声衰减；肉瘤变时瘤体快速增大，边界不清，回声减低，内部回声杂乱不均。大多数肌瘤变性时瘤内血流信号减少，仅肉瘤变时血流丰富，可记录到极低阻力血流频谱。

（三）鉴别诊断

1. 黏膜下肌瘤与子宫内膜息肉鉴别

前者为肌层向内膜腔突起，后者病灶位于内膜内。

2. 带蒂浆膜下肌瘤与卵巢实性肿瘤鉴别

通过寻找双侧卵巢，观察瘤体与子宫关系、血供来自子宫等进行鉴别。

3. 子宫肌瘤囊性变应与肌层内子宫内膜异位病灶鉴别

前者病灶周边有假包膜，瘤内多小囊状无回声；后者病灶形态不规则，内为云雾状回声。

（四）辅助诊断技术

黏膜下肌瘤突向宫腔的程度难以准确判断时，可以采用宫腔生理盐水造影了解肌瘤占据宫腔的情况，指导临床制定治疗方案。

较大的带蒂浆膜下肌瘤难以与附件或盆腹腔肿瘤鉴别时，可以采用经周围静脉超声造影技术，观察血供来源以协助判断。

（五）注意事项

①子宫肌瘤变性较有特异性的改变是囊性变和钙化，其他变性声像图并无特异性，超声提示变性需谨慎。②不同类型肌瘤会导致不同的临床症状，且手术方式亦可能不同，应尽可能描述肌瘤的大致位置。③即使是采用腔内超声检查，直径小于 5mm 的肌瘤仍不易诊断；浆膜下肌瘤较大时难以与附件或盆腹腔肿瘤鉴别。④具有临床意义的子宫肌瘤应记录其大小和位置，但并非所有的子宫肌瘤均需测量。

四、子宫肉瘤

（一）超声诊断要点

子宫肉瘤（uterine sarcoma）包括原发性子宫肉瘤、子宫内膜间质肉瘤和子宫肌瘤肉瘤样变。瘤体短期内迅速增大，与周围肌层分界欠清，周围的假包膜消失，瘤体内衰减回声变成紊乱的低回声或絮状不规则的无回声区，可见后方回声增强。子宫内膜间质肉瘤表现为宫腔内实性结节，呈高或低不均质回声，边界部分清、部分不清，有时瘤内坏死出现不规则无回声区。CDFI 显示病灶内丰富血流信号，瘤体周边未见环状血流，可见高速低阻力动脉性频谱。

可伴盆腹腔积液，如果大网膜受累或出现远处转移，可在宫外探及实性不均质性团块状回声。若肿瘤侵犯宫旁组织，则表现为子宫轮廓不清，宫旁可见不规则实性肿块，CDFI 显示其内血流信号丰富，可记录到低阻力动脉频谱。

（二）鉴别诊断

子宫肉瘤主要根据其内部回声不均、边界不清、血供丰富等特征与子宫肌瘤及肌瘤变性相鉴别；内膜间质肉瘤有时与子宫内膜癌鉴别困难。

（三）注意事项

子宫肉瘤早期病变特征不明显，大多数难以得到正确的超声诊断。当原有的子宫肌瘤迅速增大、或肌瘤内回声减低、杂乱、后方衰减不明显时，应警惕肌瘤肉瘤样变。

五、妊娠滋养细胞肿瘤

（一）简介

妊娠滋养细胞肿瘤（gestational trophablasticneoplasia）包括侵蚀性葡萄胎、绒毛膜癌、胎盘部位滋养细胞肿瘤三种类型。绝大多数继发于妊娠，侵蚀性葡萄胎继发于葡萄胎妊娠（第四章），绒毛膜癌可继发于葡萄胎妊娠、流产、足月妊娠等。血清人绒毛膜促性腺激素（HCG）水平异常增高为主要诊断依据，三者子宫内病灶的声像图特征相似。

（二）超声诊断要点

子宫增大，肌层增厚，回声减低，肌层内病灶处布满蜂窝状及不规则无回声区，病灶边界不清。宫腔内可因积血呈不均低回声，内膜常难显。若未得到及时诊治时，病灶迅速穿透肌层，侵犯宫旁组织，则子宫部分结构难辨，外形不规则。双侧卵巢结构无特异性改变，有时可表现为多囊样。

CDFI 显示肌层病灶内丰富的五彩镶嵌的血流信号，可记录到动静脉瘘频谱及极低阻力型动脉频谱。宫旁血管异常扩张，宫旁受侵犯时血管更是极度扩张，呈蜂窝状、管道状液性暗区。

（三）鉴别诊断

滋养细胞肿瘤的子宫病变应与妊娠组织物残留相鉴别，后者病灶较局限，无明显异常血流频谱，HCG 水平相对较低。

（四）注意事项

侵蚀性葡萄胎、绒毛膜癌和胎盘部位滋养细胞肿瘤三者各有其临床特征，但是在声像图上有部分相同的表现，单从超声表现无法进行鉴别。

第三节　子宫腔与子宫内膜病变的超声诊断

一、子宫内膜增生症

（一）扫查方法

子宫内膜增生症（endometrial hyperplasia）主要是经阴道或经直肠超声扫查，尽量使用高分辨力探头观察子宫内膜，扫查时应注意观察子宫内膜的整体情况。

（二）超声诊断要点

1. 子宫内膜增厚

绝经前、后子宫内膜厚度通常超过正常范围。子宫大小、肌层回声可正常。

2. 子宫内膜回声

单纯型增生的内膜回声多呈均匀高回声；复杂型增生内膜内可见散在小囊状或筛孔状无回声暗区；不典型增生型内膜增厚，回声不均，可见斑状增强回声和低回声相间。内膜基底层与子宫肌层分界清晰，内膜外形轮廓规整。

3. 多普勒超声表现

单纯型子宫内膜增生内膜内无明显彩色血流信号，但在复杂型增生或不典型增生时，内膜内有条状血流信号，可记录到中等阻力动脉频谱。

多数伴有单侧或双侧卵巢内小囊，为功能性囊肿。

（三）鉴别诊断

复杂型子宫内膜增生症与子宫内膜癌鉴别，后者内膜局灶性回声不均，病灶内血流丰富；与子宫内膜息肉鉴别，后者病灶局限，与正常内膜分界清。

（四）注意事项

①子宫内膜增生症超声表现并无明显特异性，多数情况需结合临床不规则阴道流血、功能性子宫出血病史考虑。②复杂型或不典型增生型与早期子宫内膜癌鉴别十分困难，需行诊断性刮宫获得病理诊断。

二、子宫内膜息肉

（一）扫查方法

子宫内膜息肉（endometrial polyp）的超声扫查途径主要是经阴道、经直肠超声扫查，尽量使用高分辨力探头观察子宫内膜。

（二）超声诊断要点

子宫内膜息肉可单发或多发。息肉位于子宫内膜内，回声为中等或稍高回声，可呈水滴状、梭形或椭圆形，病灶部位宫腔线变形但内膜基底线正常。较大的息肉亦可延伸至宫颈管内。息肉发生囊性变时其内可见细小无回声区。CDFI可显示条状彩色血流信号自息肉蒂部至息肉内。

（三）鉴别诊断

子宫内膜息肉需与黏膜下肌瘤、子宫内膜癌、子宫内膜增生症等进行鉴别。黏膜下肌瘤的内膜基底线变形，子宫内膜癌病灶边界不清、血供丰富，内膜增生过长的内膜没有局灶性占位的声像改变。

（四）辅助诊断技术

常规检查无法判断的病例可采用宫腔生理盐水造影，可清晰显示宫腔内占位，对单发或多发子宫内膜息肉获得较明确诊断。

（五）注意事项

①子宫内膜息肉的最佳超声检查时间应在月经周期第10天以内，可降低假阴性及假阳性率。②有时子宫内膜息肉与子宫内膜息肉样增生无法鉴别，可在月经刚结束时复

查，最终尚需诊刮或宫腔镜检查明确诊断。③子宫内膜息肉较小或检查时间不合适时，超声检查难以识别。

三、子宫内膜癌

（一）扫查方法

子宫内膜癌（endometrial cancer）的超声扫查途径主要是经阴道、经直肠超声扫查。尽量使用高分辨力探头观察子宫内膜，扫查时应注意观察子宫内膜的整体情况，扫查范围尽量包括子宫、宫颈、两侧附件和其他盆腔结构。子宫较大或有宫旁浸润时应增加经腹扫查，观察有无腹腔占位。

（二）超声诊断要点

1. 子宫内膜回声

早期仅表现为内膜少许增厚，随病情进展子宫内膜增厚明显，育龄期内膜厚度大于12mm，绝经后大于5mm，内膜呈局灶性或弥漫性不均匀混合性回声，增厚内膜病灶区可呈低回声或高低不均杂乱回声，也可呈不均高回声。可合并宫腔积液，宫腔内见液性暗区及散在低回声。

2. 子宫肌层回声

当病变累及肌层时，病灶处内膜基底层与肌层界限不清，局部肌层呈低而不均匀回声。肌层受侵范围较大时增厚，回声普遍减低、不均匀，无法辨认子宫内膜及正常肌层结构。

3. 晚期浸润表现

子宫增大、变形、轮廓模糊，与周围组织分界不清；当病变累及宫颈时，可出现宫颈肥大或变形，宫颈回声杂乱，宫颈管结构不清；当肿瘤向子宫体外侵犯、转移时，可在宫旁出现混合性低回声肿块，与卵巢腺癌声像图相似。

4. 多普勒超声表现

子宫内膜内或内膜基底部可显示局灶性较丰富彩色血流信号，有肌层侵犯时，局部肌层血流信号增多。可检测到异常低阻力型动脉血流频谱，阻力指数常低至 0.4 以下。

（三）鉴别诊断

子宫内膜癌需要与子宫内膜息肉、子宫内膜增生症、黏膜下子宫肌瘤进行鉴别，其重要诊断要点一是绝经后不规则阴道出血病史，二是内膜基底线不清。

子宫内膜癌侵犯肌层的灰阶和CDFI声像图与妊娠流产后少许组织物残留非常相似，重视年龄和病史以及根据 HCG 水平可帮助鉴别诊断。

（四）注意事项

①子宫内膜癌高发于绝经期妇女，故绝经后阴道出血妇女超声检查应高度注意内膜癌的可能。绝经后出血者子宫内膜厚度 ≥ 5mm 时，子宫内膜癌的风险增高。②子宫内膜癌早期超声表现不典型，诊断主要依靠诊断性刮宫病理检查。③部分病例经诊断性刮宫虽病理已确诊为子宫内膜癌，但超声检查亦可能无阳性表现。④子宫内膜癌患者术前超声评估时应注意病灶与子宫肌层的关系，借助 CDFI 判断有无浸润子宫肌层，有条件者还可行经静脉超声造影辅助判断。⑤晚期内膜癌较大范围的侵犯时，难以辨别癌肿原发于宫体、宫颈还是卵巢。

四、葡萄胎

（一）扫查方法

葡萄胎（hydatidifonn mole）可经阴道超声扫查结合经腹扫查，扫查范围应包括子宫、宫颈及两侧宫旁。

（二）超声诊断要点

①子宫均匀增大，大小超过相应的停经周数。②完全性葡萄胎宫腔内充满大小不等的蜂窝状无回声，未见妊娠囊及胚胎组织回声。③部分性葡萄胎宫内可见妊娠囊结构，囊内可见存活或死亡的胎体，胎盘绒毛部分或全部呈大小不等的蜂窝状或囊泡状无回声。④CDFI 显示宫腔内囊泡状结构内见散在血流信号，子宫肌壁内血流较丰富；频谱多普勒显示呈低阻力动脉血流频谱。⑤部分患者双侧卵巢呈多囊性表现，其内分隔均匀，囊腔内为无回声，CDFI 显示分隔上可见细条状血流信号，为滋养细胞疾病特有的卵巢黄素囊肿。

（三）鉴别诊断

完全性葡萄胎应与子宫肌瘤囊性变鉴别，后者无妊娠相关病史，HCG 正常，部分性葡萄胎需与难免流产胎盘水泡样变鉴别，后者停经时间较长，HCG 水平较低。

（四）注意事项

葡萄胎超声诊断与鉴别诊断必须结合血 HCG 水平考虑。

五、流产后组织物残留

（一）扫查方法

主要是经阴道扫查，注意宫腔及内膜，建议采用多普勒超声辅助诊断。

（二）超声诊断要点

1. 根据妊娠组织物残留量和残留的时间不同，宫腔内回声多样化

（1）多量组织物残留

绒毛和胎囊等大部分妊娠物残留，宫腔内可见不规则的高回声或不均质低回声团，形态不规则，局部胎盘绒毛附着处与正常肌层分界不清。可合并宫腔积血声像改变。

（2）少许绒毛组织残留

内膜回声稍不均匀，局灶性不均回声团，基底线不清，与子宫肌层无明显界限。

2. 多普勒超声表现

多量组织物残留时，不均高回声区局部内膜下肌层显示局灶性丰富彩色血流信号，可记录到低阻力型滋养层周围血流频谱；少许绒毛组织残留时内膜不均回声处肌层可见灶性血流信号，可记录到上述的频谱特征，局灶性丰富血流信号对判断少许绒毛组织残留起重要的作用。

（三）鉴别诊断

多量组织物残留需与妊娠滋养细胞肿瘤鉴别，后者子宫肌层回声异常范围较大、血HCG 浓度较高；少量组织物残留需与子宫内膜癌鉴别，结合停经史、流产史及血 HCG可鉴别

（四）注意事项

人工流产或药物流产后妊娠组织残留灰阶超声与多普勒超声表现与妊娠滋养细胞肿瘤、子宫内膜癌非常相似，应结合妊娠和流产病史、HCG 水平等进行鉴别。

六、宫内节育器

（一）扫查方法

宫内节育器的超声扫查途径主要是经腹和经阴道扫查。怀疑节育器异位时，应注意观察宫腔以外异常声像改变。

（二）超声诊断要点

由于各种宫内节育器的形状、材料不同，其超声表现不尽相同。金属节育器表现为宫腔内强回声，其后方可见"彗尾征"。塑料节育器虽也表现为宫腔内强回声，伴后方声影，但无"彗尾征"。

不同形状的节育器在子宫纵切面和横切面上有不同表现，二维超声难以获得完整的节育器形态图像，可采用三维超声成像在子宫冠状切面上显示整个节育器的形状。

位置正常的节育器表现为节育器强回声位于宫腔中部。当节育器较小、宫腔较大时，节育器可位于宫腔下部，如果下移至宫颈管内，为节育器下移；宫内节育器嵌入子宫肌层时，表现为子宫肌层内节育器回声，称为节育器嵌顿；节育器完全或部分外移至子宫外时，可在宫旁观察到节育器回声，多数因肠气干扰难以显示。

（三）鉴别诊断

宫内节育器部分残留表现为宫腔内短棒状强回声，有时难与子宫内膜内钙化灶鉴别，可定期复查。

（四）注意事项

①节育器嵌入子宫肌层，应观察嵌入肌层的部位及深度以及与宫腔的关系。某些节育器安放的位置为插入两侧宫角，应注意辨别不能误诊为节育器嵌入肌层。②节育器部分残留及外移应结合病史诊断，必要时可借助X线辅助诊断。

七、子宫穿孔

（一）扫查方法

子宫穿孔（uterine perforation）的观察应采用经阴道扫查，有腹腔出血时应结合经腹扫查。

（二）超声表现

1. 子宫探针穿孔

肌层被穿过的探针损伤，可见肌层细条状稍高回声，穿透浆膜层时可见浆膜层局部回声不连续。

2. 吸管穿孔

因吸管较粗，穿透肌层时损伤形成的孔道较宽，穿孔处肌层呈管道状不均质高回声，近端与宫腔相通，远端穿透浆膜层，因气体进入腹腔显示局部气体强网声。当穿孔较大，腹腔内容物可经孔道进入肌层，甚至宫内，病灶处可见高回声的肠管或脂肪。

（三）鉴别诊断

子宫穿孔常合并妊娠组织物残留，容易漏诊，需结合手术中腹痛、操作异常等进行鉴别。

（四）注意事项

①临床上疑子宫穿孔做超声检查时，应观察整个宫腔，包括峡部及宫角处。由于子宫过度前屈或后屈，宫腔操作时容易在子宫后壁或前壁处发生穿孔。②子宫穿孔是临床诊断，超声观察必须结合手术史，应如实描述肌层异常回声的特征、部位和范围，有无盆腔积液，超声不宜直接做子宫穿孔的诊断。

八、其他

（一）宫腔、宫颈粘连

1. 扫查方法

宫腔及宫颈粘连的超声扫查途径主要是经阴道、经直肠扫查。扫查时注意观察子宫内膜全貌及内膜基底线。

2. 超声表现

宫腔部分粘连时，子宫内膜厚薄不均，粘连处内膜菲薄、内膜"缺损"、基底线不连续。宫腔三维超声成像显示内膜区低回声分隔带或斑片状回声减低。宫腔广泛粘连则内膜菲薄呈不均质线状，局部内膜线中断，内膜无周期性改变。

宫颈粘连时宫腔线分离，宫腔内有不等量的较均匀的低回声或无回声，宫颈内口正常。结合宫腔手术后无月经来潮及下腹痛等症状较容易诊断。

CDFI 显示内膜及内膜下肌层无明显血流信号。

3. 鉴别诊断

宫腔粘连所表现的子宫内膜回声不均需根据刮宫病史及 CDFI 无血流的特征与其他内膜病变进行鉴别。

4. 注意事项

仅根据超声表现不能直接诊断宫腔粘连或内膜粘连，可提示内膜回声不均匀，需结合宫腔操作病史及月经情况，例如经量明显减少或闭经等考虑，有条件者可行生理盐水宫腔造影辅助诊断。

（二）剖宫产术后子宫瘢痕憩室

1. 扫查方法

观察子宫下段瘢痕首选经阴道超声检查，注意左右侧动探头，扫查范围包括子宫下段瘢痕两侧。

2. 超声表现

子宫下段横切口剖宫产术后遗留瘢痕，瘢痕处因无子宫肌层和功能性内膜，可向外突出致使局部形成憩室，经阴道超声可显示局部瘢痕较薄处的三角形或楔形向外突出的囊状结构，囊内为液性无回声，与宫腔、宫颈管相延续

3. 注意事项

①瘢痕憩室形态及大小随月经周期不同有较大变化。②来月经时经血可聚集在憩室处，导致月经淋漓不尽。③目前尚无研究数据证实瘢痕憩室的临床意义，亦无憩室与瘢痕妊娠具有相关性的明确依据，因此若无月经淋漓不尽等临床症状，建议不作常规提示。

第四节　子宫颈病变的超声诊断

一、慢性宫颈炎

（一）扫查方法

慢性宫颈炎（chronic cervicitis）建议采用阴道超声观察宫颈，检查时探头应缓慢进入阴道、轻抵宫颈外口。

（二）超声诊断要点

慢性宫颈炎为临床诊断，包括了部分具有形态学改变的种类：宫颈肥大、宫颈纳氏囊肿和宫颈息肉。

1. 宫颈肥大

宫颈增大，纵切面宫颈与宫体比例增大，常超过 1∶3，宫颈的外形规则，宫颈管的梭形结构存在，但回声增高或减低、不均匀。CDFI 显示宫颈无异常血流信号。

2. 宫颈纳氏囊肿

宫颈前壁或前唇、后壁或后唇内单一或多个圆形无回声区，直径可从数毫米到数厘

米，边界清，后方回声增强。

3. 宫颈息肉

宫颈管内或宫颈外口处可见低、等或高回声团，常呈水滴状或椭圆形。CDFI 显示息肉蒂部可见条状血流信号。息肉较小或脱于宫颈外口者超声不易检出。

（三）鉴别诊断

宫颈肥大需与宫颈癌鉴别，后者宫颈回声不均匀，血流信号较丰富；宫颈囊肿合并感染时内部可呈低回声，其内无血流信号，可与宫颈肌瘤鉴别；经阴道超声观察蒂的位置可将宫颈息肉与带蒂的子宫黏膜下肌瘤及子宫内膜息肉相鉴别。

（四）注意事项

宫颈肥大和纳氏囊肿在已婚妇女中非常多见，一般在有临床需要时才予超声提示。

二、宫颈肌瘤

（一）扫查方法

宫颈肌瘤（cervical fibroid）应选用经阴道超声检查，肌瘤较大时可结合经腹超声检查。扫查范围包括宫颈、宫体及宫旁组织。

（二）超声诊断要点

宫颈肌层内低回声结节，伴声衰减，边界多较清晰。宫颈肌瘤较小时，宫颈形态多无明显变化，较大或多发宫颈肌瘤可致宫颈增大变形，宫颈管线偏移或显示不清。CDFI 显示肌瘤周边有环状或半环状血流信号，并有分支进入瘤体内部。

（三）鉴别诊断

通过观察宫颈管结构与带蒂黏膜下肌瘤及宫颈癌相鉴别。较大的外生性宫颈肌瘤通过观察与子宫动脉的关系与阔韧带肌瘤、卵巢实性肿瘤相鉴别，宫颈肌瘤位于子宫动脉水平以下。

（四）注意事项

前、后壁宫颈肌瘤较大时可出现相应压迫症状，超声应提示较大肌瘤的位置。

三、宫颈癌

（一）扫查方法

宫颈癌（cervical cancer）应选用经阴道超声检查，观察范围包括宫颈、宫体、宫旁组织及膀胱、直肠等受累情况。

（二）超声诊断要点

1. 宫颈癌早期，超声检查可无异常发现

随病变进展宫颈增大，形态异常。外生型宫颈癌于宫颈外口处见实质性不均质低回声肿块，宫颈管结构可存在；内生型宫颈癌宫颈管结构消失，宫颈呈不均质实性低回声，也可因癌肿呈弥漫性生长而表现为宫颈管内膜弥漫性增厚，可伴宫腔积液；宫颈癌继续进展时可累及子宫体，此时子宫下段肌层回声不均，内膜和肌层结构难辨。

2. 宫颈癌宫旁侵犯

肿块向宫旁组织生长时，宫颈形态异常，与周围组织分界不清；膀胱受侵时，膀胱后壁连续性中断，可见低回声肿块向膀胱内凸出，肿块压迫或侵犯输尿管时可致输尿管梗阻、输尿管扩张及肾盂积水；直肠受侵时可见低回声肿块凸向直肠，经阴道或经直肠扫查有助诊断。

3. 多普勒超声表现

宫颈肿块内血流信号增多，呈散在条状、分支状，可记录到低阻力型动脉频谱，RI < 0.40。

（三）鉴别诊断

宫颈癌需与宫颈肌瘤、宫颈息肉及子宫内膜癌鉴别。宫颈肌瘤形态规整，边界清，宫颈管形态无异常；宫颈息肉位于宫颈管内，宫颈结构无异常；子宫内膜癌病灶主要位于子宫腔内膜。

（四）注意事项

①无论是何种检查方式，超声对早期宫颈癌、外生型宫颈癌以及宫颈癌宫旁浸润情况的诊断均无优势临床需结合宫颈细胞学检查、组织活检诊断及其他影像学方法了解宫旁浸润情况。经静脉超声造影可显示宫颈癌浸润范围，参见中国医师协会超声造影相关指南。②可疑宫颈癌时应首选经阴道超声检查，外生型宫颈癌应注意可能伴有接触性出血，亦可选用经直肠超声检查以避免大量出血。

第三章　妇科其他超声诊断

第一节　卵巢病变的超声诊断

一、卵巢肿瘤概述

卵巢虽小，组织成分却非常复杂，卵巢肿瘤组织学类型繁多，且有良性、交界性和恶性之分，是全身脏器中原发肿瘤类型最多的部位，因此，超声诊断卵巢肿瘤具体类型较为困难。

（一）卵巢肿瘤与相关标志物

不同类型的卵巢肿瘤具有一定的相对特异的标志物，可用于辅助诊断及病情监测。① CA125、CA19-9、CEA：卵巢上皮性肿瘤标志物；② AFP（甲胎蛋白）：对卵巢卵黄囊瘤、未成熟型畸胎瘤、无性细胞瘤有协助诊断意义；③ HCG：对非妊娠性绒毛膜癌有特异性；④性激素：颗粒细胞瘤、卵泡膜细胞瘤可产生较高水平的雌激素；⑤鳞癌相关抗原（SCC）：成熟型畸胎瘤恶变时可升高。

（二）卵巢肿瘤与声像图类型

由于卵巢组织的多样性和肿瘤类型的复杂性，超声检查无法进行组织学诊断，但可对之进行较准确的超声物理声像特征判定。根据声像图表现其物理声像特征主要分三大类：①囊性病变：病灶内囊性部分≥90%；②实性病变：病灶内实性部分≥90%；③混合性病变：又可分为实性为主的病变（囊性部分占10%～49%）和囊性为主的病变（囊性部分占50%～89%）。

根据卵巢肿瘤的血流分布情况，卵巢肿瘤声像图上可分为三型。O型：肿瘤周边及内部均无明显的血流信号；Ⅰ型：实性部分可见点状、短线状血流信号，或囊内分隔上可见血流信号，或囊壁见血流信号；Ⅱ型：实性部分可见树枝状或网状血流信号，伴或不伴囊内分隔血流信号。根据声像图的物理性质，结合肿瘤边界、分隔、内部结构及其血流分布特征，可反映肿瘤病变的大体结构和血供情况，进而判断其病理性质。

（三）扫查方法

对有性生活史者可采用经阴道或经腹超声扫查，无性生活史者则可采用经直肠或经腹超声扫查。正常卵巢体积较小，位置多变，因此卵巢病变的超声检查需经腹联合经阴道或经直肠扫查。

（四）注意事项

1. 扫查方法互补

经腹和腔内超声结合可提高卵巢显示率及其病变显示范围，尤其适合肥胖、绝经后卵巢较小的患者和盆腔术后粘连、卵巢难以显示者。对于较大的卵巢肿瘤，经腹扫查观察其全貌，经阴道或直肠扫查观察其内部血供特征、与子宫的关系等。

2. 检查技术的选择

应常规选用灰阶显像和多普勒超声技术观察卵巢病变，判断困难及有条件的机构可以增加超声造影技术，了解卵巢病变血流灌注情况。

二、卵巢瘤样病变

（一）简介

卵巢瘤样病变（tumour-like conditions）病理类型包括妊娠黄体瘤、间质卵泡膜细胞增生症、间质增生症、卵巢重度水肿以及一些功能性囊肿等。临床上常见的瘤样病变多数为功能性囊肿即非赘生性囊肿，包括滤泡囊肿、黄体囊肿、黄素化囊肿、子宫内膜异位囊肿等。卵巢功能性囊肿多数需结合月经史判断，超声图像有一定特征。

（二）超声诊断要点

1. 卵巢单房囊肿

滤泡囊肿、黄体囊肿和单纯性囊肿均可表现为卵巢内的单房囊肿。囊肿壁薄，内为无回声，直径常不超过 50mm，偶可达 70 ~ 80mm。囊肿一侧常可见正常卵巢结构，呈半月形附于囊肿边，内见小卵泡。CDFI 显示囊壁上细小环状或半环状血流信号。多数在 4 ~ 6 周内逐渐吸收或自行破裂，临床上不需特殊处理。

2. 黄体血肿

根据黄体内出血量和时间不同其声像图表现多样化。黄体早期囊内出血较多时表现为卵巢内近圆形囊肿，囊壁厚，囊内杂乱不均质低回声；黄体中期血肿内血液凝固，囊壁变薄而规则，内壁光滑，囊内回声减低，呈粗细不等网状结构；黄体晚期血液部分吸收，囊内回声可呈实性稍高回声，当血液完全吸收后形成黄体囊肿，囊壁变得光滑，囊内无回声。CDFI 显示囊肿周围环状血流信号，记录到高速低阻的血流频谱，阻力指数有时可低于 0.40。

3. 多囊卵巢综合征

双侧卵巢轮廓清晰，均匀性增大，一侧或两侧卵巢内含有，12 个直径小于 10mm 的小囊泡状结构，在卵巢皮质呈车轮状分布；卵巢中部髓质回声增强；卵巢无优势卵泡生长及排卵征象。子宫大小正常或偏小，内膜薄，缺乏周期性变化，或内膜呈不同程度增生改变，无分泌期改变。

4. 子宫内膜异位囊肿

卵巢内囊性占位，呈圆形或椭圆形，可单发也可多发，大小不一，直径一般 5 ~ 6cm，最大可达 20cm 以上；边界清，囊壁较厚，内壁欠光滑；囊内回声多数为均匀云雾状低回声，也可呈无回声内散在细点状回声、类实质型和混合型回声，内部回声可随体位变动而发生移动或漂浮。部分病例可观察到周期性变化，月经期内部回声增多，体积稍增大，月经期过后则相反。CDFI 显示病灶内无明显血流信号。

（三）鉴别诊断

黄体血肿因出血时间、出血量不同而声像图变化较大，与较小的卵巢恶性肿瘤、异位妊娠和炎性包块内血流信号丰富且呈低阻力动脉血流频谱相似，需仔细鉴别，可根据月经周期和黄体血肿的环状血流信号鉴别，短期复查声像图有改变。

较大的黄体血肿破裂时，临床表现类似急腹症，有时声像图表现酷似异位妊娠或盆腔炎，可借助病史和 HCG 水平鉴别。

子宫内膜异位囊肿呈混合性回声时，需与卵巢实性肿瘤鉴别，后者实性部分可见较丰富血流信号。

（四）注意事项

①卵巢功能性或非赘生性囊肿常与月经周期性改变有关，动态随访观察有助于明确诊断。②对于各种卵巢单房性囊肿超声无法准确鉴别，可仅提示单纯性囊肿。③黄体血肿是最常见的卵巢生理性改变，最容易被误诊为卵巢肿瘤，充分认识黄体的特征并结合月经周期是诊断的关键。④多囊卵巢综合征是临床诊断，超声只能观察和提示卵巢多囊样改变。⑤卵巢子宫内膜异位囊肿的声像变化多样，有时与其他附件肿块有相同的灰阶和 CDFI 声像图特征，难以准确诊断一卵巢上斑点状异位病灶，或深部子宫内膜异位病

灶超声检查常常无法检测出来。

三、良性卵巢肿瘤

(一) 简介

常见的良性卵巢肿瘤（benign ovarian tumor）包括卵巢囊腺瘤、成熟型畸胎瘤、卵巢纤维瘤和卵泡膜细胞瘤（后两者属于卵巢卵泡膜 – 纤维瘤组肿瘤），这些肿瘤约占所有卵巢良性肿瘤的95%以上。

尽管良性卵巢肿瘤种类繁多，形态各异，具体肿瘤病理类型较难鉴别，在超声声像图上表现为子宫旁囊性、实性和混合性回声等多种类型肿块，但绝大多数肿块形态规整、边界较清，内部回声相对清晰，且属于少血供型。

以下情况符合良性肿瘤特点：①随月经周期改变的或与早孕伴随的卵巢肿块，表现为囊性，即使内部有少许回声，多数也为良性；②与葡萄胎或绒毛膜癌伴随的双侧卵巢多房性囊肿，间隔较细者；③直径小于5cm的囊肿，囊壁薄而光滑，囊内无实性成分者；④具有典型的囊性畸胎瘤声像图特征；⑤具有典型纤维瘤声像图特征的实性肿块；⑥CDFI显示瘤内无血流，或少许血流信号，频谱为高阻血流。

(二) 超声诊断要点

1. 囊腺瘤

属于卵巢上皮性肿瘤。多数表现为多房囊性肿块，少部分表现为单房性，肿块外形椭圆形，边界清晰，囊内为无回声，囊壁不规则，囊壁光滑。浆液性囊腺瘤以单房、少房居多，黏液性囊腺瘤以多房为主，且瘤体较大。乳头状囊腺瘤在瘤内壁及分隔上可见散在的点状、结节状或乳头状凸起，以浆液性囊腺瘤多见。CDFI显示囊壁、囊内间隔以及乳头上可见细条状血流，频谱多普勒可记录到低速中等阻力动脉频谱。当分隔较多，血流较丰富时，血流频谱与恶性卵巢肿瘤频谱相似，需注意交界性囊腺瘤可能，但超声较难鉴别。卵巢囊腺瘤病变可呈双侧性，以浆液性囊腺瘤多见。

2. 成熟型畸胎瘤

属于卵巢生殖细胞肿瘤。成熟型畸胎瘤病理组织的多样性使其声像图表现多样复杂，其声像图类型可分为囊性型、混合型和实性型，较具特异性的征象有：

（1）壁立结节征

囊肿内壁上可见隆起的强回声结节，可为单个或多个，其后可伴有声影，结节的组织结构可为牙齿或骨组织。

（2）脂液分层征

肿块浅层为均匀点状中强水平回声，代表比重较低的皮脂和少许毛发，深层为含水的无回声，肿块内高和低回声区之间有一水平分层界面。

（3）面团征

肿块无回声区内含高回声团，圆形或椭圆形，边缘清晰，浮于囊肿内或附于囊壁，肿瘤也可只表现为高回声团，高回声团多为脂质和毛发形成。

（4）瀑布征

肿块内含实性强回声团块，后方回声明显衰减，似瀑布状或垂柳状，其组织结构上常为大量皮肤组织或骨组织聚集。

（5）其他征象

除了以上相对特征性的图像表现外，在囊肿内部还可有散在星花点状高回声，平行短线状回声或多种回声特征混杂等。

（6）CDFI 表现

绝大多数成熟型畸胎瘤血流特征为少血流或无血流信号，即无论瘤内回声如何复杂，瘤中部甚至包膜上都极难显示血流信号，可据此血流特征区别其他附件肿块。个别瘤体内含单一特殊组织成分如神经组织、甲状腺组织等，瘤内实性成分可检测到血流信号。

3. 卵泡膜－纤维瘤组肿瘤

属于卵巢性索－间质细胞肿瘤，常见类型为卵泡膜细胞瘤和卵巢纤维瘤。声像图具有如下特征：肿块呈椭圆形，边界清楚，内为实性或以实性为主的混合性回声；内部回声可呈较均质的高或低回声、也可呈不均质的高或低回声。高回声常见于卵泡膜细胞瘤，可伴后方回声衰减；低回声常见于纤维瘤，伴回声衰减；不均质回声常为两种组织成分混合所致，可呈"增强－衰减"模式；可合并因雌激素增多相关的病变如子宫肌瘤及子宫内膜增生症等；纤维瘤可伴有少量胸水、腹水。CDFI 显示瘤体中心或周边少许血流信号。

（三）鉴别诊断

良性卵巢肿瘤需与其他来源的盆腔肿块和病变，如浆膜下子宫肌瘤、盆腔腹膜后肿瘤、肠道肿瘤等相鉴别。仔细判断双侧有无正常卵巢结构，仔细观察肿块与子宫及相邻器官的关系可帮助鉴别个别疑难病例可借助静脉超声造影辅助诊断肿块来源。

良性卵巢肿瘤需与卵巢功能性囊肿鉴别，后者有周期性特征，定期复查可缩小或消退。

成熟型畸胎瘤因瘤内成分复杂，回声多样，有时容易漏诊和误诊，发现可疑的附件肿块时可在腹部稍加压观察肿块的整体运动，与周围肠管蠕动相鉴别；与其他病变鉴别时注意其血流特征，成熟畸胎瘤瘤内常无血流信号，若 CDFI 可显示较丰富的血流信号，应怀疑恶变或其他类型肿瘤。

（四）注意事项

①良性卵巢肿瘤种类繁多，超声检查在多数情况下可以判断卵巢肿块的物理性质，除了典型的成熟型畸胎瘤外，多数难以准确判断其病理类型。②卵巢肿瘤的定位诊断强调寻找两侧卵巢，如果能显示明确的正常卵巢结构，排除卵巢肿瘤则较有把握，也能防止漏诊。③有些良性卵巢肿瘤可双侧发生，检查时不要遗漏。

四、恶性卵巢肿瘤

（一）简介

恶性卵巢肿瘤（malignant ovarian tumor）占妇科恶性肿瘤的 25%，在女性致死性癌症中排第 4 位。由于恶性卵巢肿瘤起病隐匿，大部分病例在发现时已是晚期。恶性卵巢肿瘤的种类更为繁多和复杂，但在超声声像图表现上有一定的共性，尤其是晚期恶性卵巢肿瘤，不同病理类型表现为相类似的特征，了解恶性卵巢肿瘤声像特征有助于判断卵巢肿瘤的良恶性，早期发现恶性卵巢肿瘤。

（二）超声诊断要点

1. 灰阶超声表现

肿块多为囊实性，可呈囊性或实性为主或囊实各半，类圆形或椭圆形，形态可不规整，囊壁厚薄不均，囊腔内有乳头或菜花样实性回声突起，内部回声实性与囊性夹杂，回声杂乱；实性为主肿块往往形态不规整，椭圆形或肾形，包膜大多完整，内部回声杂乱不均匀，回声强弱不等，在实性回声中夹有大小不一、类圆形或不规则形的无回声区。除肿瘤本身的表现外，盆腹腔内腹水征是恶性卵巢肿瘤的常见合并征象。以囊实性回声为特征的恶性卵巢肿瘤包括：浆液性囊腺癌和黏液性囊腺癌、未成熟畸胎瘤和成熟型畸胎瘤恶变、子宫内膜样腺癌；以实性肿块为表现者包括：颗粒细胞瘤、无性细胞瘤、卵黄囊瘤、支持－莱狄细胞瘤、恶性 Brenner 瘤、恶性淋巴瘤、克鲁根勃瘤。

2. 多普勒超声表现

肿块的囊壁、囊内间隔上或实性区内可显示丰富的条状、网状或小片状血流信号；频谱多普勒常可记录到低阻力型动脉血流频谱，RI 常小于 0.40，在肿块边缘部分血流信号较明亮处可记录到较高速血流。

3. 实性或实性为主的卵巢肿瘤以恶性居多

如果形态不规则，或伴有肿块中央坏死液化产生的小片无回声区，以及伴腹水、腹膜转移瘤征象，更应考虑恶性卵巢肿瘤可能。

4. 转移性卵巢肿瘤

多由消化道如胃和大肠等部位的恶性肿瘤转移而来，称为库肯勃瘤。卵巢转移性肿瘤声像特点与实性为主的卵巢原发性恶性肿瘤相似，但以双侧卵巢受累更为多见，有原发肿瘤的相关病史和临床表现，多数伴有腹水。

（三）鉴别诊断

恶性卵巢肿瘤需与良性卵巢肿瘤鉴别，根据肿块回声和血流特征等综合指标进行鉴别。

边界不清、形态不规则的恶性卵巢肿瘤需与炎性肿块鉴别，后者有腹痛、发热、血常规检查白细胞升高等临床表现。

（四）注意事项

①不同类型的恶性卵巢肿瘤声像图有相似之处，超声无法准确辨别其病理种类，需结合临床和相关肿瘤标志物综合分析，超声可提示恶性的可能性，最后的诊断依赖手术病理检查。②早期卵巢癌超声诊断困难。对绝经期妇女和有家族遗传史者，常规定期超声监测卵巢大小有助于早期诊断旦发现卵巢体积增大，形态异常或伴有盆腔积液，应提高警惕腔内超声检查结合肿瘤相关标志物，可使早期癌诊断特异性明显增高。③对于晚期恶性卵巢肿瘤，经腹超声和腔内超声相结合，扩大检查范围，有助于卵巢癌的临床分期诊断。

五、卵巢肿瘤的良恶性鉴别诊断

（一）简介

卵巢肿瘤良恶性的诊断有赖于手术和病理组织学检查，早期的恶性卵巢肿瘤靠影像学检查和术中肉眼标本检查也难以判断其良恶性，较大的肿块则需综合临床表现（包括患者年龄、症状、月经情况）、影像学特征（超声声像图特征及其他影像学资料）、实验室检查（肿瘤标记物）等作出初步的术前诊断。

（二）良恶性卵巢肿瘤鉴别要点

超声检查发现卵巢占位病变,怀疑卵巢肿瘤时,应结合临床病史、体征和肿瘤标记物,分析肿瘤的超声特征,初步进行肿瘤的良恶性判断（表3-1）。

表 3-1 良性与恶性卵巢肿瘤的鉴别要点

鉴别内容	提示良性	提示恶性
体征	单侧多，活动，囊性，光滑，多无腹水	双侧多，实性或半实性，表面结节状，伴腹水
肿瘤标记物	正常	升高
灰阶超声 大小 边界 囊壁及分隔	小，＜10cm 边界清晰、规则 单囊，壁薄、分隔细而均匀	大，≥10cm 边界不清，不规则 壁厚薄不均，分隔粗细不均，囊内乳头状突起 4 个以上
内部回声	较单纯，液性暗区为主，内壁光滑；实性成分直径＜7mm，边界清晰，伴声影	内回声杂乱，实性回声区呈块状不均质，囊性与实性区分界不清，回声多样
多普勒超声表现 血流分布 阻力指数（RI） 转移灶	无或少量血流，分布在包膜或细隔上 ＞0.40 无	包膜或实质部分血流丰富 ≤0.40 Ⅲ期以上能发现转移灶

（三）注意事项

①灰阶超声与多普勒超声联合，结合年龄等临床病史判断卵巢肿瘤的良恶性比任何单项指标具有更高的准确性。②经阴道多普勒超声检查可获得较好的血流分辨力，有助于检测瘤内血流分布及频谱，辅助鉴别卵巢肿瘤的良恶性。③对于多普勒超声无法获得满意血流指标的卵巢肿瘤，有条件可选用静脉超声造影技术辅助判断。④因仅有不到一半的卵巢肿瘤具有较典型的良性或恶性的声像图特征，超声对于术前卵巢肿瘤的良恶性判断价值仍然有限；无论采用何种技术和途径，超声检查对于判断交界性或早期恶性卵巢肿瘤的准确性更是非常有限。

六、其他卵巢病变

（一）简介

卵巢及卵巢肿瘤在特定情况下会发生肿瘤蒂扭转、破裂、瘤内出血、卵巢及附件扭转等。此类病变的共同临床特征为突发下腹痛，伴恶心、呕吐，盆腔内可扪及张力大之包块，压痛明显；大多数有跳跃、剧烈运动、快速体位改变、排便或撞击史。超声检查是重要的辅助诊断和鉴别诊断的方法。

（二）超声诊断要点

1. 卵巢肿瘤蒂扭转

声像特征包括原发病灶的瘤体特征加上肿瘤与子宫之间的扭转蒂部的"麻绳状"低回声。瘤体为囊性时，可见囊壁水肿，呈均匀增厚；瘤体为实性者，其内回声减低或因伴有缺血坏死，透声性增加。扭转程度不同，"麻绳"的螺旋数量不同，横切面呈一低回声多层同心圆状结构。血流信号可反映扭转程度轻重，扭转初期或较松时，蒂部尚可见同心圆状血流信号；扭转圈数多、时间较长时，原发病灶的肿瘤内出现坏死、出血，使得内部回声杂乱，其内部、包膜及扭转的蒂部均无血流信号。

2. 卵巢囊肿破裂

子宫旁附件区囊性为主的肿块，边界不清，形状不规则，呈塌陷状；或者原有的囊肿突然变小，囊壁塌陷；腹腔内出现游离积液，超声常无法显示破裂口具位置，偶尔可见囊肿与腹腔积液相通合并出血时，积液内可见云雾状低回声，单纯囊肿破裂时积液为无回声。CDFI 示不规则囊性肿块近子宫侧包膜可见血流信号，具有原发囊肿的血流供应特征。

3. 卵巢肿瘤瘤内出血

恶性卵巢肿瘤生长速度较快、瘤体组织坏死时可发生瘤内出血。卵巢囊性肿瘤内出血时，肿瘤内见区域性絮状回声或云雾状回声，内无血流信号声像图无特异性，其诊断往往需结合腹痛症状，以及通过对比以往附件肿块的声像变化考虑。

4. 卵巢扭转

多发生在青少年，无卵巢囊肿或肿瘤病史。超声检查双侧卵巢不对称，扭转侧卵巢肿大，内回声减低，因多数合并输卵管扭转，扭转蒂部呈麻绳状增粗，多普勒超声显示增大卵巢内无血流信号。

（三）鉴别诊断

上述卵巢病变的临床表现与外科其他急腹症相似，尤其后者合并卵巢占位病变时更难鉴别，需紧密结合临床症状和体征，以及结合以往妇科超声阳性结果鉴别。

上述卵巢病变的临床症状和附件占位与异位妊娠相似，应根据妊娠相关病史、血HCG 水平相鉴别。

（四）注意事项

①以上卵巢病变的超声图像大多数没有特异性，均需密切结合病史进行诊断。②高分辨力的多普勒超声未能显示卵巢或卵巢内肿块血流信号，且在肿块与子宫之间出现"麻绳状"低回声，提示有卵巢及附件扭转。但扭转的肿块内探及血流并不能完全排除肿块扭转。扭转时仍然可见血流信号可能与不完全扭转、扭转早期等有关。③卵巢及卵巢病

变发生慢性扭转时，若没有明确的腹痛病史，极易漏诊。④较小的囊肿、单纯性囊肿以及卵巢肿瘤浸润性生长引起的破裂，其症状相对较轻，容易被忽略。⑤肿瘤或囊肿内出血若无明显症状，很难被发现，使得肿瘤内部回声更为复杂，增加判断的难度。

第二节　输卵管病变的超声诊断

一、急、慢性盆腔炎症

（一）简介

急性盆腔炎包括急性子宫体炎和急性附件炎（输卵管卵巢脓肿），慢性盆腔炎主要表现为输卵管炎性积水、输卵管卵巢囊肿。盆腔炎症（pelvic inflammatory disease）导致的盆腔形态学异常以输卵管形态改变为特征，输卵管在正常情况下经常规超声检查难以显示，当发生急、慢性盆腔炎症时，可因输卵管增粗或积液而被检测出来。输卵管炎症常合并卵巢炎症，两者难以区分开来。

（二）扫查方法

采用经阴道超声检查，检查时注意观察输卵管的管壁厚度、管腔内成分及其与卵巢及周围盆腔组织的结构关系。

（三）超声诊断要点

1. 急性输卵管卵巢炎

输卵管卵巢炎急性期仅表现为输卵管轻度增粗（直径 > 0.5cm），卵巢增大、回声减低；随着炎症进展病灶与周围组织分界不清，炎症未得到控制时形成输卵管卵巢脓肿，表现为输卵管增粗，管壁增厚，输卵管内积液形成不均质云雾状低回声，呈弯曲管道状相连；波及同侧卵巢时，同侧卵巢增大形成脓肿，形成圆形的囊性结构，内可见与输卵管腔内一样的不均质云雾状低回声，两者相连，但囊内液互不相通；多数病例在子宫直肠陷凹处可见云雾状低回声区，内可有点状高回声。CDFI显示病灶内分隔或周边可见较丰富条状血流信号，可记录到中等阻力动脉血流频谱。

2. 慢性输卵管炎症

急性盆腔炎过后，可遗留下输卵管积水、输卵管卵巢粘连或子宫、卵巢旁粘连包裹性积液等。

（1）输卵管积水

输卵管增粗肿大，管壁薄、光滑，内透声好，囊内可见不完整分隔，呈弯曲管道状或囊袋状。其旁可见正常卵巢回声。

（2）输卵管卵巢囊肿

输卵管卵巢脓肿经吸收后可形成输卵管卵巢囊肿，可为多房性不规则囊性团块，内可见分隔，团块与周围组织因粘连而分界不清。

（3）附件慢性炎性包块

输卵管卵巢炎症后慢性纤维增生形成，可与肠管、网膜、子宫等粘连，表现为边界不清、不均质低回声的占位。

（四）鉴别诊断

输卵管卵巢脓肿需与异位妊娠形成的混合性包块鉴别，可结合临床及 HCG 水平作出判断。

卵巢囊肿蒂扭转合并感染时，其周围有渗出粘连、囊内有出血时声像图表现类似输卵管卵巢脓肿，须结合病史及临床表现进行原发病变的综合判断。

盆腹腔疾病手术后感染、粘连，常在肠管、大网膜、乙状结肠壁及内生殖器官之间形成包裹性积液，须与卵巢囊肿及输卵管积水相鉴别，后者肿块呈弯曲管道状的特征。

（五）注意事项

①输卵管积液或积脓在声像图上有管道状的特征，鉴别诊断时应仔细观察包块的形态结构。②亚急性感染性肿块与恶性肿瘤鉴别困难，要结合临床病史、妇科检查及实验室检查。对诊断不清者可抗感染治疗后定期复查，对比图像的变化判断。③经阴道超声检查可更详细观察输卵管管状结构、壁上皱褶、囊壁边界、病灶血流等，有助鉴别诊断，但对于盆腔巨大囊性占位，需结合经腹超声检查，以免漏诊与误诊。

二、原发性输卵管癌

（一）简介

原发性输卵管癌（fallopian tube cancer）多见于绝经期及绝经期后妇女，典型症状为阴道大量排液，早期为清亮液体，晚期为血性。发病率很低，极易误诊。

（二）扫查方法

建议采用经阴道超声扫查，若子宫和盆腔占位较大，需结合经腹扫查。注意观察子宫、卵巢与病变的关系。

（三）超声诊断要点

子宫旁不规则形、腊肠状、梨状或管状肿块，紧贴宫颈后方或子宫两侧，呈囊性、混合性或偏实性回声，囊性包块内有时可见乳头，无明显包膜结构；子宫大小正常，子宫内常有宫腔线分离、宫腔积液征象，内膜无明显增厚。

CDFI 显示肿块囊壁或实性区内有散在血流信号，频谱多普勒可记录到低阻力动脉血流频谱。

（四）鉴别诊断

输卵管癌需与卵巢肿瘤相鉴别，若可见双侧正常结构的卵巢则有助于鉴别诊断；输卵管癌与慢性附件炎症性肿块难以鉴别，对于绝经后阴道大量排液的患者应警惕输卵管癌。

（五）注意事项

输卵管癌发病率低，超声图像无特异性，术前诊断较困难对本病的警惕是诊断的关键，应特别注意绝经后阴道排液的病史。

第三节 盆腔盆底病变的超声诊断

一、盆腔子宫内膜异位症

（一）简介

内膜异位症的临床病理类型包括腹膜型、卵巢型、深部浸润型和其他部位型临床症状通常表现为经期下腹或腰骶部疼痛，轻者仅有腰骶部酸胀感。腹膜型子宫内膜异位症超声检查无法诊断，多为术中直视下诊断，卵巢型子宫内膜异位症即卵巢子宫内膜异位囊肿。

（二）扫查方法

盆腔子宫内膜异位症（pelvic endometriosis）应结合经腹、经会阴及经阴道超声扫查诊断，病灶较小时需应用高频探头扫查；扫查部位应根据相应症状针对性进行扫查。

（三）超声诊断要点

深部浸润型子宫内膜异位症。特指病灶浸润深度≥5mm的子宫内膜异位症，常见于子宫骶韧带、直肠子宫陷凹、阴道穹窿、阴道直肠隔等，表现为相应部位异常声像改变。不同生长部位可有不同声像图表现，异位病灶表现为子宫旁低回声或无回声囊性病灶，形态规则或不规则，其大小、形态、内部回声可随月经周期发生变化。

腹壁瘢痕子宫内膜异位病灶。腹壁瘢痕上各层均可发生，局部腹壁增厚，病灶呈梭形或椭圆形，边界较模糊，内部为不均质低回声。扫查时病灶局部有压痛。

宫颈子宫内膜异位病灶表现为宫颈组织内圆形、类圆形边界尚清的无回声区，内透声差，内壁粗糙。

膀胱、直肠壁及会阴侧切瘢痕处子宫内膜异位病灶表现为相应部位的局限性低回声结节。

CDFI显示子宫内膜异位病灶囊内均无血流信号，仅于囊壁上可见少量血流信号，呈中等阻力动脉血流频谱。

（四）鉴别诊断

深部子宫内膜异位症需与相应部位占位性病变或转移性肿瘤鉴别，膀胱壁子宫内膜异位症与直肠壁子宫内膜异位症更应与膀胱内占位性病变及直肠肿瘤鉴别子宫内膜异位病灶无论是囊性或实性回声，病灶内均极少或无血流信号，且其大小或囊内回声随月经周期变化可能发生改变，可根据周期性局部疼痛和随月经周期发生声像改变等特征辅助判断。

（五）注意事项

①盆腔子宫内膜异位症需紧密结合痛经病史和妇科双合诊检查有局部触痛病史，有针对性地扫查寻找病灶病灶较小、无临床症状时，超声无法检测出来。②采用经阴道扫查，直径为1cm以上的囊性异位灶有可能检查出来，但位于盆腹腔较高部位的小病灶仍然难以发现。③对于腹壁瘢痕及会阴侧切瘢痕处子宫内膜异位病灶借助高频探头扫查可提高诊断率。

二、子宫切除术后盆腔

（一）扫查方法

经阴道超声结合经腹超声扫查。经阴道扫查可以更清晰地观察残留的宫颈及双侧附件等结构。

（二）超声诊断要点

1. 术后正常盆腔表现

可见盆腔正中、膀胱后方无子宫体结构，子宫全切除者可见低回声阴道壁及高回声阴道闭合气线，子宫次全切者在膀胱后方可以显示宫颈结构，若保留卵巢，在附件区还可能扫查到卵巢结构。

2. 术后并发症超声表现

阴道残端血肿：阴道残端上方或一侧见不均回声肿块，形态不规则，边界欠清，内可见云雾状低回声及絮状高回声，CDFI 显示病灶内无明显血流信号。

盆腔积液、积脓：阴道残端上方云雾状低回声或无回声，形态不规则，CDFI 显示病灶内无明显血流信号。

盆腔淋巴管囊肿：髂血管旁椭圆形囊性占位，其内大部分为液性无回声，囊内可有细带状或点状回声，CDFI 无明显血流信号。

恶道中瘤术后复发：阴道上方实性肿块，边界不清，形态较规则，内多呈实性均匀或不均低回声；CDFI 显示病灶内较丰富血流信号，频谱多普勒超声显示呈低阻力动脉血流频谱。

（三）鉴别诊断

阴道残端血肿机化时，应与肿瘤复发、残留宫颈等鉴别，肿瘤复发病灶内血流信号较丰富，残留宫颈可辨宫颈管结构；盆腔腹膜囊肿应与巨大卵巢囊肿、输卵管积水等鉴别，仔细辨别卵巢结构及积液形态特征有助于鉴别。

（四）注意事项

子宫切除术后盆腔超声检查前，必须了解病变的病理诊断，了解手术切除的范围，切除和保留的内容，以及手术后有无腹痛发热等病史，帮助判断术后盆腔内异常占位病变。

三、盆底功能障碍性疾病

（一）扫查方法

盆底功能障碍性疾病（pelvic floor dysfunction）可采用经会阴、经阴道及经直肠超声检查。检查前应排空大便，避免肠气干扰；膀胱适度充盈（以膀胱容量小于50ml为宜），清楚显示膀胱颈和膀胱后底部。

经会阴检查时，探头应紧贴会阴部，避免探头与会阴之间存在气体造成伪像。使用腔内探头观察前盆腔时尽可能显示清楚耻骨联合中轴线、耻骨联合后下缘；观察后盆腔时，探头需向背尾侧偏移并指向肛管方向。使用经腹部探头观察盆腔时，应分开双侧大阴唇，将探头放置在阴唇之间，矢状面清晰显示耻骨联合、尿道、尿道内口及肛门括约肌等结构。

操作步骤：取盆底正中矢状切面、旁矢状切面、横切面及轴平面观察。静息状态下成像 1 次，最大 Valsalva 动作及缩肛动作分别成像 2 ~ 3 次。

（二）超声诊断要点

1. 灰阶超声表现

压力性尿失禁：最大 Valsalva 动作时，部分患者尿道内口可呈漏斗形，膀胱尿道后角开放，常大于 140°，尿道倾斜角常增大至 60°，甚至达 90° 以上，膀胱颈活动度明显增加。

前盆腔器官脱垂：在最大 Valsalva 动作时，膀胱颈活动度增加，达到或低于耻骨联合后下缘；膀胱后壁下降至耻骨联合后下缘甚至脱到阴道外口。

中盆腔器官脱垂：最大 Valsalva 动作时，宫颈或阴道穹窿（小肠或腹膜脂肪）沿阴道下降，达到或低于耻骨联合后下缘，甚至脱到阴道外口。

后盆腔脏器脱垂：最常见是直肠前壁膨出，在最大 Valsalva 动作时，直肠前壁向前呈囊状向阴道内突出，膨出物与肛管约呈 90° 夹角。

肛提肌损伤：静息状态下，可见耻骨直肠肌前部与耻骨降支完全或部分分离，损伤处肌纤维回声紊乱或中断，呈低回声或不均匀回声。缩肛运动时断端更明显，无明显增厚。

肛门括约肌损伤：盆底矢状切面及横切面上可见括约肌损伤部位连续性中断，损伤累及黏膜时，可见肛管黏膜自损伤部位膨出。

2. 三维超声表现

肛提肌裂孔扩张：两侧耻骨直肠肌向侧方膨隆，肛提肌裂孔呈形扩大，合并膀胱脱垂时阴道内可见球样无回声；合并直肠膨出时在阴道内可见高回声的肠内容物：

肛提肌损伤：通过不同的成像模式（多平面模式、容积模式等）可直接显示肛提肌的损伤，此外肛提肌裂孔不对称、肛提肌 – 尿道间隙增大往往也提示存在肛提肌的损伤。

（三）注意事项

① Valsalva 动作时可见膀胱尿道连接部向背尾侧位移，动作一般持续至少 5 秒；缩肛运动时可见膀胱尿道连接部向头腹侧位移。在最大 Valsalva 动作时，探头应随盆腔器官的下移而向后向下移动，以保证不妨碍脱垂器官下移且能显示脱垂器官的最低点。② 灰阶超声观察肛提肌时，总增益应相对降低，有利于肌束的显示；在扫查过程中应始终显示耻骨直肠肌在耻骨降支的附着点。

第四节 异常早期妊娠与产褥期的超声诊断

一、早期妊娠流产

（一）简介

早期妊娠流产（abortion）在临床上流产可分为先兆流产、难免流产、不全流产和完全流产四个阶段，另外还有胚胎停止发育、死胎较长时间仍未排出的过期流产（稽留流产）。不同类型流产的临床表现与超声图像有不同的特点。

（二）扫查方法

阴道超声分辨力较高，可快速清晰显示早期妊娠的胚胎情况，故建议采用经阴道超声扫查。扫查范围应包括整个子宫及宫旁并注意妊娠囊着床位置。

（三）超声表现要点

1. 先兆流产

宫颈内口呈闭合状。子宫大小与孕周相符，妊娠囊位置正常呈类圆形，胚芽、胎心搏动、卵黄囊可见，妊娠囊周边可见云雾状低回声，为绒毛膜剥离积血的表现。

2. 难免流产

子宫大小与孕周相符，妊娠囊位置下移至宫颈内口或宫颈管内，妊娠囊变形，可见胚胎但胎心搏动已消失，绒毛膜下及妊娠囊周边有时可见云雾状低回声。

3. 完全流产

子宫大小正常或略增大，宫腔内已无妊娠囊或胚胎，亦无不均高回声的组织物残留声像改变。

4. 稽留流产

胚胎停止发育后妊娠组织长时间未排出，子宫小于相应停经孕周，可发生绒毛水肿、水泡样变性，故宫腔内可见不均回声，内见多小囊状结构。CDFI 显示肌层局灶性血流信号，可记录到类滋养层血流频谱。

（四）鉴别诊断

不全流产妊娠组织物残留与完全流产后宫腔积血块鉴别：完全流产时内膜线清晰，肌层无局灶性丰富的血流信号，而不全流产因有绒毛残留，局部肌层血流丰富，并可记录，到类滋养层周围血流频谱。

难免流产妊娠囊下移至宫颈管内时需与宫颈妊娠鉴别：后者胚胎存活，因有绒毛种植，局部宫颈肌层血流信号丰富；另外宫颈内口是否闭合也是鉴别要点。稽留流产绒毛水肿与葡萄胎鉴别：后者血 HCG 浓度较高，子宫增大明显。

（五）注意事项

流产是一个动态的过程，超声检查仅仅能观察当时的状态，不能对流产做出临床分型的诊断，只能提示宫腔内有无妊娠囊、妊娠囊位置、囊内有无胚胎、胚胎有无存活，描述妊娠囊有无变形、绒毛膜有无剥离，以及有无组织物残留可能等。

先兆流产时胎儿心率过慢（8 周后小于 90 次 / 分）卵黄囊过大或过小时胚胎停育的风险较大，但是不能作为临床处理的指征，可以建议短期内超声复查。

早早孕期妊娠囊尚小时，即使采用经阴道超声检查仍不易识别妊娠囊。

二、异位妊娠

（一）简介

异位妊娠（ectopic pregnancy）为受精卵种植在子宫体部具有功能性内膜的宫腔以外部位的妊娠，其主要临床表现有三大症状，即停经、阴道流血、腹痛，是最常见的妇产科急腹症。根据妊娠囊种植部位和转归的不同，临床表现有较大的变化。异位妊娠包括输卵管妊娠、卵巢妊娠、腹腔妊娠、剖宫产切口瘢痕妊娠、宫颈妊娠及残角子宫妊娠等，以输卵管妊娠最常见。

（二）扫查方法

经阴道超声扫查是异位妊娠检查的主要途径，异位妊娠位于盆腔以上较高位置或阴道扫查远场显像不佳时，可结合经腹超声扫查。

（三）超声诊断要点

不同部位的异位妊娠其共同声像改变为子宫稍大，宫腔内无妊娠囊，大多数子宫内膜明显增厚，有时可见子宫内膜分离征，形成假孕囊；异位妊娠破裂腹腔内出血时，盆腔及子宫直肠陷凹见云雾状回声，严重者肝肾间隙和脾肾间隙亦有云雾状低回声。

1. 输卵管妊娠

最常见，多发生在输卵管壶腹部，根据症状的轻重、妊娠的转归分为以下 4 种类型。

（1）孕囊型

一侧卵巢旁可见类妊娠囊的环状高回声结构，内为小液性暗区，部分囊内可见存活胚胎及卵黄囊回声；子宫直肠陷凹无明显积液。CDFI 显示妊娠囊周边见半环状血流信号，频谱多普勒可记录到中 - 低阻力的动脉性血流频谱。

（2）流产型

一侧卵巢旁见边界不清混合回声团块，实性部分呈不均匀低回声，形态不规则，有时不均团块内仍可见 Donut 征，子宫直肠陷凹内少许积液。CDFI 显示病灶内见局限性血流信号，频谱多普勒显示低阻力型血流频谱。

（3）破裂型

因破裂出血，宫旁血块聚集形成较大肿块，无边界，内部回声杂乱，Donut 征结构模糊，盆、腹腔内大量液性暗区。CDFI 表现为不规则肿块内散在点状血流信号，偶尔可记录到类滋养层周围血流频谱。

（4）陈旧型

宫旁见边界不清的不规则实性肿块，肿块内部呈不均质中等或高回声，可有少量盆腔积液。CDFI 显示包块内血流信号不丰富，肿块边缘可见少许血流信号，可以记录到怪异型血流频谱。

2. 输卵管间质部妊娠

输卵管间质部肌层较厚，妊娠可维持 3 ~ 5 月才发生破裂，一旦破裂，出血量多，病情较凶险。子宫增大，一侧宫角向外突出，内见妊娠囊及胚胎或胎儿，胚胎存活时可见胎心搏动，妊娠囊周围近宫体部分有薄层子宫肌层围绕，但其外上方肌层不完整或消失，三维超声子宫冠状切面成像可完整显示妊娠囊与宫腔的关系。

3. 剖宫产术后子宫瘢痕处妊娠

属于宫内异位妊娠，胚胎着床于子宫前壁下段的瘢痕处，由于此处无正常肌层和内膜，绒毛易侵蚀局部血管，故局部血流信号丰富，刮宫易致大出血。宫腔和宫颈管内未见妊娠囊，子宫前壁下段见妊娠囊回声，胚胎存活时可见胎心搏动，膀胱后方子宫前壁肌层不完整、肌层回声不均匀。CDFI 显示前壁妊娠囊或混合回声处有丰富血流信号，可记录到低阻力的血流频谱。

4. 宫颈妊娠

宫腔内无妊娠囊，宫颈梭形增大，宫颈管内可见妊娠囊回声，高回声绒毛附着于宫颈管壁。多普勒显示孕囊周边环状血流信号，为低阻力型血流频谱，若 CDFI 可显示宫颈管内妊娠囊及囊内胚胎的心脏搏动血流信号，可明确宫颈妊娠。

5. 残角子宫妊娠

子宫一侧探及圆形或椭圆形包块，内可见妊娠囊，周围可见子宫肌层回声环绕，包块与子宫紧贴或有蒂相连，但与正常宫腔内膜及宫颈管均不相连，妊娠囊内胎儿常可存活至中期妊娠早期，中孕期因正常子宫显示困难，超声检查常易漏诊。

6. 宫角妊娠

严格来说宫角妊娠只是一个暂时性诊断，如果大部分绒毛种植于功能层内膜，随着孕囊的增大，妊娠囊突入宫腔，成为正常妊娠；若绒毛种植面位于输卵管开口处，孕囊向输卵管间质部方向生长，成为异位妊娠。早期妊娠超声检查发现妊娠囊种植在一侧宫角处时，应观察 1～2 周，若随着子宫增大妊娠囊突入宫腔，成为正常妊娠，若生长过程中突向宫角，局部肌层不完整，则成为输卵管间质部妊娠。

7. 其他罕见异位妊娠

（1）卵巢妊娠

卵巢增大，内可见类妊娠囊环状高回声，周边或一侧可见卵泡回声，两者密不可分，破裂后无法显示正常卵巢结构。

（2）腹（盆）腔妊娠

早期因妊娠囊太小较难定位，妊娠囊可以种植到腹、盆腔内任何部位，宫腔内见增厚的内膜回声；较大孕周的妊娠囊与孕妇腹壁贴近，胎儿与胎盘周围未见子宫肌层回声。

（四）鉴别诊断

异位妊娠的妊娠囊与同侧卵巢内黄体鉴别，后者位于卵巢内，周边环状血流信号；异位妊娠混合性包块与炎性包块、黄体破裂等可根据其停经史、HCC 阳性鉴别；异位妊娠应注意识别宫内假妊娠囊；子宫瘢痕妊娠需注意与流产、宫颈妊娠、非瘢痕处子宫峡部妊娠鉴别；残角子宫妊娠与双子宫合并一侧子宫腔内妊娠鉴别，后者妊娠侧宫腔与宫颈相连。

（五）注意事项

①重视病史是提高异位妊娠正确诊断率的关键，病史不典型时对此病的警惕有助于鉴别诊断。②尽可能采用经阴道扫查，可提高早期检出率。③强调动态观察，孕周太小、异位妊娠未破裂时超声难以发现病灶而易漏诊。④若 HCG 持续升高，经阴道超声未发现妊娠囊或宫外无包块，应强调复查。

（五）超声诊断局限性

①经腹超声检查容易漏诊，准确率明显低于经阴道超声检查，有条件应尽量采用经阴道超声检查辅助诊断。②卵巢妊娠破裂与妊娠黄体破裂、输卵管妊娠破裂声像改变无法鉴别，多数在临床术中和行病理检查诊断。

三、产褥感染与晚期产后出血

（一）简介

产褥期是产后 6 周内即从胎盘娩出至全身各器官（除乳腺外）恢复到正常未孕状态的一段时间。分娩 24 小时后，在产褥期内发生的子宫大量出血称晚期产后出血。产褥感染是分娩和产褥期内生殖道局部或全身的感染。晚期产后出血的原因有：胎盘、胎膜、蜕膜残留，胎盘植入，子宫胎盘附着面感染或复旧不全，感染及剖宫产术后子宫切口愈合不良等。产后出血也可导致感染。

（二）扫查方法和技巧

可采取经腹和经阴道超声检查，子宫复旧早期，子宫体积较大，一般采用经腹超声扫查，子宫复旧近正常大小时，可采用经阴道超声检查。扫查范围应包括整个子宫和双侧卵巢，并注意宫腔内原胎盘附着处情况、有无组织物残留及观察剖宫产切口情况。

（三）超声诊断要点

产后胎盘粘连或植入导致胎盘残留时，子宫不同程度增大，宫腔内见胎盘组织回声，残留胎盘大小不同，形状多不规则，呈稍高回声或混合回声团块，胎盘植入时胎盘与肌层多分界不清，胎盘处子宫肌层视胎盘植入肌层深度不同而薄弱程度不同；CDFI 显示胎盘下肌层丰富血流信号，若仅为胎盘粘连，则无明显血流信号。

产褥期子宫内膜炎、子宫肌炎时，超声显示子宫稍增大，肌壁回声稍减低或不均匀，宫腔线不光整，可见气体线回声或残留胎盘内见气体回声；CDFI 显示子宫肌壁血流丰富。

（四）鉴别诊断

胎盘植入或粘连性残留需与胎盘滞留鉴别，后者应用缩宫素后胎盘可排出；胎盘植入残留还需与宫腔积血、血凝块鉴别，后者宫腔内占位无血流信号，与内膜分界清晰。

（五）注意事项

①产褥期感染是临床诊断，根据临床症状和体征怀疑产褥期感染时，应用超声检查排除胎盘残留、剖宫产切口积血等可导致感染的因素，并判断有无盆腔脓肿。②产后胎盘残留伴有宫腔内散在气体回声，同时伴有发热、疼痛、异常恶露的症状、体征时，即使附件区、盆腔内未见脓肿或炎性包块回声，也应考虑产褥感染可能。③胎盘粘连残留和植入性残留超声鉴别有时较困难，若出血不多，可在临床处理后定期复查，必要时可采用经静脉超声造影协助诊断，帮助判断胎盘植入的深度和范围。④少许胎盘组织残留与胎膜残留超声鉴别较困难，可定期复查。

第四章　CT、MR 检查常用技术

第一节　CT 检查技术

一、CT扫描前准备

（一）机器准备

1. 训练 X 线管

每天早晨对 X 线管从低千伏、低毫安到高千伏、高毫安的多次曝光，目的主要是使一夜未使用的 X 线管逐渐升温，使 X 线管逐渐适应高压高温工作环境，以起到保护 X 线管的作用。

2. 空气校准

是对电器设备（特别是探测器）由于环境的变化在扫描时引起的误差所作的修正，又被称为"零点漂移校正"。

3. 磁盘整理

在保证患者资料不丢失的前提下，定期清除磁盘上患者信息，使磁盘有足够的存储空间。此外，做好照片打印机和压力注射器等相关设备的准备。

（二）患者准备

（1）CT 检查前，患者须携带有关的影像检查资料及其他临床检查资料。

（2）患者和陪伴家属进入 CT 室必须换鞋，以免灰尘等进入影响机器的正常运行。

（3）检查前去除被检部位的金属物品，防止产生伪影。

（4）不能合作的患者，如婴幼儿、昏迷的患者，可事先给予镇静剂。

（5）胸、腹部检查的患者，作必要的呼吸训练，避免呼吸运动伪影的产生。

（6）腹部和盆腔扫描的患者，事先作好口服对比剂或水等的准备。

（7）前一周做过胃肠道钡剂检查的患者，不能作腹部CT扫描，否则造成腹部的钡剂伪影。

（8）需增强扫描的患者，事先建立静脉通道，做好碘对比剂不良反应的抢救准备。

（9）向患者作好解释工作，消除其顾虑和紧张情绪，取得检查中的配合。

（三）药品准备

CT室应配备常规急救器械和药品，便于在患者发生对钡剂过敏或其他意外情况时急救。急救物品由专人负责管理，每日需维护急救器械，定期更换急救药品。所有工作人员都需经过严格培训，并能熟练掌握各种急救技术。

（四）CT扫描流程

1. 了解病史，确定扫描方法

CT检查前要认真阅读申请单，了解患者检查的目的。然后决定CT的检查方法，确定CT扫描的技术参数，使检查部位的病变清晰显示，以满足临床要求和诊断需要。

2. 输入患者资料

包括患者的姓名、性别、出生年月、CT号等。有RIS和PACS系统的医院，输入患者资料可由工作列表（work list）完成。

3. 确定患者位置

根据检查的要求选择扫描方向，是头先进还是足先进；患者是仰卧、俯卧、左侧还是右侧卧；增强扫描要注明时间；根据检查的需要采用适当的辅助装置，固定患者的检查体位；按照不同的检查部位升高检查床床面，开启定位指示灯，将患者送入扫描孔内。

4. 界定扫描范围

一般有两种方法：一是扫描定位像法，根据检查要求定位像可以是前后位或侧位，然后利用CT机扫描软件中的定位功能确定扫描的起始线和终止线；二是在摆体位时，利用定位指示灯直接从患者的体表上定出扫描的起始位置。

5. 实施扫描步骤

使用方法有序列扫描、螺旋扫描（单层或多层螺旋扫描）和其他的一些特殊扫描功能。

扫描的具体步骤是：先确定扫描方式，选择扫描条件，然后按下曝光按钮。整个扫描过程中，操作者要密切注意受检者随扫描床的运动及表现，倾听机房的声音，观察每次扫描的图像，根据需要有时需调整扫描的范围等。

6. 打印照片和图像存储

打印照片可以自动打印或手工打印，自动打印是指在 CT 机上可预先设置，扫描完毕 CT 机会自动根据设置依次将所有扫描的图像拍摄完成；手工打印是扫描完成后，由人工一幅幅的选用、处理和打印。

扫描完毕的 CT 图像都可暂存在 CT 机的硬盘上，如需永久存储，可选择磁带、光盘等存储介质。在建立 PACS 系统后，也可在 PACS 的磁盘阵列或磁带库中将图像永久存储。

7. CT 值测量

图像的测量技术包括 CT 值、距离、大小和角度等，是图像后处理中常用的手段。

二、颅脑CT扫描技术

（一）适应证与相关准备

1. 适应证

颅脑外伤、脑血管意外、脑肿瘤、新生儿缺氧缺血性脑病、颅内炎症、脑实质变性、脑萎缩、术后和放疗后复查以及先天性颅脑畸形等。

2. 相关准备

检查前去掉受检者头上发夹、耳环等金属饰物。不合作患者可在检查前采用药物镇静，成人一般用静脉注射或肌注 10 mg 地西泮，小儿口服水合氯醛。婴幼儿 CT 检查可待其熟睡时进行。增强扫描者，建立好静脉通道。

（二）检查技术

1. 普通扫描

扫描体位：患者仰卧于扫描床上，头置于头架中，下颌内收，头颅和身体正中矢状面与台面中线垂直，两外耳孔与台面等距。

扫描基线与定位像：头部 CT 扫描的基线选择听眦线。定位像为头颅侧位。

扫描范围：自颅底至颅顶，包括整个颅脑。

扫描参数：管电压 ≥ 120 kV，管电流 ≥ 250 mA，准直器宽度 1 ~ 2 mm，重建间隔小于或等于准直器宽度的 50%，FOV 为 25 cm×25 cm，矩阵 ≥ 512×512，pitch 为 1.0 ~ 1.2；骨算法与软组织算法重建，重建横断面、冠状面或矢状面；横断面的重建基线为听眦线，冠状面的重建基线为听眶下线的垂线，矢状面的重建基线为正中矢状线。骨窗：窗宽 3000 ~ 4000 Hu，窗位 500 ~ 700 Hu；软组织窗：窗宽 90 ~ 100 Hu，窗位 35 ~ 50 Hu。

颅脑 X 刀、γ 刀术前定位扫描：患者颅脑呈标准的头颅前后位，扫描时需先作头颅侧位定位像，确定扫描基线和扫描范围。病变部位的扫描层厚与间隔为 2 mm，pitch 为 1，重建厚度为 1.5 mm；非病变部位层厚用 5 mm，间隔用 7.5 mm，pitch 为 1.5，重建厚度为 2.5 mm。多层螺旋 CT 可用较薄的层厚一次扫描。X 刀和 γ 刀治疗前需作头颅三维重建，以计算治疗时 X 射线或 γ 射线的剂量。

2. 增强扫描

软组织病变或血管性病变的增强扫描，使用高压注射器，非离子型碘对比剂总量 50 ~ 70 mL 流率 2.0 ~ 3.0 mL/s，延迟扫描时间依病变的性质而定，如脑血管畸形、动脉瘤等血管性病变，可在注射对比剂后 50 秒开始扫描；颅内感染、囊肿等，可在注射对比剂后 60 秒开始扫描；颅内转移瘤、脑膜瘤等，可在注射对比剂后 6 ~ 8 分钟开始扫描。头部增强的扫描技术参数同颅脑平扫。

3. 脑血流灌注 CT 扫描

在脑缺血性卒中发作的超早期，头部 CT 灌注成像可显示病灶，可定量分析颅内缺血性病变的程度，动态观察脑血流动力学变化，以及病变的位置和范围等。选用头部血流灌注扫描序列，先进行常规的颅脑平扫，再选定某一重点观察层面，然后以 4 ~ 7 mL/s 的速率经静脉注射对比剂 50 mL，在对比剂注射的同时对选定层面进行持续 30 ~ 46 秒的同层动态连续扫描，得到灌注图像，最后进行常规轴位增强扫描。

（三）影像处理

根据临床和诊断需要，进行不同方位的图像重建。重建层厚 6 ~ 8mm，层间距与层厚相同。根据疾病诊断的需要选用窗宽、窗位；按解剖顺序摄影被检部位或所有病变部位的图像，保持显示图像解剖层面的连续性和图像整体性，适当选择病变部位放大摄影或测量 CT 值等。

颅脑 CT 图像常用脑窗摄影，窗宽 80 ~ 100Hu，窗位 35Hu 左右。颅脑 CT 图像符合以下任一条件者，必须加摄骨窗：①颅底、内听道病变。②颅脑外伤。③颅骨病变，或颅内病变侵犯颅骨。骨窗的窗宽 1000 ~ 1400 Hu，窗位 300 ~ 500 Hu。

耳鸣及疑桥小脑角区病变者，调节窗口技术，以观察内听道有无扩大，并根据需要对局部进行放大。头皮下软组织病变，用软组织窗摄影：窗宽 300 ~ 400 Hu，窗位 35 ~ 45 Hu。

脑 CT 血流灌注图像的处理在病变侧或对侧相应部位选取兴趣区，获得兴趣区的时间—密度曲线（TDC），依据曲线通过不同数学模型转换成计算机伪彩处理，得到局部脑血流量（CBF）、脑血流容量（CBV）、对比剂平均通过时间（MTT）和对比剂峰值时间（TTP）等血流动力学参数和灌注图像表现，以便评价脑组织的灌注状态。

三、鞍区CT扫描技术

（一）适应证与相关准备

1. 适应证

普通X线检查发现鞍区骨质破坏、钙化、蝶鞍扩大等，需进一步定位和定性诊断者；临床怀疑垂体肿瘤或与垂体内分泌失调有关的疾病，如垂体泌乳素微腺瘤等；垂体瘤术后复查；鞍区其他肿瘤，如颅咽管瘤、脑膜瘤等。

2. 相关准备

嘱患者去除头颈部饰物，取下活动义齿；冠状位为强迫体位，除要求患者在扫描过程中保持头部不动外，还嘱患者不作张口动作，以免影响图像质量。增强扫描者，建立好静脉通道。

（二）检查技术

1. 普通扫描

扫描体位：患者仰卧于扫描床上，头置于头架中，下颌内收，头颅和身体正中矢状面与台面中线垂直，两外耳孔与台面等距。

扫描基线与定位像：头部CT扫描的基线选择听眦线。定位像为头颅侧位。

扫描范围：自颅底至鞍顶，包括整个病变范围。

扫描参数：管电压 ≥ 120 kV，管电流 ≥ 250 mA，准直器宽度1 ~ 2 mm，重建间隔小于或等于准直器宽度的50%，FOV 为 25 cm×25 cm，矩阵 ≥ 512×512，pitch 为 1.0 ~ 1.2；骨算法与软组织算法重建；横断面的重建基线为听眦线。骨窗：窗宽 3000 ~ 4000 Hu，窗位 500 ~ 700 Hu；软组织窗：窗宽 90 ~ 100 Hu，窗位 35 ~ 50 Hu。

2. 增强扫描

鞍区 CT 检查一般需作增强扫描。经静脉注射对比剂 50 ~ 70 mL，流速 2.5 ~ 3.0 mL/s，扫描延迟时间 20 ~ 25 秒，其他扫描参数同平扫。对怀疑垂体微腺瘤的患者，动态扫描可观察微腺瘤血供的全过程。

（三）影像处理

运用容积数据采集后进行多方位重建而代替冠状位鞍区扫描已经在临床上广泛使用，根据临床和诊断需要，进行鞍区的局部冠状位、矢状位图像重建。重建层厚3 ~ 5 mm，层间距与层厚相同。鞍区CT图像易受颅骨伪影影响，在摄影时要合理使用窗宽和窗位。若病变和周围组织密度接近时，可适当调窄窗宽；若伪影较多或需观察局部组织的丰富层次，可调低窗位，并适当调宽窗宽。鞍区 CT 图像常用软组织窗和骨窗，软组织窗：窗宽 350 ~ 400 Hu，窗位 35 ~ 40 Hu；骨窗：窗宽 3000 ~ 4000 Hu，窗位 500 ~ 700 Hu。

四、眼及眼眶CT扫描技术

（一）适应证与相关准备

1. 适应证

眼球突出的病因诊断、球内和眶内肿瘤、炎性假瘤和血管性疾病、眼外伤、眶内异物及先天性疾病等。

2. 相关准备

嘱患者去除头、耳及颈部饰物，取下活动义齿。扫描前，应向患者说明在扫描过程中除头部不动外，还要闭眼，使眼球保持固定不动；不能闭眼者，可让其盯住正前方一个目标。增强扫描者，建立好静脉通道。

（二）检查技术

1. 普通扫描

扫描体位：患者仰卧于扫描床上，头置于头架中，下颌内收，头颅和身体正中矢状面与台面中线垂直，两外耳孔与台面等距。

扫描基线与定位像：眼眶 CT 扫描的基线选择听眶线，听眶线与视神经的走向大体一致，对显示视神经和眼外肌较好；定位像为头颅侧位。

扫描范围：扫描范围一般从眶底至眶顶，病变较大时，可根据需要扩大扫描范围。

扫描参数：管电压 ≥ 100 kV，管电流采用智能 mAs 技术，准直器宽度 1 ~ 2 mm，重建间隔为准直器宽度的50%，FOV 为 25cm × 25cm，矩阵 ≥ 512 × 512，pitch 为 1.0 ~ 1.2；骨算法与软组织算法重建，重建横断面、冠状面或矢状面。骨窗：窗宽 3000 ~ 4000 Hu，窗位 500 ~ 700 Hu；软组织窗：窗宽 90 ~ 100 Hu，窗位 35 ~ 50 Hu。

2. 增强扫描

怀疑肿瘤性病变、炎性病变或视神经病变，增强扫描可使血管、肌肉和富血供的病变清楚显示，有利于对病变的定性。使用高压注射器，非离子型碘对比剂总量 60 ~ 80 mL，流率 2.0 ~ 3.0 mL/s，延迟扫描时间动脉期为 25 秒。对病变性质不明确者，可在 50 ~ 60 秒加扫静脉期，扫描参数同平扫。

（三）影像处理

根据临床和诊断需要，做不同方位的图像重建。按解剖顺序摄影眼部图像，横断位和冠状位图像分别排列。重建层厚 3 mm，层间距 3 mm。一般进行放大摄影，包括完整的眼部解剖结构和适当的邻近组织，避免病变定位困难。眼眶图像的显示和摄影常用软组织窗，但眼部外伤、钙化或病变侵犯眶壁时，则需加摄骨窗像。

五、耳部CT扫描技术

（一）适应证与相关准备

1. 适应证

先天性耳道畸形，如先天性外耳道闭锁、内耳道畸形等；肿瘤，如听神经瘤、胆脂瘤等；炎症，如化脓性中耳炎等；外伤，如听小骨骨折、鼓室气房血肿等。

2. 相关准备

CT 扫描前，嘱患者去掉头颈部的金属饰物和活动义齿；不合作患者，需作相应处理后才行 CT 扫描；增强扫描者，建立好静脉通道。

（二）检查技术

1. 普通扫描

扫描体位：患者仰卧于扫描床上，头置于头架中，下颌内收，头颅和身体正中矢状面与台面中线垂直，两外耳孔与台面等距。

扫描基线与定位像：颞骨横断位扫描常用 0° 和 30° 断面。0° 轴位扫描时，头稍仰，使听眶线与床面垂直。扫描基线为听眶线，断面图像对锤骨和砧骨关系、鼓窦入口、舌下神经管、耳蜗、前庭、半规管、咽鼓管、颈动脉管和颈静脉孔等重要结构显示较好；30° 轴位扫描时，头稍前屈，使听眉线与床面垂直，扫描基线为听眉线（与听眶线夹角呈 30°）。其断面图像对锤-砧关节、面神经管水平段和膝部、鼓窦、外半规管、前庭窗、圆窗和前庭导水管等显示较好。定位像为头颅侧位。

扫描范围：扫描范围为外耳道下缘至岩骨上缘。

扫描参数：管电压 ≥ 120kV，管电流采用智能 mAs 技术，准直器宽度 0.5 ~ 0.75 mm，重建间隔为准直器宽度的 50%，FOV 为 25cm×25cm，矩阵 ≥ 512×512，pitch 为 0.6 ~ 1.0；骨算法与软组织算法重建，重建横断面、冠状面或矢状面。

2. 增强扫描

临床疑有听神经瘤或血管病变时，须做增强扫描。耳部增强扫描，注射对比剂的量及注射速度同颅脑增强扫描。

（三） 影像处理

根据临床和诊断需要，进行不同方位的图像重建。重建层厚1mm，层间距与层厚相同。耳部图像需单侧局部放大或重建放大后摄影。外耳道闭锁的放大图像，应包括全部耳部皮肤。增强扫描图像用软组织窗摄影；HRCT 图像采用特殊的窗口技术，窗宽3000 ~ 4000 Hu，窗位 350 ~ 450 Hu。使用仿真内镜及 3D 软件重建，可观察听骨链和内耳骨迷路情况。

六、鼻窦CT扫描技术

（一） 适应证与相关准备

1. 适应证

适用于鼻窦占位病变、炎症及外伤等。

2. 相关准备

去除头、颈、耳等部位的金属饰物和活动义齿。扫描时除身体不动，做到平静呼吸，不能有张口动作。增强扫描者，建立好静脉通道。

（二） 检查技术

1. 普通扫描

扫描体位：患者仰卧于扫描床上，头置于头架中，下颌内收，头颅和身体正中矢状面与台面中线垂直，两外耳孔与台面等距。

扫描基线与定位像：扫描层面与硬腭层面平行。

扫描范围：扫描范围一般从硬腭至额窦，病变较大时，可根据需要扩大扫描范围。

扫描参数：管电压 ≥ 100 kV，管电流采用智能 mAs 技术，准直器宽度 1 ~ 2 mm，重建间隔为准直器宽度的50%，FOV 为25cm×25cm，矩阵 ≥ 512×512，pitch 为 L0 ~ 1.2；骨算法与软组织算法重建，重建横断面、冠状面或矢状面。骨窗：窗宽3000 ~ 4000 Hu，窗位 500 ~ 700 Hu；软组织窗：窗宽 90 ~ 100 Hu，窗位 35 ~ 50 Hu。

2. 增强扫描

怀疑有鼻窦或鼻咽部占位病变时，需加做增强扫描，静脉注射对比剂 50 ~ 60 mL，流速 2.5 ~ 3.0 mL/s，延迟扫描时间20 ~ 25秒。对病变性质不明确者，可在 50 ~ 60 秒加扫静脉期。扫描参数同鼻窦部平扫。

（三） 影像处理

根据临床和诊断需要，做多方位的图像重建。重建层厚 4 ~ 6 mm，层间距与层厚相同。鼻窦图像可放大摄影，窗技术用软组织窗。外伤或肿瘤累及骨组织时，须加摄骨窗像。观察蝶窦、筛板及额窦有无分隔时，图像窗宽2000～3000 Hu，窗位-200～100 Hu。

七、颌面部CT扫描技术

（一）适应证与相关准备

1. 适应证

肿瘤及放疗后复查，如鼻咽癌和腮腺肿瘤等；炎症，如化脓性腮腺炎；外伤，如颌面部骨折；整形，如颜面部的美容整形等。

2. 相关准备

扫描前嘱患者去掉头、耳及颈部饰物；要求患者在扫描中保持不动，且不能做吞咽动作。增强扫描者，建立好静脉通道。

（二）检查技术

1. 普通扫描

扫描体位：患者仰卧于扫描床上，头置于头架中，下颌内收，头颅和身体正中矢状面与台面中线垂直，两外耳孔与台面等距。

扫描基线与定位像：扫描层面与硬腭层面平行，定位像为头颅侧位。

扫描范围：腮腺扫描范围从外耳孔扫描至下颌角部，以听眦线为扫描基线；鼻咽部扫描范围从蝶鞍床突上扫描至硬腭上缘。腮腺；鼻咽部扫描基线与硬腭平行，扫描基线与硬腭平行。病变较大时，可根据需要扩大扫描范围。

扫描参数：管电压≥100kV，管电流采用智能mAs技术，准直器宽度1～2 mm，重建间隔为准直器宽度的50%，FOV为25cm×25cm，矩阵≥512×512，pitch为1.0～1.2；骨算法与软组织算法重建，重建横断面、冠状面或矢状面。骨窗：窗宽3000～4000 Hu，窗位500～700 Hu；软组织窗：窗宽90～100 Hu，窗位35～50 Hu。

2. 增强扫描

怀疑有鼻咽部或腮腺占位病变时，需加做增强扫描，静脉注射对比剂50～60 mL，流速2.5～3.0 mL/s，延迟扫描时间20～25秒。对病变性质不明确者，可在50～60秒加扫静脉期。扫描范围、层厚及层间距同颌面部平扫。

（三）影像处理

根据临床和诊断需要，做不同方位的图像重建。腮腺重建层厚2～3 mm，层间距2～3 mm；鼻咽部重建层厚5 mm，层间距5 mm。常用软组织窗，窗宽350～400 Hu，窗位

35 ~ 40 Hu。可以加摄骨窗，以观察颅底有无骨质破坏。腮腺和鼻咽部均需加做冠状位重建。3D 重建在工作站上进行，并旋转 3D 图像，进行多角度观察。齿科三维重建，可适当调节阈值，并运用专业齿科重建软件进行冠状位曲面重建，以分别显示每颗牙齿及其周围组织。

八、头部血管造影扫描技术

（一）适应证和相关准备

1. 适应证

脑血管疾病，颅内肿瘤等。

2. 相关准备

检查前去掉受检者头上发夹、耳环等金属饰物。不合作患者可在检查前采用药物镇静，成人一般用静脉注射或肌注 10 mg 地西泮，检查前，建立好静脉通道。

（二）检查技术

扫描体位：患者仰卧于扫描床上，头置于头架中，下颌内收，头颅和身体正中矢状面与台面中线垂直，两外耳孔与台面等距，利用绑带充分固定患者头颅，防止因运动造成的减影处理失败。

扫描基线与定位像：头部 CT 扫描的基线选择 XY 轴平面。定位像为头颅侧位。

扫描范围：自颅底至颅顶，包括整个颅脑，并确保两次扫描起始和结束位置完全一致。

扫描延迟时间：颅脑 CTA 扫描有专用的程序，测定靶血管内对比剂峰值变化，选择在对比剂浓度到达最高值时开始扫描。多层 CT 测定对比剂峰值浓度的方式有两种。①团注试验法：用低剂量扫描条件，选择 C_3 ~ C_4 层面颈动脉作为采集层面，选择与 CTA 扫描相同的注射流速，由肘静脉注入非离子型对比剂 20 mL，注药后延时 8 ~ 12 秒开始扫描。此时靶血管内对比剂的浓度由低向高迅速增加，连续扫描至目标血管的对比剂浓度下降到接近正常浓度时中止扫描。将所获得的连续图像用动态评估软件进行分析，得到靶血管的时间密度曲线及平均峰值时间。根据平均峰值时间，设定扫描开始的延迟时间。②对比剂自动跟踪技术：选择 C_3 ~ C_4 层面颈动脉作为采集层面，选定触发阈值为 100 ~ 150 Hu。用 4 ~ 5 mL/s 流速，由肘静脉注药后，延时 8 ~ 12 秒开始低剂量扫描采集。当感兴趣区内对比剂浓度到达设定阈值时，机器自动启动扫描。

注射参数：经静脉注射对比剂，碘对比剂浓度为 350 ~ 400 mgI/mL，对比剂注射流速为 4 ~ 5 mL/s，对比剂总量由流速和扫描采集时间所决定，推荐使用 50 ~ 80 mL。

扫描参数：常采用减影技术进行数据采集，在对比剂注射前，先进行一次头颅的平扫，作为蒙片，扫描管电压100～120 kV，管电流250～300 mA，机架旋转时间0.3～0.5秒，扫描层厚0.6 mm，螺距1.2。在对比剂注射后，利用团注试验法或对比剂自动跟踪技术延迟扫描动脉期，扫描管电压100～120 kV，管电流250～300 mA，机架旋转时间0.3～0.5秒，扫描层厚0.6 mm，螺距0.6～0.8。

（三）影像处理

扫描后对两组图像进行重建，重建层厚0.6～1.0 mm，层间距为0.5～0.7 mm，并确保两组图像重建参数完全相同（包括FOV、层厚、层间距及重建范围），将数据传输到工作站，利用减影软件对平扫和动脉期图像进行减影处理，得到仅含有动脉血管的图像，避免颅底骨骼对血管病变诊断的影响。根据临床诊断需

要进行3D、MIP、VRT或MPR图像重建，并旋转图像，以多角度观察血管与病变的情况。

九、咽喉部CT扫描技术

（一）适应证与相关准备

1. 适应证

适用于咽喉部肿瘤性病变（喉癌、喉乳头状瘤等）、非肿瘤性病变（息肉、囊肿等）等。

2. 相关准备

扫描前嘱患者去掉头、颈及耳部的金属饰物。要求患者在扫描中保持不动，并且不能说话或做吞咽动作。增强扫描者，建立好静脉通道。

（二）检查技术

1. 普通扫描

扫描体位：患者仰卧于扫描床上，头置于头架中，下颌内收，头颅和身体正中矢状面与台面中线垂直，两外耳孔与台面等距。

扫描基线与定位像：扫描层面分别与咽部或喉室平行，定位像为咽喉部侧位。

扫描范围：咽部检查从口咽下1 cm向上至颅底。喉部从舌骨平面至环状软骨下缘，若发现肿瘤可扫描至颈根部，以了解淋巴结受累情况。

扫描参数：管电压≥120 kV，管电流采用智能mAs技术，准直器宽度0.5～1.2 mm，重建间隔为准直器宽度的50%，FOV为25cm×25cm，矩阵≥512×512，pitch为0.8～1.0；骨算法与软组织算法重建，重建横断面、冠状面或矢状面。骨窗：窗宽3000～4000 Hu，窗位500～700 Hu；软组织窗：窗宽300～400 Hu，窗位30～45 Hu。

在检查梨状窝病变时，可在扫描时嘱患者做Valsalva动作，使咽壁扩张，更好显示

腔壁病变。

2. 增强扫描

为显示肿瘤及其与颈部大血管、周围淋巴结关系，需加做增强扫描。静脉注射对比剂 50 ~ 60 mL，流速 2.5 ~ 3.0 mL/s，延退扫描时间 20 ~ 25 秒。对病变性质不明确者，可在 50 ~ 60 秒加扫静脉期。扫描范围、层厚及层间距同咽喉部平扫。螺旋层厚与层间距用 5 mm，小病灶可用 2 ~ 3 mm。扫描层厚 1mm，间隔 1 mm，pitch 为 1。

（三）影像处理

根据临床和诊断需要，做不同方位的图像重建。重建层厚 3 ~ 5 mm，层间距与层厚相同，如果需要显示真假声带和喉室，需做 1 ~ 2 mm 薄层重建，FOV 为 160 mm；如果怀疑声带有小的占位病变或声门运动障碍时，应在声带或声门下区范围做 2 ~ 3 mm 薄层重建，亦可在做字母 E 发声时扫描，咽喉部图像的显示和摄影一般用软组织窗，外伤患者须加摄骨窗。占位病变应测量其增强前后 CT 值的变化。应用仿真内镜观察时，需仔细调节病变部位的 CT 值阈值。

十、甲状腺CT扫描技术

（一）适应证与相关准备

1. 适应证

甲状腺肿瘤及颈部各种肿块等；各种原因引起的颈部淋巴结肿大。

2. 相关准备

扫描前嘱患者去掉颈部金属饰物，并要求在扫描时不能做吞咽动作。增强扫描者，建立好静脉通道。

（二）检查技术

1. 普通扫描

扫描体位：患者仰卧于扫描床上，头置于头架中，下颌内收，头颅和身体正中矢状面与台面中线垂直，两外耳孔与台面等距。

扫描基线与定位像：扫描层面分别与咽部或喉室平行，定位像颈部侧位。

扫描范围：甲状腺扫描范围从第 5 颈椎下缘至第 1 胸椎，若发现甲状腺肿大进入胸腔，可扫描至上纵隔以明确病变范围及周围组织受累情况。

扫描参数：管电压 ≥ 120 kV，管电流采用智能 mAs 技术，准直器宽度 0.5 ~ 1.2mm，重建间隔为准直器宽度的 50%，FOV 为 16cm × 16cm，矩阵 ≥ 512 × 512，pitch 为

0.8 ~ 1.0；软组织算法重建，重建横断面、冠状面或矢状面。窗宽 320 ~ 450 Hu，窗位 30 ~ 45 Hu。

2. 增强扫描

甲状腺检查一般需作增强扫描，增强扫描可区别颈部淋巴结与丰富的颈部血管，了解病变的侵犯范围，对占位性病变的定位和定性有帮助。增强检查可在平扫基础上进行，视病变大小，选择层厚 3 ~ 5mm，层间距 3 ~ 5mm 的薄层扫描。对比剂用量 60 ~ 80 mL，静脉注射的流速 2.5 ~ 3.0 mL/s，延迟扫描时间 20 ~ 25 秒。

3. 甲状腺 CT 灌注

层厚与层间距为 5mm，扫描范围包括整个甲状腺，层厚与层间距可用 5 ~ 8mm。对比剂 50 mL，流速 4 ~ 5 mL/s，肘正中静脉给药。管电压 80kV，管电流 200mA。选甲状腺病变中心（无病变时选甲状腺中央）作为扫描层面，层厚 5mm，电影扫描方式，注射对比剂后立即扫描，扫描 45 ~ 80 层。

（三）影像处理

根据临床和诊断需要，做不同方位的图像重建或血管重建。颈部图像常用软组织窗显示和摄影，若病变侵犯骨组织时，须加摄骨窗像。定位像的窗宽和窗位，调至颈部软组织和椎体等结构显示清楚即可。平扫与增强的图像，须分别按解剖顺序摄影。小病灶可选病灶中心层面，进行测量或放大。甲状腺 CT 灌注图像需用特殊的灌注软件进行处理，方法同头部 CT 灌注图像的处理程序。

十一、颈部血管造影扫描技术

（一）适应证和相关准备

1. 适应证

颈部血管性疾病（动脉瘤、动静脉畸形等）以及了解颈部肿瘤病变与周围血管的关系。

2. 相关准备

检查前去掉检查部位的金属饰物和异物。不合作患者可在检查前采用药物镇静，成人一般用静脉注射或肌注 10 mg 地西泮，检查前，建立好静脉通道。

（二）检查技术

扫描体位：患者仰卧于扫描床上，头置于头架中，下颌内收，头颅和身体正中矢状面与台面中线垂直，两外耳孔与台面等距，利用绑带充分固定患者头颅，防止因运动造成的减影处理失败。

扫描基线与定位像：头部 CT 扫描的基线选择 XY 轴平面。定位像为颈部侧位。

扫描范围：自主动脉弓至颅底 Willis 环，包括整个颈总动脉和颈内外动脉，并确保两次扫描起始和结束位置完全一致。

扫描延迟时间：颈部 CTA 扫描有专用的程序，测定靶血管内对比剂峰值变化，选择在对比剂浓度到达最高值时开始扫描。多层 CT 测定对比剂峰值浓度的方式有两种。①团注试验法（test bolus）用低剂量扫描条件，选择主动脉弓层面主动脉作为采集层面，选择与 CTA 扫描相同的注射流速，由肘静脉注入非离子型对比剂 20 mL，注药后延时 2 ~ 8 秒开始扫描。此时靶血管内对比剂的浓度由低向高迅速增加，连续扫描至目标血管的对比剂浓度下降到接近正常浓度时中止扫描。将所获得的连续图像用动态评估软件（dynamic e-valuation）进行分析，得到靶血管的时间密度曲线及平均峰值时间。根据平均峰值时间，设定扫描开始的延迟时间。②对比剂自动跟踪技术（bolus tracking）选择主动脉弓层面主动脉作为采集层面，选定触发阈值为 100 ~ 150 Hu。用 4 ~ 5mL/s 流速，由肘静脉注药后，延时 8 ~ 12 秒开始低剂量扫描采集。当感兴趣区内对比剂浓度到达设定阈值时，机器自动启动扫描。

注射参数：经静脉注射对比剂，碘对比剂浓度为 350 ~ 400 mgl/mL，对比剂注射流速为 4 ~ 5 mL/s，对比剂总量由流速和扫描采集时间所决定，使用 50 ~ 80 mL。

扫描参数：常采用减影技术进行数据采集，在对比剂注射前，先进行一次头颅的平扫，作为蒙片，扫描管电压 100 ~ 120kV，管电流采用智能 mAS 技术，机架旋转时间 0.3 ~ 0.5 秒，扫描层厚 0.6mm，螺距 1.2。在对比剂注射后，利用团注试验法或对比剂自动跟踪技术延迟扫描动脉期，扫描管电压 100 ~ 120kV，管电流采用智能 mAS 技术，机架旋转时间 0.3 ~ 0.5 秒，扫描层厚 0.6mm，螺距 0.6 ~ 0.8。

（三）影像处理

扫描后对两组图像进行重建，重建层厚 0，6 ~ 1.0 mm，层间距为 0.5 ~ 0.7 mm，并确保两组图像重建参数完全相同（包括 FOV、层厚、层间距及重建范围），将数据传输到工作站，利用减影软件对平扫和动脉期图像进行减影处理，得到仅含有动脉血管的图像，避免颈椎及颅底骨骼对血管病变诊断的影响。根据临床诊断需要进行 3D、MIP、VRT 或 MPR 图像重建，并旋转图像，以多角度观察血管与病变的情况，并选择显示病变最佳的图像摄影。

十二、胸部CT扫描技术

（一）适应证与相关准备

1. 适应证

（1）纵隔：CT 检查可以发现常规 X 线不易发现的纵隔肿瘤，并能准确地显示病变的性质、大小及范围。可发现有无淋巴结的肿大，显示病变与周围结构的关系。

（2）肺脏：可以发现肺、支气管和肺门等部位的各种疾病，如肺内的良恶性肿瘤、结核、炎症和间质性、弥漫性病变等。对肺门的增大，可以区分是血管性结构还是淋巴结肿大。

（3）胸膜和胸壁：能准确定位胸膜腔积液和胸膜增厚的范围与程度，鉴别包裹性气胸与胸膜下肺大泡，了解胸壁疾病的侵犯范围及肋骨和胸膜的关系。

（4）外伤：了解外伤后有无气胸、胸腔积液及肋骨骨折等情况。

（5）食管病变。

2. 相关准备

（1）认真审阅申请单，了解患者检查的目的和要求，详细阅读临床资料及其他影像学资料。

（2）检查前向患者简述扫描的全过程，取得患者的配合。

（3）去除检查部位的金属饰物和异物，如发卡、纽扣、钥匙、膏药等，防止产生伪影。

（4）对不合作的患者，包括婴幼儿、躁动不安和意识丧失的患者要给予镇静剂，必要时给予麻醉。

（5）向患者说明呼吸方法，做好呼吸训练。

（6）对于耳聋和不会屏气的患者，在病情许可的情况下，可训练陪伴帮助患者屏气。方法是当听到"屏住气"的口令时，一手捏住患者鼻子，一手捂住患者口部，暂时强制患者停止呼吸，等曝光完毕后，听到"出气"的口令后立即松手。

（7）如果呼吸困难不能屏气或婴幼儿，也可在扫描中加大 mA，缩短时间，以减轻运动伪影。

（8）增强扫描患者，预先建立好静脉通道。

（二）检查技术

1. 普通扫描

扫描体位：患者仰卧于扫描床上，头先进，两臂上举抱头，身体置于床面正中。

扫描范围与定位像：扫描范围从肺尖开始，一直扫描到肺底。定位像为胸部前后正位像，既可作为定位扫描用，又能给诊断提供参考。

扫描参数：管电压 ≥ 120 kV，管电流采用智能 mAs 技术，准直器宽度 0.5 ~ 1.2 mm，重建间隔为准直器宽度的 50%，FOV 根据患者体型大小设定，应包括整个胸廓，矩阵 ≥ 512×512，pitch 为 1.0 ~ 1.2；体部软组织算法和肺组织算法重建横断面、冠状面。肺窗：窗宽 1400 ~ 1800 Hu，窗位 600 ~ 800 Hu；纵隔窗：窗宽 200 ~ 350 Hu，窗位 30 ~ 50 Hu。

2. 增强扫描

对于怀疑胸部占位病变患者，应进行增强扫描。静脉团注对比剂 60 ~ 70 mL，流速 2.0 ~ 2.5 mL/s，延迟扫描时间 20 ~ 25 秒；对病变性质不明确者，可在 50 ~ 60 秒加扫静脉期。扫描范围和扫描参数同平扫。

（三）影像处理

根据临床和诊断需要，做不同方位的图像重建。胸部图像的显示和摄影常规采用双窗技术，即肺窗和纵隔窗。对于外伤患者，应观察和摄影骨窗。对肺部的片状影、块状影及结节病灶，可由肺窗向纵隔窗慢慢调节，选择最佳的中间窗观察和摄影。对于怀疑支气管扩张的患者，还应进行高分辨力算法的薄层重建，以更好显示病变。摄影时按人体的解剖顺序从上向下，多幅组合。对于一些小的病灶可采用放大摄影，或进行冠状面、矢状面重建，以便于进行定位描述。另外，还应摄影有无定位线的定位像各一幅。

十三、肺动脉扫描技术

（一）适应证和相关准备

1. 适应证

对于怀疑肺栓塞或肺隔离症的患者，可进行肺动脉 CT 血管造影。

2. 相关准备

检查前去掉检查部位的金属饰物和异物。不合作患者可在检查前采用药物镇静，成人一般用静脉注射或肌注 10 mg 地西泮，建立好静脉通道。

（二）检查技术

扫描体位及定位像同肺部 CT 平扫。

扫描范围：扫描范围从肺尖开始，一直扫描到肺底。

扫描延迟时间：肺动脉 CTA 扫描有专用的程序，测定靶血管内对比剂峰值变化，选择在对比剂浓度到达最高值时开始扫描。多层 CT 测定对比剂峰值浓度的方式有两种。①团注试验法：用低剂量扫描条件，选择气管分叉层面肺动脉作为采集层面，选择与 CTA 扫描相同的注射流速，由肘静脉注入非离子型对比剂 20 mL，注药后延时 5 秒开始扫描。此时靶血管内对比剂的浓度由低向高迅速增加，连续扫描至目标血管的对比剂浓度下降到接近正常浓度时中止扫描。将所获得的连续图像用动态评估软件进行分析，得到靶血管的时间密度曲线及平均峰值时间。根据平均峰值时间，设定扫描开始的延迟时间。②对比剂自动跟踪技术：气管分叉层面肺动脉作为采集层面，选定触发阈值为 100 ~ 150 Hu。用 4 ~ 5 mL/s 流速，由肘静脉注药后，延时 5 秒开始低剂量扫描采集。当感兴趣区内对比剂浓度到达设定阈值时，机器自动启动扫描。

注射参数：经静脉注射对比剂，碘对比剂浓度为 350 ~ 400 mgI/mL，对比剂注射流速为 4 ~ 5 mL/s，对比剂总量由流速和扫描采集时间所决定，使用 35 ~ 50 mL。

扫描参数：扫描管电压 100 ~ 120kV，管电流采用智能 mAS 技术，机架旋转时间 0.3 ~ 0.5 秒，扫描层厚 0.6mm，螺距 1.2。在对比剂注射后，利用团注试验法或对比剂自动跟踪技术延迟扫描动脉期。

（三）影像处理

扫描后对图像进行重建，重建层厚 0.6 ~ 1.0 mm，层间距为 0.5 ~ 0.7 mm，根据临床诊断需要进行 3D、MIP、VRT 或 MPR 图像重建，并旋转图像，以多角度观察血管与病变的情况，并选择显示病变最佳的图像摄影。

十四、肺静脉左心房扫描技术

（一）适应证和相关准备

1. 适应证

对于怀疑肺静脉或左心房疾病的患者，可进行肺静脉 CT 血管造影。

2. 相关准备

检查前去掉检查部位的金属饰物和异物。不合作患者可在检查前采用药物镇静，成人一般用静脉注射或肌注 10 mg 地西泮，建立好静脉通道。

（二）检查技术

扫描体位及定位像同肺部 CT 平扫。

扫描范围：扫描范围从主动脉弓层面开始，一直扫描到心尖。

扫描延迟时间：肺静脉 CTV 扫描有专用的程序，测定靶血管内对比剂峰值变化，选择在对比剂浓度到达最高值时开始扫描。多层 CT 测定对比剂峰值浓度的方式有两种。①团注试验法：用低剂量扫描条件，选择气管分叉层面升主动脉作为采集层面，选择与 CTA 扫描相同的注射流速，由肘静脉注入非离子型对比剂 20 mL，注药后延时 10 ~ 12 秒开始扫描。此时靶血管内对比剂的浓度由低向高迅速增加，连续扫描至目标血管的对比剂浓度下降到接近正常浓度时中止扫描。将所获得的连续图像用动态评估软件进行分析，得到靶血管的时间密度曲线及平均峰值时间。根据平均峰值时间，设定扫描开始的延迟时间。②对比剂自动跟踪技术：气管分叉层面升主动脉作为采集层面，选定触发阈值为 100 ~ 150 Hu。用 4 ~ 5 mL/s 流速，由肘静脉注药后，延时 10 ~ 12 秒开始低剂量扫描采集。当感兴趣区内对比剂浓度到达设定阈值时，机器自动启动扫描。

注射参数：经静脉注射对比剂，碘对比剂浓度为 350 ~ 400 mgl/mL，对比剂注射流速为 4 ~ 5 mL/s，对比剂总量由流速和扫描采集时间所决定，使用 70 ~ 80 mL。

扫描参数：扫描管电压 100 ~ 120kV，管电流采用智能 mAS 技术，机架旋转时间

0.3 ~ 0.5 秒，扫描层厚 0.6mm，螺距 1.2。为了抑制数据采集时心脏的搏动伪影，检查需与心电门控配合。在对比剂注射后，利用团注试验法或对比剂自动跟踪技术延迟扫描肺静脉左心房图像。

（三）影像处理

扫描后依据心电门控，对图像进行重建，当心率 < 70 次 / 分时，选择舒张末期重建可得到相对静止图像；当心率 > 70 次 / 分，多选取收缩期重建。重建层厚 0.6 ~ 1.0mm，层间距为 0.5 ~ 0.7mm，根据临床诊断需要进行 3D、MIP、VRT 或 MPR 图像重建，并旋转图像，以多角度观察血管与病变的情况，并选择显示病变最佳的图像摄影。

十五、冠状动脉CT扫描技术

（一）适应证与相关准备

1. 适应证

冠状动脉疾患的筛选：对临床症状表现为不典型胸痛，或典型缺血性心绞痛症状，或心电图异常的患者，可先进行 CT 冠状动脉造影进行筛选。

各种血管重建术的术前定位：如经皮腔内血管成形术（PTCA）及冠状动脉搭桥术（CABG）前，利用本技术可明确病变的位置和范围，观察其与周围结构的关系。

术后复查：用于 PTCA 及 CABG 等术后复查，创伤小，易耐受，检查方便。

其他方面的检查：①其他非冠心病的心脏手术及瓣膜置换术前了解心脏的功能情况，排除冠状动脉狭窄性疾患。②心脏梗死患者稳定期的复查，了解冠状动脉解剖情况及受损害的血管数目，判断预后，指导治疗。③选择性冠状动脉造影前行 CT 冠状动脉造影，可以起到预警作用，减少选择性冠状动脉造影操作的危险性。④非冠心病心脏手术前的冠状动脉评价，排除非冠心病外科手术前明显的冠状动脉病变，如瓣膜病变、主动脉疾患、成人先天性心脏病等。⑤电生理射频消融术前诊断：在双心室起搏器植入前明确心脏冠状静脉解剖；房颤射频消融之前用于明确患者的肺静脉解剖，测量左心室大小、与周围组织关系（如食管），以及除外左心房附壁血栓。

2. 相关准备

除了 CT 扫描的常规准备外，尚有一些特殊准备。

心率控制：对于 64 排 CT，建议心率低于 70 次 / 分，双源 CT 建议低于 90 次 / 分。对于基础心率过快的患者，在没有禁忌证情况下，需服用降心率药，如舌下含服美托洛尔 25.0 ~ 50 mg 或阿替洛尔 12.5 ~ 25 mg，使心率得到控制。

呼吸训练：检查前训练患者做深吸气、屏气及呼气动作。一般经过训练，患者的屏气时间可以大大延长，可在扫描过程中保持屏气不动。并且观察记录患者屏气时的心率情况，心率变化不应超过基础心率的10%。

硝酸甘油的使用：CT扫描前5分钟舌下含服硝酸甘油片剂0.5 mg。服用硝酸甘油能够使冠状动脉血管扩张，弥补CT设备对细小分支血管显示不足的缺陷。

心电图电极安装：冠状动脉CT扫描需与心电门控相结合，这样可获得清晰可靠的冠状动脉图像。

建立静脉通道：以18G以上的留置针置于手臂上粗大的静脉（如肘静脉），连接高压注射器后，将患者手臂置于头部，保持伸直、放松。

（二）检查技术

1. 多层螺旋CT扫描技术

扫描体位：患者仰卧，头先进，两臂上举抱头，身体置于床面正中，侧面定位像对准人体正中冠状面。

定位像：常规扫描胸部前后定位像及胸廓侧位定位像。

扫描范围：从气管隆凸下到心尖，包括整个心脏。

扫描参数：管电压80 ~ 140 kV，管电流600 ~ 750 mA，机架旋转时间0.3秒，扫描层厚0.6 mm，螺距0.2 ~ 0.5，采集时间窗位于70% ~ 80%R-R间期；重建视野20 ~ 25 cm；矩阵512×512；"锐利"（sharp）重建核。钙化积分的量化采用国内外通用的Agatston积分，每支冠状动脉的积分相加即为该患者的钙化积分。

扫描延迟时间：冠状动脉CTA扫描有专用的程序，测定靶血管内对比剂峰值变化，选择在对比剂浓度到达最高值时开始扫描。多层CT测定对比剂峰值浓度的方式有两种。团注试验法：用低剂量扫描条件，选择靶血管的近端断面设定感兴趣区，作为采集层面，选择与CTA扫描相同的注射流速，由肘静脉注入非离子型对比剂20 mL，注药后延时8 ~ 12秒开始扫描。此时靶血管内对比剂的浓度由低向高迅速增加，连续扫描至目标血管的对比剂浓度下降到接近正常浓度时中止扫描。将所获得的连续图像用动态评估软件（dynamic evaluation）进行分析，得到靶血管的时间密度曲线及平均峰值时间。根据平均峰值时间，设定扫描开始的延迟时间。对比剂自动跟踪技术：选择靶血管的近端断面，设定感兴趣区，选定触发阈值，一般在100 ~ 150 Hu。用4 ~ 5 mL/s流速，由肘静脉注药后，延时8 ~ 12秒开始低剂量扫描采集。当感兴趣区内对比剂浓度到达设定阈值时，机器自动启动，并延迟（患者吸气与屏气口令后）3 ~ 5秒后开始扫描。该方法推荐使用于心功能正常患者。

注射参数：经静脉注射对比剂，碘对比剂浓度为350 ~ 400 mgl/mL，对比剂注射流速为4 ~ 5 mL/s，对比剂总量由流速和扫描采集时间所决定，推荐使用50 ~ 80 mL。

扫描技术：钙化积分扫描用于冠状动脉内钙化病变的识别和定量，可使用ECG前瞻式门控扫描（序列扫描），也可使用ECG回顾式门控扫描（螺旋扫描）技术来完成检查。

ECG 前瞻式门控扫描时，系统根据前 3 ~ 5 个心动周期的搏动，准确预测下一个心动周期 R 波的位置触发扫描。扫描方式为步进式床移动（轴扫）。心脏容积通过"踩点触发"技术采集，患者的 ECG 信号用来启动序列扫描。由于 ECG 触发序列扫描需采用先前 R-R 间隔的平均值对患者下一个 R-R 间隔作出可靠的预测，因此该方法不应用于心律失常或心律不齐的患者。

ECG 回顾式门控扫描采用螺旋扫描方式，ECG 信号和原始数据被同时记录下来，根据心电图信号采用回顾式图像重建。CT 图像重建至少需要 180。扫描数据，即单扇区扫描，时间分辨力为 165 ~ 210 毫秒。高心率时，心脏舒张期变短，多层 CT 180° 采集时间长，重建图像有运动伪影。为了提高多层 CT 的时间分辨力，缩短采集时间，将 2 ~ 3 个心动周期的采集数据重组为一副图像，即多扇区扫描，时间分辨力可减少 1/2 或 1/3。多层螺旋 CT 心电图编辑方法有消除（delete），忽略（disable），插入（insert），R 波偏移（shift R-peak）等，对于有严重心率不齐的患者，可联合使用多种心电图编辑技巧，最终获得理想的冠状动脉图像。

可以采用 ECG 毫安调制技术、低管电压和前瞻性心电门控技术等降低辐射剂量。

2. 电子束 CT 扫描技术

单层容积扫描：使用心电门控采集图像，层厚 1.5 ~ 3.0 mm，平扫可显示有无冠状动脉钙化，增强扫描可观察冠状动脉有无狭窄及梗阻等情况。

电影扫描：使用心电门控采集图像，层厚 7 mm，对比剂用量一般 45 ~ 55 mL，流率 2.5 ~ 4.0 mL/s，可用于心脏大血管解剖结构分析及心功能分析。

血流扫描：使用心电门控采集图像，层厚 7 mm，对比剂用量一般 30 ~ 35 mL，流率 7 ~ 9 mL/s，扫描延迟时间约为 1/2 循环时间，可确定心肌、冠状动脉及搭桥血管的血流灌注情况等。

（三）影像处理

1. 横断原始图像重建

根据采用的心电门控模式和采集时间窗、管电流心电调制等技术的使用情况，选择 R-R 间期中横断面最清晰图像重建，心率 < 70 次 / 分，一般选择 70% ~ 80%R-R 间期重建；心率 > 70 次 / 分，一般选择 30% ~ 40%R-R 间期重建。显示野（dFOV）应该包括整个心脏边界，一般为 20 ~ 25 cm；图像矩阵 512×512。若需要评估心功能，可以在 0 ~ 90%R-R 间期内以 10% 为间隔重建原始横断面图像（必须是回顾性心电门控采集模式）。冠状动脉原始断层图像重建建议使用最薄的层厚（0.500 ~ 0.625 mm）、平滑重建核和半周重建完成。

2. 三维图像重组方法

常用的三维后处理方法包括 MIP、容积重组技术（VRT）、CPR、MPR。标准后处理方法是首先通过横断面图像，或是 VR 图像确定所选时相是否合适，初步观察冠状动脉的大致走行及病变，再对可疑病变部位进行 MIP、MPR 及 CPR 等后处理图像重组，结合病变部位的横断面，观察血管狭窄的垂直切面并测量其狭窄。CPR 重组图像经血管中心，直观显示管腔情况，但是中心线必须准确。VR 图像立体观察心脏和冠状动脉外形和心外结构，在评估狭窄时不建议使用。MPR 图像观察解剖变异和心脏内外细微结构。最佳的方法是病变部位冠状动脉长轴 MPR 及 MIP、病变血管的 CPR 和 VR，以及与横断面影像结合起来进行评估。

3. 对于心律不齐造成图像质量的下降

主要采取如下方法：

绝对延迟方法重建：由于 R 波后紧邻时相为收缩期，受心律变化影响较小，进行收缩末期重建可获得错层伪影较小的图像。

分段分时相重建：可以获得冠状动脉各个分支不同相位窗的清晰图像。

横断面重建：可以部分改善图像质量，百分比法是一种以心动周期的百分比值（%）作为触发单位的方法；固定时间法则是按固定的延迟或提前时间（毫秒）作为触发单位的方法。通常百分比法可以较明显改善图像质量。

自动化最佳期相选择技术：通过计算各支冠状动脉的运动速度从而自动化选择运动速度最低的 2 个时相进行重建：①单发期前收缩可导致瞬时心脏运动加快，此时可以应用心电图编辑软件忽略或删除这一心动周期，用下一个心动周期的数据来补足加以纠正。②代偿间歇可以造成与其他心动周期运动状态不一致的现象，此时需要对其前一个 R 波进行人为调整，对缺失的信号进行人为的插入，以保证其运动时相的一致性。③房颤的心动周期长度变化范围更大，心动周期更短，图像质量更差。舒张期重建方法已经无法满足时间分辨力的要求，只能进行收缩末期重建和绝对时间延迟重建。④房室传导阻滞可引起心动周期延长，改善方法是利用绝对时间延迟进行重建，或个体化心电图编辑，采用手动偏移 R 峰的办法纠正 R-R 间期不等造成的数据不匹配，尽量使重建数据保持在心脏搏动的同一相位。

4. 其他因素对成像质量的影响

①钙化斑块明显者，产生明显伪影，影响冠状动脉的重建效果。②检查时身体移动所造成的运动伪影，重建后出现图像模糊。③右心房高密度对比剂伪影：缩短扫描时间、减少对比剂用量和采用双筒高压注射器，能有效消除右心房对比剂伪影对 RCA 显示的影响。④呼吸运动伪影：检查前对患者进行屏气训练，使用尽可能短的扫描时间，一般能消除呼吸运动伪影。⑤扫描时间及扫描延迟时间：扫描时间越短，图像质量受屏气后心率波动的影响越小；扫描延迟时间确定的越准确则冠状动脉对比剂充盈的越好，图像质量就越好。

5. 摄片

窗位设置于 150～350 Hu，窗宽设置于 600～900 Hu。可按以下顺序进行：左主干、前降支（包括较粗大的对角支）、回旋支（包括较粗大的钝缘支）和右冠状动脉（包括较粗大的后降支和左心室后支），摄片时以最能清晰显示病变为标准。

常规冠状动脉造影的参考体位如下，左主干和前降支采用：①左前斜位 60°。②左前斜位 60°+ 足头 20°（X 线管在足侧）。③左前斜位 60°+ 头足 20°（X 线管在头侧）。④右前斜位 30°。⑤右前斜位 30°+ 足头 20°。⑥右前斜位 30°+ 头足 20° 等。

右冠状动脉采用：①左前斜位 60°。②前后位。③右前斜位 30° 等。

十六、腹部CT扫描技术

（一）适应证与相关准备

1. 适应证

肝脏和胆囊：包括肝肿瘤、肝囊肿、肝脓肿、脂肪肝、肝硬化、胆道占位、胆管扩张、胆囊炎和胆结石等。

脾脏：能确定脾脏的大小、形态、内部结构和先天变异等，并能区分良、恶性肿瘤、炎症及外伤引起的出血等。

胰腺：CT 能确定急性胰腺炎的类型；慢性胰腺炎可显示微小的钙化、结石；能确定有无肿瘤，肿瘤的来源、部位和范围；了解外伤后胰腺有否出血等。

肾和肾上腺：确定肾脏有无良恶性肿瘤及其大小、范围，有无淋巴结转移等；确定有无肾脏的炎症、脓肿及结石的大小和位置；肾动脉 CT 血管造影可显示有无血管狭窄及其他肾血管病变；显示外伤后有无肾损伤及出血情况；确定肾上腺有无良、恶性肿瘤的存在，以及功能性疾病如肾上腺皮质功能减退等。

腹部及腹膜后腔：可以明确有无良、恶性肿瘤的存在，如血管夹层动脉瘤、脂肪瘤和平滑肌肉瘤等；观察有无腹部肿瘤及腹膜后腔的淋巴结转移、炎症和血肿等。

2. 相关准备

①检查前应尽可能食用少渣饮食，特别不能服用含有金属的药品，或进行消化道钡剂造影。②检查当日以空腹为宜。③患者应携带其他影像学资料及其他临床相关检查资料。④CT 增强患者应严格掌握适应证，做好碘过敏反应的救治工作。⑤将对比剂（如60% 泛影葡胺或非离子型对比剂）加入温开水中，配制成 1% ~ 2% 的浓度给患者口服。检查肝脏、胰腺及脾脏时，扫描前 15 分钟口服该浓度对比剂 500 mL，使胃及十二指肠壶腹部充盈，形成良好对比。检查前再口服 300 ~ 500 mL，以便胃充盈，可有效克服部分容积效应，避免产生伪影，使扫描图像能更好地将胃及其他相邻脏器区别开来。若观察肾及肾上腺则要提前 20 ~ 30 分钟口服与上述相似浓度的对比剂。对于腹膜后腔检查则应提前 2 小时口服 1% ~ 2% 浓度的对比剂 800 ~ 1000 mL，以便于充盈整个肠道系统。⑥患者脱掉有金属扣子和挂钩的衣裤，取出口袋中的金属物品，解除腰带，去除

腰围、腹带及外敷药物等。⑦做好耐心细致的解释工作，使患者消除疑虑和恐惧，明白检查的程序和目的。训练患者的呼吸，并保持每次呼吸幅度一致。

（二）检查技术

1. 普通扫描

扫描体位：患者仰卧于扫描床上，头先进，两臂上举抱头，身体置于床面正中。

定位像与扫描范围：定位像为腹部前后正位像。扫描基线在定位像上设定，肝脏和脾脏以膈顶为扫描基线，胆囊和胰腺以肝门为扫描基线，肾和肾上腺以肾上极为扫描基线，腹膜后腔以肝门为扫描基线。扫描范围：肝、脾从膈顶扫描至肝右下角；胆囊及胰腺从肝门直至胰腺扫描完整；肾从肾上极扫描到肾下极；肾上腺从起始扫描到肾脏中部；腹膜后腔从肝门扫描到髂前上棘。

扫描参数：管电压≥120kV，管电流采用智能mAs技术，准直器宽度0.6～1.5mm，重建间隔为准直器宽度的50%，FOV根据患者体型大小设定，应包括整个腹部（包括腹壁脂肪），矩阵≥512×512，pitch为1.0～1.2；体部软组织算法重建横断面、冠状面。窗宽150～200 Hu，窗位40～60 Hu。

2. 增强扫描

腹部增强扫描的对比剂注射方法均采用静脉内团注法，对比剂用量60～80 mL，流速2～3 mL/s。

肝脏、脾脏增强通常采用三期扫描，动脉期延迟扫描时间25～30秒，门脉期延迟扫描时间60～70秒，实质期延迟扫描时间85～90秒。若怀疑肝血管瘤，则实质期的延迟扫描时间为3～5分钟或更长，直致病灶内对比剂充满为止；胰腺增强扫描通常采用"双期"，动脉期延迟扫描时间35～40秒，静脉期延迟扫描时间65～70秒；肾脏增强扫描通常扫描皮质期、髓质期和分泌期，皮质期延迟扫描时间25～30秒，髓质期延迟扫描时间60～70秒，分泌期延迟扫描时间2～3分钟。

（三）影像处理

根据临床和诊断需要，做不同方位的图像重建。腹部扫描采用标准或软组织模式，用螺旋扫描。肝、脾扫描采用8mm层厚，8mm间隔；胆道扫描采用3mm层厚，3mm间隔；肾脏扫描采用5～8mm层厚，5～8mm间隔；肾上腺采用3mm层厚，3mm间隔；腹膜后腔扫描采用8mm层厚，8mm间隔。腹部CT图像的显示一般用软组织窗，根据观察脏器和病变情况，适当调节窗宽和窗位。一般的，窗宽150～200 Hu，窗位40～60 Hu；肾上腺窗宽200～300 Hu，窗位30～50 Hu。按解剖顺序将平扫、增强、延迟扫描的图像依时间先后摄影，对肾上腺的图像应放大摄影。有些小病灶除须放大摄影外，还可行矢状位、冠状位重建。

十七、主动脉血管造影扫描技术

（一）适应证和相关准备

1. 适应证

对于怀疑主动脉疾病（如夹层动脉瘤，胸腹主动脉瘤）及占位病变与血管关系密切的患者，可进行主动脉血管造影。

2. 相关准备

检查前去掉检查部位的金属饰物和异物。不合作患者可在检查前采用药物镇静，成人一般用静脉注射或肌注 10 mg 地西泮，检查前建立好静脉通道。

（二）检查技术

扫描体位及定位像同肺部 CT 平扫。

扫描范围：扫描范围从主动脉弓层面开始，一直扫描到器内外动脉远端。

扫描延迟时间：主动脉 CTA 扫描有专用的程序，测定靶血管内对比剂峰值变化，选择在对比剂浓度到达最高值时开始扫描。多层 CT 测定对比剂峰值浓度的方式有两种。①团注试验法：用低剂量扫描条件，选择气管分叉层面降主动脉作为采集层面，选择与 CTA 扫描相同的注射流速，由肘静脉注入非离子型对比剂 20 mL，注药后延时 10 ~ 12 秒开始扫描。此时靶血管内对比剂的浓度由低向高迅速增加，连续扫描至目标血管的对比剂浓度下降到接近正常浓度时中止扫描。将所获得的连续图像用动态评估软件进行分析，得到靶血管的时间密度曲线及平均峰值时间。根据平均峰值时间，设定扫描开始的延迟时间。②对比剂自动跟踪技术：气管分叉层面降主动脉作为采集层面，选定触发阈值为 100 ~ 150 Hu。用 4 ~ 5 mL/s 流速，由肘静脉注药后，延时 12 ~ 15 秒开始低剂量扫描采集。当感兴趣区内对比剂浓度到达设定阈值时，机器自动启动扫描。

注射参数：经静脉注射对比剂，碘对比剂浓度为 350 ~ 400 mgI/mL，对比剂注射流速为 3.5 ~ 4.5mL/s，对比剂总量由流速和扫描采集时间所决定，推荐使用 100 ~ 120 mL。单独胸主动脉或者腹主动脉血管造影时，可根据扫描时间相应减少对比剂用量，推荐使用 60 ~ 80 mL。

扫描参数：扫描管电压 100 ~ 120kV，管电流采用智能 mAS 技术，机架旋转时间 0.3 ~ 0.5 秒，扫描层厚 0.6mm，螺距 1.2。为了抑制数据采集时心脏的搏动造成的升主动脉伪影，检查需与心电门控配合；在单独采集腹主动脉 CTA 时，可以不用心电门控。在对比剂注射后，利用团注试验法或对比剂自动跟踪技术延迟扫描主动脉图像。

（三）影像处理

扫描后依据心电门控，对图像进行重建。重建层厚 0.6 ~ 1.0mm，层间距为

0.5 ~ 0.7mm，根据临床诊断需要进行 3D、MIP、VRT 或 MPR 图像重建，并旋转图像，以多角度观察血管与病变的情况，并选择显示病变最佳的图像摄影。

第二节　MR 检查技术

一、磁共振检查准备

（一）适应证与禁忌证

1. 适应证

① MRI 检查适用于人体的任何部位：包括颅脑、耳、鼻、咽、喉、颈部、心脏、肺、纵隔、乳腺、肝脾、胆道、肾及肾上腺、膀胱、前列腺、子宫及附件、卵巢、四肢关节、脊柱、脊髓、外周血管等。② MRI 适用于人体多种疾病的诊断：包括肿瘤性、感染性、结核性、寄生虫性、血管性、代谢性、中毒性、先天性、外伤性等疾病。③ MRI 在中枢神经系统颅脑和脊髓最具优势。对于肿瘤、感染、血管性病变、白质病变、发育畸形、退行性病变、脑室系统及蛛网膜下腔病变、出血性病变均优于 CT。因不产生骨伪影的优点，对后颅凹及颅颈交界区病变的诊断具有独特的优势。④ MRI 具有软组织高分辨特点及血管流空效应，可清晰显示咽、喉、甲状腺、颈部淋巴结、血管及颈部肌肉的病变。⑤ MRI 对纵隔及肺门淋巴结肿大，占位性病变的诊断有价值，对肺组织成像因质子含量相对少，信号弱，又因呼吸运动伪影的影响，成像质量相对较差，如钙化及小病灶的检出常不如 CT。⑥ MRI 可对心肌、心腔、心包病变、某些先天性心脏病作出准确诊断，且对心脏功能作定量分析。MRI 的流空效应及电影白血技术，可直观地显示主动脉瘤、主动脉夹层等大血管疾患。⑦ MRI 多参数技术及快速和超快速序列在肝脏病变的鉴别诊断中具有重要价值，对典型病例不需用对比剂即可通过 T_1 加权像和 T_2 加权像直接鉴别肝脏良、恶性病变。应用水成像技术，不需用对比剂即可获得造影效果，对胆囊、胆道及胰腺疾病的诊断有很大的价值。⑧ MRI 对肾脏疾病地诊断具有重要价值，MRI 可直接显示尿液造影图像（MRU），对输尿管狭窄、梗阻具有重要价值。⑨ MRI 可显示胰腺及胰腺导管，在胰腺病变的诊断中 CT 与 MRI 两者具有互补性。⑩ MRI 对女性盆腔疾病具有重要诊断价值，对盆腔内血管及淋巴结的鉴别较容易，是盆腔肿瘤、炎症、子宫内膜异位症、转移癌等病变的最佳影像学检查手段。⑪ 对四肢骨髓炎、软组织内肿瘤及血管畸形有良好的显示效果。MRI 可清晰显示软骨、关节囊、关节液及关节韧带，

对关节软骨损伤、半月板损伤、关节积液等病变的诊断具有其他影像学检查无法比拟的价值。在关节软骨的变性与坏死诊断中，早于其他影像学方法。⑫MRI利用特殊的成像技术和序列，能进行血管造影和MR水成像。

2. 禁忌证

MRI系统的强磁场和射频场有可能使心脏起搏器失灵，也容易使各种体内金属性植入物移位，在激励电磁波作用下，体内的金属还会因发热而造成伤害。

绝对禁忌证：指受检者进入磁孔后，会导致生命危险或伤害的情况：①装有心脏起博器、心脏磁性金属瓣膜、冠脉磁性金属支架者。②电子耳蜗者。

相对禁忌证：指受检者进入磁孔后，可能被导致潜在伤害的情况：①检查部位有金属置入物，如血管止血夹、人工关节，固定钢板等。②带有呼吸机及心电监护设备的危重受检者。③体内有胰岛素泵等神经刺激器的受检者。④妊娠三个月以内的早孕受检者。

投射或导弹效应：是指铁磁性物体靠近磁体时，因受磁场吸引而获得很快的速度向磁体方向飞行。可对受检者和工作人员造成灾难性甚至致命性伤害。因此，应禁止将磁性氧气活塞、推车、担架、剪刀、镊子等非MRI兼容性急救设备、监护仪器、呼吸器以及钥匙、硬币、发夹、手机、手表等金属物体带入扫描室内。

（二）检查前准备

①认真核对MRI检查申请单，了解病情，明确检查目的和要求。②确认受检者没有禁忌证，并嘱受检者注意检查事项。③进入扫描室前，嘱受检者及陪同家属除去随身携带的任何金属物品（如手机、手表、刀具、硬币、钥匙、发卡、别针、磁卡、推床、轮椅等）并妥善保管，严禁带入检查室。④给受检者讲述检查过程，消除恐惧心理，争取检查时的合作。⑤婴幼儿、烦躁不安及幽闭恐惧症受检者，应给适量的镇静剂或麻醉药物。⑥急危重受检者必须做MRI检查时，应由临床医师陪同观察，备齐抢救器械和药品。

二、中枢神经系统磁共振扫描技术

（一）颅脑MRI扫描技术

1. 适应证

①颅脑外伤：尤适用于CT检查阴性者。②脑血管性疾病：脑梗死、脑出血、脑血管畸形。③颅内占位性病变：良恶性肿瘤、囊肿等。④颅内感染与炎症。⑤脑部退行性病变。⑥脑白质病变。⑦颅脑先天性发育异常、脑积水、脑萎缩。⑧颅骨骨源性疾病。

2. 检查技术

（1）线圈与序列

可用头颅正交线圈或多通道磁敏感线圈。常规序列组合：横断面（Tra）T_1WI、

T_2WI、T_2W – FLAIR+ 矢状面（Sag）T_2WI 或 T_1WI 或冠状面（Cor）T_1WI。必要时加作 T_2*WI、扩散加权序列（DWI）或脂肪饱和（FS）技术。

T_2WI 及 T_1WI 为首选序列，T_2W–FLAIR 序列为抑制自由水信号的 T_2 加权序列，它可以获得脑脊液为低信号的 T_2 加权像，对病灶更敏感，并能检出被脑脊液掩盖的病灶，如蛛网膜下腔出血。因此，常规应用这三个序列作颅脑成像。

T_2*WI 对急性脑出血较敏感。T_2W–FLAIR 及 DWI 序列对脑梗死较敏感，尤其 DWI 对早期脑梗死最敏感。对 T_1WI 及 T_2WI 序列均显示为高信号时，应加用脂肪抑制技术的 T_1 加权，以鉴别高信号病灶成分是否为脂肪。

Gd-DTPA 对比剂增强扫描，采用 T_1WI 序列做横断面、矢状面及冠状面扫描。由于 DWI 像上脂肪及 Gd-DTPA 增强区域均为高信号，应加用脂肪抑制技术，以抑制脂肪高信号。

（2）扫描方法

采用标准头部成像体位：仰卧位，头先进，头置于线圈内，眉间线对线圈中心，定位线对线圈中心标线及眉间线。锁定定位线，将定位中心送进磁体扫描中心。MRI 对体位摆置的要求，一般较宽松，以舒适为主，以适应长时间检查。

成像方位：首先采用 3plan 快速定位成像序列同时扫出横断面、矢状面、冠状面三个平面定位图，再在上面的定位图上设置不同的成像。①横断面成像，在矢状面定位像上设置横断面扫描层面，一般使横断面扫描层面平行于前一后联合连线，在冠状面定位像上使横断面扫描层面平行于两侧颞叶底部连线，在横断面定位像上调整视野范围。横轴面成像范围包含鼻咽、小脑至颅顶。可在扫描层面范围下方设置预饱和带，消除血流搏动伪影。②矢状面成像，在横断面图像上设置矢状面成像，使成像层面与大脑正中矢状裂平行，在冠状位定位像上与大脑正中矢状裂、脑干及延髓平行，在矢状位定位像上调整视野范围。矢状面成像范围视病情包含病灶或全脑。③冠状面成像，在横断面图像上设置冠状面成像，使成像层面与大脑正中矢状裂垂直，在矢状位上使冠状成像层面与脑干大致平行，在冠状位定位像上调整视野。冠状面成像范围视病情包含病灶或全脑。

增强扫描：常用对比剂 Gd-DTPA，常规剂量为 0.1 mmol/kg 体重，以 0.5 ~ 1.0 mL/s 速度静脉注射后，作横断面、矢状面、冠状面 T1WI+ 脂肪抑制成像。扫描层面保持与平扫一致。

扫描参数：基本参数：FOV 200 ~ 250mm，层厚 5 ~ 8mm，层间隔为相应层厚的 10% ~ 20%，矩阵 128 ~ 400×256 ~ 512。序列参数：SE-TWI 序列 TR 300 ~ 800 毫秒，TE 5 ~ 30 毫秒；SE-T_2WI 序列 TR 2000 ~ 4000 毫秒，TE 80 ~ 120 毫秒；T_2-FLAIR 序列 TR 2000 ~ 4000 毫秒，TE 80 ~ 120 毫秒，TI 1500 ~ 2500 毫秒；T_1-flair 序列 TI 700 ~ 1000 毫秒，余同 SE-T_1WI。相位编码方向：横断面成像取左右向，矢状面成像取前后向，冠状面成像取左右向。

（3）图像处理

常规成像一般不需要特殊后处理。

（二）颅脑MRA扫描技术

1. 适应证

可用于显示动脉瘤、血管狭窄和闭塞、动—静脉畸形及其供血动脉和引流静脉；可以显示脑血管内动脉期、毛细血管期和静脉期；可显示肿瘤血管的血供情况及肿瘤压迫邻近血管结构并使之移位的情况，为外科手术方案的制订提供更多的信息。

2. 检查技术

颅脑 MRA 应以颅脑 MRI 为基础，先行 MRI 成像，再行 MRA 成像。颅脑 MRA 成像序列，可采用 3D/2D-TOF-MRA、3D/2D-PC-MRA 及 3D-CEMRA 技术成像。

（1）3D-TOF-MRA：主要用于流速较快的动脉血管成像

线圈与序列：选用头颅线圈或头颈联合阵列线圈，3D-TOF-FLASH 快速梯度回波序列。

扫描方法如下。①体位：同颅脑 MRI。②成像方位：在矢状面图像上设置 3D-TOF-MRA 横断面扫描块，层面与多数颅内动脉走行垂直或成角，或与前—后联合连线平行，在冠状面像上与两侧额叶底部连线平行，在横断面像上调整视野。成像层数根据 MRI 图像所示病情而定。可单个 3D 块，也可多个 3D 块重叠衔接扫描。预饱和带设置在颅顶，以饱和矢状窦及其引流静脉血流。运用流动补偿技术，以增强血流信号及消除流动伪影。对动静脉畸形病例，取消预饱和带，可同时显示动静脉畸形的动脉、畸形血管及引流静脉。3D-TOF-MRA 层面设置，一般尽量使层面与成像部位中多数血管相垂直，以使血流达到最高信号强度，3D 块的厚薄及位置应尽量包含病变血管范围。由于受 TR、翻转角及流速的影响，血流流经一定距离后，逐渐产生饱和效应，信号逐渐减弱。因此，3D 块越厚，血管远端及分支信号则越弱。

改善这种状况几种方法：①信号等量分配技术，在成像过程中逐渐加大翻转角，接近流入方向部分，流入效应较强，血流质子多未饱和，可用小的翻转角激励，逐渐向流出方向，血流质子逐渐饱和，需逐渐加大翻转角，以产生较大的信号，此技术又称倾斜优化无饱和激励（TONE）。②多薄块重叠血管造影技术（MOTSA），对较大的扫描范围用多个相对小的 3D 块在衔接处重叠采集。③磁化传递（MT）：该技术可抑制背景静止组织信号，从而提高血管高信号与周围静止组织信号的对比。④运用三维部分 K- 空间技术和层面选择方向内插技术，可提高成像速度及层面选择方向的分辨率。

扫描参数：一般地，TR=20 ~ 40 毫秒，TE= 最短。例如，3.34-10 毫秒，FOV 200 ~ 220mm，层厚 0.5 ~ 2.5mm，层间隔 0，重叠覆盖层面 1 ~ 2mm。

图像处理：将所得原始图像进行最大强度投影 MIP 重建，产生三维血管解剖图。重建后 MIP 图可作任意方位、角度旋转重建；亦可对兴趣区进行靶 MIP 重建，减少背景噪声，提高兴趣区血管病变的检出率。

（2）2D-TOF-MRA：主要用于矢状窦、乙状窦的静脉血管成像

线圈与序列 2D-TOF-FLASH —快速梯度回波序列。

扫描方法：①体位：同颅脑 MRI。②成像方位：在矢状和横断定位像上设置 2DTOF-MRA 冠状面扫描层面，范围包含全颅外缘，在冠状定位像上调整视野。在颅底下方设置横断预饱和带，消除动脉影像。③扫描参数：因场强、机型等而有所不同。TR= 最短，TE= 最短。

图像处理：与 3D-TOF-MRA 相同。

2D-TOF-MRA 与 3D—TOF-MRA 的比较：① 2D-TOFMRA 流入饱和效应小，可采集较大范围，流动 - 静止对比好，对慢速血流、血流方向一致的血管显示好；3DTOF-MRA 流入饱和效应明显，成像块厚受血流速度制约，信噪比好。② 2D-TOF-MRA 层面厚，空间分辨力差，相位弥散强，弯曲血管信号有丢失；3D-TOF 层厚较薄，空间分辨力高，对复杂弯曲血管的信号丢失少。③相同容积 2D-TOF-MRA 较 3D-TOF-MRA 成像时间短。

（3）3D—PC—MRA 线圈及序列；线圈同 TOF 法。采用 3D-PC 相位对比梯度回波序列

扫描方法：①体位：同颅脑 MRI。②成像方位：在横断位和冠状位定位像上设置矢状面扫描，层面与大脑正中矢状裂平行，范围包含全颅外缘。在矢状位定位像上调整视野。③扫描参数：一般地，TR=20 ~ 40 毫秒，TE= 最短，PC Velocity 流速编码值，应根据兴趣区血流速度设定，例如 10 ~ 75cm/s。比预设值流速高的血流产生高信号，比预设值流速低的血流信号降低或消失。

3D-PC-MRA 具有：①仅血流呈高信号，背景抑制优于 3D-TOF 法。②空间分辨力高。③成像容积内信号均匀一致。④有很宽的流速敏感范围，可显示动脉与静脉。⑤能定量和定性分析，用于分析可疑病变区的细节，检查流量与方向。大量血肿未吸收时，观察被血肿掩盖的血管病变。

（4）2D-PC—MRA 线圈及序列选择：线圈同 TOF 法。序列为 2D-PC 相位对比梯度回波序列

扫描方法：①体位：同颅脑 MRI。②成像方位：取冠状面扫描，范围可视兴趣血管而定。③扫描参数：一般地，TR=20 ~ 40 毫秒，TE= 最短，PC Velocity 流速编码值，可根据估计兴趣区血流速度设定，例如 10 ~ 40cm/s。

图像处理：直接获得血管造影像，无需特殊处理。

2D-PC-MRA 具有：①仅血流成高信号。②采集时间短，可用于显示需极短时间成像的病变，亦可用于筛选流速成像，用于 3D-PC-MRA 的流速预测。对欲行 3D-PC-MRA 的靶血管做 2D-PC-MRA，在短时间内可预测其大致流速，然后再行 3D-PC-MRA，多用于静脉系成像。

（5）3D-CE-MRA：主要用于颅脑大面积血管病变，可在不同时相观察到动脉或静脉病变，亦可做减影显示病变

线圈及序列：线圈同 TOF 法。采用快速动态采集 3D-FLASH 梯度回波序列。

扫描方法：①体位：同颅脑 MRL ②成像方位：取冠状面扫描。③扫描参数：一般地，TR 选最短，如 5.1 ～ 10 毫秒，TE 选最短，1.5 ～ 2.0 毫秒。FA=30°～ 40°，层厚 1.5 ～ 3mm，层间隔 0 或覆盖重叠扫描。④成像方法：以 19G 静脉滞留针建立肘静脉通道，以 1.2m 三通连接管分别接 50 mL 生理盐水及剂量为 0.2mmol/kg 体重的 Gd-DTPA。先行矢状面 3D 快速扫描（蒙片），受检者体位不变，快速团注剂量为 0.2mmol/kg 体重的 Gd—DTPA（亦可采用高压注射器），并进行连续 2 次以上的动态多期扫描（动脉期和静脉期）。扫描开始时间是 CE-MRA 成败的关键，一般按 Ts=Tt－l/4Ta（Ts 是扫描开始时间，Tt 为对比剂通过时间，Ta 为数据采集时间）。

图像处理：将注射对比剂后的多期扫描图像对应减去注射对比剂前的图像（蒙片），即得到只有对比剂高信号的血管影像，再将其进行 MIP 重建即可产生连续的三维血管造影像。

（三）鞍区MRI扫描技术

1. 适应证

垂体微腺瘤和垂体腺瘤，鞍区肿瘤及感染性疾病、血管性病变、骨源性疾病，外伤等。

2. 检查技术

线圈及序列：线圈同颅脑 MRI。序列以矢状面 T_1WI、冠状面 T_1WI 及 T_2WI 为主。如需鉴别鞍区病变的出血或脂肪成分，则需加做 T_1WI-FS 序列。

扫描方法如下。①体位：同颅脑 MRI。②成像方位：鞍区 MRI 常规采用高分辨、薄层 Sag-T_1WI、Cor-T_1WI、Cor-T_2WI 扫描。冠、矢状面层面分别平行并经过垂体柄。③增强扫描：鞍区病变常需做增强扫描，采用 Sag-T_1WI 和 Cor-T_1WI- 抑脂序列，与平扫同层面，必要时作横断面扫描。④垂体动态增强扫描：对病变很小的垂体微腺瘤则需做动态增强扫描，即多时相采集，作冠状面 T_1WI 抑脂序列快速动态成像，单次采集时间 10 ～ 30 秒，连续动态采集 10 ～ 20 次时相，第一时相采集后，立即快速注射对比剂，连续采集全部时相。⑤扫描参数：小视野及薄层扫描。FOV 160 ～ 200mm，过样采集，以消除小 FOV 产生的卷褶伪影。层厚 2 ～ 5mm，层间隔为相应层厚的 10%～ 20% 或无间隔。

3. 图像处理

对动态增强扫描所获原始图像，可进行 T_1 灌注时间—信号强度曲线分析。

（四）MR脑扩散加权成像扫描技术

1. 适应证

最适用于早期脑梗死的检查，也用于肿瘤的评价。

2. 检查技术

线圈及序列选择：线圈同颅脑MRI。序列为EPI-DWI快速成像序列。

扫描方法：①体位：同颅脑MRI。②成像方位：在矢状面定位像上设定横断面扩散加权扫描，扫描方位应采取倾斜层面以尽量避开颅底界面的磁敏感伪影。视病变部位的需要尚可设定矢状面及冠状面扫描（脑干病变）。③扫描参数：基本参数：FOV 200～250mm，层厚5～8mm，层间隔为相应层厚的10%～50%或为0。序列参数：选择2个以上扩散加权系数，即b值，通常为0和1000/mm^2。X、Y、Z三轴方向均加扩散梯度成像。

图像处理：2组b值的原始图像经DWI后处理软件处理，可生成ADC图像及（或）EADC图像。

（五）MR脑灌注扫描技术

1. 适应证

脑灌注成像（PWI）适用于观察颅脑及其他脏器血流灌注情况，如脑梗死、脑肿瘤及肝脏病变的早期诊断、肾功能灌注等。对比剂引起的增强效应适应于心脏的灌注分析，对比剂能够进入组织间隙，每次成像所需要的对比剂浓度较少，可以多次重复扫描观察整个心脏的灌注情况。

2. 检查技术

线圈及序列：头颅正交线圈或多通道线圈。序列：可选用EPI—自旋回波序列（EPI—SE），EPI-梯度回波序列（EPI-GRE），EPI-自由衰减序列（EPI-FID），即T$_2$*加权快速成像序列。

扫描方法：①体位：同颅脑MRI。②成像方位：取颅脑横断面成像，可先作弥散加权成像，作为诊断及病变定位图像。③扫描参数：通常选各向同性的弥散加权序列，b=1000。必要时，再作一次高分辨力弥散加权，一般层面设为20～25层，扫描时间约4s。灌注扫描：按病变部位设定层面，一般为4～10层，扫描次数为连续动态扫描40～60次，1～2秒/次内扫完所设层面。对比剂在启动扫描1～4次后开始快速静脉注射，速度2～3mL/s。

图像处理：在工作站用信号强度—时间变化曲线分析软件，分析血流灌注过程，并计算T$_2$*图像信号变化率，根据T$_2$*变化率计算出局部相对脑血容量rCBV，局部血流平均通过时间（MTT）和局部脑血流量（rCBF）等参数。

三、脊柱与脊髓磁共振扫描技术

（一）脊柱与脊髓MRI扫描技术

1. 适应证

①椎管内肿瘤。②椎骨肿瘤。③脊椎炎性疾病。④脊髓退行性变和椎管狭窄症。⑤脊椎和脊髓外伤。⑥脊椎和脊髓的先天性疾病。⑦脊髓及椎管内病变手术后复查。

2. 扫描技术

（1）线圈及序列选择

线圈为脊柱表面线圈。推荐序列：快速 SE-T_2WI、T_1WI、T_2WI- 抑脂、T_1WI- 抑脂序列，以及 3D- 水激励脂肪抑制序列等。

（2）扫描方法

①体位：脊柱表面线圈置于检查床上，长轴与床长轴一致。受检者仰卧于线圈上，头先进。被检段脊柱中心位于所选线圈中心，并设为定位中心。②成像方位：常规行矢状面 T_2WI、T_1WI 成像及（或）T_2WI- 抑脂或 T_1WI- 抑脂序列，横断面 T_2WI/T_1WL 冠状面 T_2WI/T_1WI 序列成像。3D- 水激励序列通常取冠状面成像。③增强扫描：常规作增强 T_1WI- 抑脂序列矢、冠状及横断面成像。④扫描参数：层厚 3 ~ 5mm，层间隔为层厚的 10% ~ 20%。矢、冠状面成像 FOV 250 ~ 380mm（视扫描脊柱段范围而定）。横断面成像 FOV200mm，横矩形。

矢状面、横断面成像时，在成像范围脊柱前方设置预饱和带，以消除伪影。例如颈椎前方的预饱和带，可消除吞咽动作引起的运动伪影，胸椎前方的预饱和带，可消除主动脉及心脏搏动产生的伪影，腰椎前方预饱和带，可消除腹主动脉及腹部呼吸运动引起的伪影。脑脊液搏动伪影一般在胸椎较明显，可使用搏动同步采集技术，在横断面扫描时，由于脑脊液流动方式复杂，易产生脊髓周围流动伪影，采用层面选择方向流动去相位技术，能明显改善此类伪影，或在扫描范围上、下方设置预饱和带，也可消除脑脊液流动伪影。

由于脊髓血管极细小，脊髓的血管畸形，常无法进行常规 MRA 成像，可以使用长回波时间（TE > 200 毫秒）的高分辨（512×512）快速 SE-T_2WI 序列，使畸形血管呈流空表现，即"黑血"影像。也可采用流动去相位序列，产生"黑血"效应。

自动拼接软件可实现全脊柱 MRI。其主要技术要点为：分别进行分段脊柱同层采集后，利用拼接软件将各段脊柱采集数据进行无缝拼接而成。

（3）图像处理

3D- 水激励脂肪抑制序列可进行 MPR 重建、曲面重建，以显示脊神经根连续走行。全脊柱 MRI，需进行无缝拼接处理。

（二）MR脊髓造影（MRM）扫描技术

1. 适应证

①椎间盘疝。②椎管狭窄。③蛛网膜及神经根囊肿。④神经纤维瘤。⑤神经源性肿瘤。⑥椎管内占位性病变。

2. 扫描技术

（1）线圈及序列

线圈同脊椎 MRI。序列同一般水成像。即单次激发 – 单 3D 块 – 快速自旋回波 T_2WI 采集序列，及多激发或单激发 – 多层薄层 2D/3D– 快速自旋回波重 T_2WI 序列。

（2）扫描方法

先行脊椎 MRI 常规检查，根据平扫图像，定位进行 MRM 检查。

体位：同脊椎 MRI。

成像方位：①单次激发 – 单 3D 块 – 快速自旋回波 T_2WI 采集序列：以椎管长轴为纵轴，作绕椎管的圆周辐射扫描。②多激发或单激发 – 多层薄层 2D/3D– 快速自旋回波重 T_2WI 序列：作平行于椎管的冠状面或矢状面 3D 块成像。

扫描参数：一般与水成像基本相同。不需屏气，不需呼吸门控。

（3）图像处理

同 MRCP/MRU。多激发或单激发 – 多层薄层序列原始图像需作 MIP 处理并旋转，获得三维椎管造影像。单激发 – 单 3D 块序列扫描无需后处理即可获得相应角度扫描的三维椎管造影像。

四、五官及颈部磁共振扫描技术

（一）眼部MRI扫描技术

1. 适应证

适用于眶内占位性病变、外伤、炎症、视网膜剥离等。

2. 检查技术

（1）线圈及序列

选择头部线圈、环形表面线圈、眼眶专用线圈。序列为 T_2WI、T_1WI、T_2W–FLAIR、T_2WSTIR、T_1WI+FS。T_2W–STIR 序列在显示视神经方面具有重要作用。

（2）扫描方法

体位：同颅脑 MRI。注意闭双眼，保持眼球勿动，以免造成运动伪影。

成像方位：①横断面作 T_2WI、T_1WI、$T_2WFLAIR$、T_2W-STIR 序列扫描，在矢、冠状定位像上设定扫描层面，使层面在冠状位定位像上平行两侧眼球晶状体中点连线，在矢状位定位像上平行并经过视神经长轴。在横断位像上调整视野。②冠状面作 T_1WI/ T_2WI 扫描，层面在横断面定位像上平行两侧眼球晶状体连线，在矢状面定位像上垂直视神经长轴，在冠状面定位像上调整视野。③斜矢状面作 T2W-STIR 扫描，层面在横断面定位像上平行并经过该侧视神经长轴，在矢状面像上调整视野。

增强扫描：作 T_1WI-FS 序列的横断面、冠状面、斜矢状面扫描。

扫描参数：薄层，小视野。FOV160～200 mm，过样采集，以消除小 FOV 产生的卷褶伪影。层厚 2～5 mm，层间隔为相应层厚的 10%～20%。

（3）图像处理：一般不需作特殊后处理。

（二）鼻及鼻窦、鼻咽部、耳部、颌面部MRI扫描技术

1. 适应证

鼻窦炎、鼻息肉、肿瘤、鼻咽癌、内耳疾病、颌面部疾病等。

2. 检查技术

线圈及序列：采用头颅线圈或头颈部联合线圈。序列为 T_2WI、T_1WI、T_2W-FLAIR、T_2W-STIR、T_2WIFS 序列。冠状面、矢状面的 T_2WI-FS 或 T_2W-STIR，有利于观察有无淋巴结转移。

扫描方法：①体位：受检者头部应尽量往线圈内移，使线圈中心及定位线对于眉间与鼻尖连线的中点。其余同颅脑 MRI。②成像方位：平扫横断面 T_2WI、T_1WI、T_2W-FLAIR，矢状面 T_2WI/T1WI，冠状面 T_2WI-FS/T1WI 或 T_2W-STIR。扫描范围包含颈部淋巴结。③增强扫描：T_1WI-FS 序列横断面、冠状面、矢状面扫描。④扫描参数：层厚 3～8mm，层间隔为相应层厚的 10%～20%，FOV 180～250mm，或根据病变需要设定视野。

图像处理：无需特殊处理。

（三）咽喉部及颈部MRI扫描技术

1. 适应证

适用于喉与喉咽、气管、甲状腺、甲状旁腺、颈部淋巴结、上段食管及颈部血管、肿瘤性病变。

2. 检查技术

线圈及序列：颈部表面线圈、头颈联合线圈。序列为 T_2WI、T_1WI、T_2W-FLAIR、T_2W-STIR、FS 序列。

扫描方法：①体位：仰卧，头先进。定位线对线圈中心及喉结或颈部中点。嘱受检

者在检查过程中平静呼吸，勿张口及做吞咽动作，以免产生运动伪影。其他准备与注意事项同颅脑 MRI。②成像方位：常规作矢状面、冠状面及横断面扫描。矢、冠状面扫描层面平行于咽喉及气管长轴。横断面扫描层面垂直咽喉及气管长轴。T_2W-STIR 及 T_2W-FS 序列有利于观察颈部淋巴结。③增强扫描：采用 T_1WI+FS 序列作矢状面、冠状面、横断面扫描。④扫描参数：层厚 3 ~ 8mm，层间隔为相应层厚的 10% ~ 20%，FOV 180 ~ 250mm，或根据病变需要设定视野。

图像处理：无需特殊处理。

（四）内耳膜迷路MR造影扫描技术

MR 内耳膜迷路造影是 MR 静态液成像的临床应用，直接显示膜迷路内含液腔，基本原理是利用快速采集序列，获得重 T_2WI 像，使内耳膜迷路中的液体和周围的骨质间形成较强的信号对比。

1. 适应证

内耳先天异常、迷路炎、人工耳蜗移植术前检查等。

2. 检查技术

线圈及序列：头部线圈、环型软线圈。采用 3D- 重 T_2WI 序列，如 3D-CISS 序列。

扫描方法：①体位：与颅脑 MRI 相同，但要求头颅方位标准化，左右对称。②成像方位：在内耳 MRI 薄层成像的基础上行内耳膜迷路 3D- 重 T2WI 序列水成像。扫描方位取横断面，在矢状面像上内耳截面处设定横断面扫描层，在冠状面像上设定扫描层面平行并经过两侧面听神经干连线。内耳膜迷路 MR 水成像应重视层面设定，需两侧对称。③扫描参数：薄层、三维、小视野扫描，FOV160 ~ 200mm，矩阵 110 ~ 128×224 ~ 256。过样采集，以消除小 FOV 产生的卷褶伪影。层厚 0.2 ~ 2.0mm，无间隔或部分重叠 3D 扫描。层面方向内插技术重建。TR=2000 ~ 6000 毫秒，TE=100 ~ 300 毫秒，激励 2 ~ 6 次。脂肪饱和技术抑制脂肪高信号。

图像处理：原始图像经 MIP、MPR 重建，显示内耳的立体解剖形态。原始图像的 MIP 重建非常重要，通常要进行靶 MIP，将内耳无需的背景剪除，多角度旋转，最大程度、最佳状态地显示内耳的立体结构。

（五）颈部MRA扫描技术

1. 适应证

颈部 MRA 可显示正常颈动脉及其分叉、椎动脉、基底动脉、Willis 环。用于了解轻、中度颈动脉狭窄与闭塞，但对重度颈动脉狭窄，因狭窄远端快速血流与涡流会使流动氢质子明显失相，显影欠佳。

2. 检查技术

线圈与序列：颈部表面线圈、头颈联合阵列线圈。颈部 MRA 成像序列，可根据需要显示动脉或静脉而采用 3D/2D-TOF-MR A、3D/2D-PC-MRA 及 3D-CEMRA 技术成像。

扫描方法。①体位：仰卧，头先进。定位线对线圈及颈部上下中心。②成像方位：颈部 MRA 常规采用横断位及冠状位扫描。由于颈部血管大致与横断面垂直，快速采集流入增强效应最强，所以横断位采用 TOF 技术。冠状面扫描因颈部前后径较小，所需扫描层数较少，血流与层面平行，通常采用 PC 技术。

颈部 MRA 在选择成像技术时应注意：①显示慢流血管宜采用 2D-TOF 或 2D-PC 技术。②显示快流血管宜采用 3D-TOF 或 3D-PC 技术，但血管病变可使血流缓慢而显影欠佳。③ CE-MRA 技术在不同时相可较好地显示动脉或静脉血管和狭窄区域。

图像处理：原始图像可作 MIP 重建并可多视角旋转观察。CE-MRA 分别重建动脉期及静脉期原始图像获取相应的动脉和静脉血管造影像。

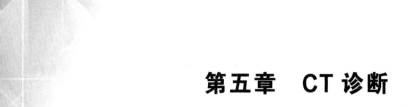
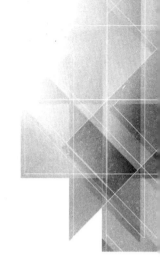

第五章　CT 诊断

第一节　颅脑 CT 诊断

一、正常头颅CT表现

（一）颅骨及空腔

颅骨为高密度，颅底层面可见低密度的颈静脉孔、卵圆孔、破裂孔等。鼻窦及乳突内气体呈低密度。

（二）脑实质

分大脑额、颞、顶、枕叶及小脑、脑干。皮质密度略高于髓质，分界清楚。大脑深部的灰质核团密度与皮质相近，在髓质的对比下显示清楚。尾状核头部位于侧脑室前角外侧，体部沿丘脑和侧脑室体部之间向后下走行。丘脑位于第三脑室的两侧。豆状核位于尾状核与丘脑的外侧，呈楔形。尾状核、丘脑和豆状核之间的带状白质结构为内囊，分为前肢、膝部和后肢。豆状核外侧的带状白质结构为外囊。

（三）脑室系统

包括双侧侧脑室、第三脑室和第四脑室，内含脑脊液，为均匀水样低密度。双侧侧脑室对称，分为体部、三角部和前角、后角、下角。

（四）蛛网膜下隙

包括脑沟、脑裂和脑池，充以脑脊液，呈均匀水样低密度。脑池主要有鞍上池、环池、桥小脑角池、枕大池、外侧裂池和大脑纵裂池等。其中鞍上池为蝶鞍上方的星状低密度区，多呈五角形。

（五）正常钙化

成人颅内生理性钙斑包括松果体与缰联合钙化、脉络丛球钙化，40 岁以后出现苍白球钙化和 60 岁以后大脑镰钙化。

（六）增强扫描

正常脑实质仅轻度强化，血管结构直接强化，垂体、松果体及硬膜明显强化。

（七）脑动脉系统

临床上习惯于把脑动脉分为颈内动脉和椎 - 基底动脉系。两者均从颅底入颅，入颅后颈内动脉分左右两侧，左右锥动脉很快合并成一条基底动脉，并延续为左右大脑后动脉。颈内动脉入颅后根据走行位置，分为岩骨段、海绵窦段、膝段、床突上段和终段，海绵窦段、膝段、床突上段通常合称虹吸部，膝段称为虹吸弯。颈内动脉的重要分支有眼动脉、后交通动脉、脉络丛前动脉、大脑前动脉和大脑中动脉。锥动脉重要颅内分支有脑膜支、脊髓后动脉、小脑后下动脉和延髓动脉。

二、基本病变CT表现

（一）胃肠道CT异常征象

常表现：①管壁局限性增厚或向肠腔、腔内形成肿块，平扫表现为等低不均匀密度，增强扫描实质病灶轻度、中等或明显强化，均匀或不均匀；②局部壁与对侧相应段管腔凹入，形成袖口样狭窄或苹果核样改变；③局部壁龛影或溃疡形成，局部口部形成火山口样；④小肠及结肠肿瘤常引起肠梗阻。

（二）实质脏器CT异常征象

病变常引起肝、脾、胰等实质脏器形态、大小、密度的改变，如肿瘤、炎症，平扫多为单发或多发低密度灶，良性病变边缘较清，恶性病变边缘不光整或模糊。病变内常见更低密度囊变坏死区，如肝脓肿。病变内也可出现高密度影，如出血、钙化及肝内胆管结石。富血供病变，如肝细胞癌、局灶性结节增生增强扫描动脉期明显强化，海绵状血管瘤呈充填性强化，肝囊肿不强化。

三、颅内感染CT诊断

颅内感染的病种繁多，包括细菌、病毒、真菌和寄生虫感染，主要通过血行性感染或邻近感染灶直接扩散侵入颅内，少数可因开放性颅脑损伤或手术造成颅内感染。改变包括脑膜炎、脑炎和动静脉炎。

（一）脑脓肿

1. 病理和临床概述

脑脓肿以耳源性常见，多发于额叶和小脑；其次为血源性、鼻源性、外伤性和隐源性等。病理上分为急性炎症期、化脓坏死期和脓肿形成期。

2. 诊断要点

急性炎症期呈大片低密度灶，边缘模糊，伴占位效应，增强无强化；化脓坏死期，低密度区内出现更低密度坏死灶，轻度不均匀性强化；脓肿形成期，平扫见等密度环，内为低密度并可有气泡影，呈环形强化，其壁完整、光滑、均匀，或多房分隔。

3. 鉴别诊断

①胶质瘤：胶质瘤的环状强化厚薄不均，形态不规则，常呈花环状、结节状强化，中心坏死区密度不等，CT值常大于 20 HU。②脑梗死多见于老年高血压患者，有明确突发病史，经复查随访，占位效应减轻。③与肉芽肿病鉴别。

4. 特别提示

CT 诊断该病应结合病史、脑脊液检查。

（二）结核性脑膜脑炎

1. 病理和临床概述

结核性脑膜脑炎是结核菌引起脑膜弥漫性炎性反应，并波及脑实质，好发于脑底池。脑膜渗出和肉芽肿为其基本病变，可合并结核球、脑梗死和脑积水。

2. 诊断要点

CT 早期可无异常发现。脑底池大量炎性渗出时，其密度增高，失去正常透明度；增强扫描脑膜广泛强化，形态不规则。内芽肿增生则见局部脑池闭塞并结节状强化。

脑结核球平扫呈等或低密度灶，增强扫描呈结节状或环形强化。

3. 鉴别诊断

蛛网膜下隙出血，平扫呈高密度，增强扫描无明显强化，脑底池形态规则，无局部闭塞及扩张改变；此外需同脑囊虫病，转移瘤及软脑膜转移等鉴别，需结合病史。

4. 特别提示

CT 诊断应结合脑脊液检查、X 线胸片检查等。

（三）脑猪囊尾蚴病

1. 病理和临床概述

脑猪囊尾蚴病系猪绦虫囊尾蚴在脑内异位寄生所致。人误食绦虫卵或节片后，卵壳被胃浊消化后，蚴虫经肠道血流而散布于全身寄生。脑猪囊尾蚴病为其全身表现之一，分为脑实质型、脑室型、脑膜型和混合型。脑内囊虫的数目不一，呈圆形，直径 4 ~ 5 mm。囊虫死亡后退变为小圆形钙化点。

2. 诊断要点

脑实质型 CT 表现为脑内散布多发性低密度小囊，多位于皮、髓质交界区，囊腔内可见致密小点代表囊虫头节。不典型者可表现为单个大囊、肉芽肿、脑炎或脑梗死。脑室型以第四脑室多见；脑膜型多位于蛛用膜下隙，和脑膜粘连，CT 直接征象有限，多间接显示局部脑室或脑池扩大，相邻脑实质光滑受压。常合并脑积水。囊壁、头节和脑膜有时可强化。

3. 鉴别诊断

（1）蛛网膜囊肿

常位于颅中窝、侧裂池，边缘较平直，可造成颅骨压迫变薄。

（2）转移癌

呈大小不一的圆形低密度灶，增强扫描环状、结节状强化，病灶周围明显水肿。

（3）脑结核

结合病史、CT 特点可以区别。

4. 特别提示

需要结合有无疫区居住史、有无生食史等。

（四）急性播散性脑脊髓炎

1. 病理和临床概述

急性播散性脑脊髓炎或称急性病毒性脑脊髓炎，可见于病毒（如麻疹、风疹、水痘等）感染后或疫苗（如牛痘疫苗、狂犬病疫苗等）接种后，临床表现为发热、呕吐、嗜睡、昏迷。一般在病毒感染后 2 ~ 4 d 或疫苗接种后 10 ~ 13 d 发病。发病可能与自身免疫机制有关。

2. 诊断要点

CT 表现急性期脑白质内多发、散在性低密度灶，半卵圆中心区明显，有融合倾向，增强呈环形强化。慢性期表现为脑萎缩。

急性病毒性脑炎时，主要表现为早期脑组织局部稍肿胀，中、后期可以出现密度减低，增强扫描可以有局部软脑膜强化，增厚改变，脑沟显示欠清。

3. 鉴别诊断

同软脑膜转移、结核性脑膜炎等鉴别。

4. 特别提示

应进行脑脊液检查。MRI 成像及增强扫描对显示该病有很好的效果。

（五）肉芽肿性病变

1. 病理和临床概述

肉芽肿种类繁多，主要有炎症性和非炎症性。侵犯脑内的肉芽肿主要有炎症性，其中以结核性最常见。炎症性肉芽肿是炎症局部形成主要以巨噬细胞增生构成的境界清楚的结节样病变。病因有：结核、麻风、梅毒、真菌及寄生虫、异物、其他疾病等。临床表现与颅内占位类似。

2. 诊断要点

CT 平扫表现等或稍高密度的边界清楚的结节灶。增强扫描呈结节样强化，也可以因内部发生坏死而呈环形强化，后者常见于结核性肉芽肿。少部分肉芽肿内可见钙化。可以单发或多发。好发于大脑皮质灰质下。

3. 鉴别诊断

①脑转移肿瘤，水肿较明显，增强扫描呈环状或结节状，一般有原发病史，临床复查随访进展明显。②同部分脑肿瘤鉴别困难。

4. 特别提示

应进行脑脊液检查。MRI 成像及增强扫描对显示该病有很好的效果。

四、脑血管病变CT诊断

急性期脑血管疾病（CVD）以脑出血和脑梗死多见，CT 和 MRI 诊断价值大；动脉瘤和血管畸形则需配合 DSA、CTA 或 MRA 诊断。

（一）脑出血

1. 病理和临床概述

脑出血是指脑实质内的出血，依原因可分为创伤性和非刨伤性，后者又称原发性或自发性脑内出血，多指高血压、动脉瘤、血管畸形、血液病和脑肿瘤等引起的出血，以高血压性脑出血常见，多发于中老年高血压和动脉硬化患者。出血好发于基底核、丘脑、脑桥和小脑，易破入脑室。血肿及伴发的脑水肿引起脑组织受压、软化和坏死。血肿演变分为急性期、吸收期和囊变期，各期时间长短与血肿大小和年龄有关。

2. 诊断要点

呈边界清楚的肾形、类圆形或不规则形均匀高密度影，周围水肿带宽窄不一，局部脑室受压移位。破入脑室可见脑室内积血。

急性期表现为脑内密度均匀一致的高密度灶，呈卵圆形或圆形为主，CT 值为 50 ~ 80 HU；吸收期始于 3 ~ 7d，可见血肿周围变模糊，水肿带增宽，血肿缩小并密度减低，小血肿可完全吸收；囊变期始于 2 个月以后，较大血肿吸收后常遗留大小不等的囊腔，伴有不同程度的脑萎缩。

3. 鉴别诊断

脑外伤出血，结合外伤史可以鉴别。

4. 特别提示

血肿不同演变时期 CT 显示的密度不同，容易误诊，应密切结合临床。

（二） 脑梗死

1. 病理和临床概述

脑梗死包括缺血性和出血性脑梗死及腔隙性脑梗死。缺血性脑梗死是指脑血管闭塞导致供血区域脑组织缺血性坏死。其原因有：①脑血栓形成，继发于脑动脉硬化、动脉瘤、血管畸形、炎性或非炎性脉管炎等；②脑栓塞，如血栓、空气、脂肪栓塞；③低血压和凝血状态。病理上分为缺血性、出血性和腔隙性脑梗死。出血性脑梗死是指部分缺血性脑梗死继发梗死区内出血。腔隙性脑梗死系深部髓质小动脉闭塞所致，为脑深部的小梗死，在脑卒中病变中占 20%，主要好发中老年人，常见于基底核、内囊、丘脑、放射冠及脑干。

2. 诊断要点

（1）缺血性梗死

CT 示低密度灶，其部位和范围与闭塞血管供血区一致，皮髓质同时受累，多呈扇形。基底贴近硬膜。可有占位效应。2 ~ 3 周时可出现"模糊效应"，病灶变为等密度而不可见。增强扫描可见脑回状强化。1 ~ 2 个月后形成边界清楚的低密度囊腔。

（2）出血性梗死

CT 示在低密度脑梗死灶内，出现不规则斑点、片状高密度出血灶，占位效应较明显。

（3）腔隙性梗死

CT 表现为脑深部的低密度缺血灶，大小 5 ~ 15 mm，无占位效应。

3. 特别提示

CT 对急性期及超急性期脑梗死的诊断价值不大，应行 MRI 弥散加权扫描。病情突然加重时应行 CT 复查，明确有无梗死后出血即出血性脑梗死，以指导治疗。

（三）动脉瘤

1. 病理和临床概述

动脉瘤好发于脑底动脉环及附近分支，是蛛网膜下隙出血的常见原因，发生的主要原因是血流动力学改变，尤其是血管分叉部血癌流动对血壁形成剪切力以及搏动压力造成血管壁退化；动脉粥样硬化也是常见因素；另外常与其他疾病伴发，如纤维肌肉发育异常，马方综合征等。按形态可分为常见的浆果形、少见的梭形及罕见的主动脉夹层。浆果形的囊内可有血栓形成。

2. 诊断要点

分为三型，Ⅰ型无血栓动脉瘤，平扫呈圆形高密度区，均一性强化；Ⅱ型部分血栓动脉瘤，平扫中心或偏心处高密度区，中心和瘤壁强化，其间血栓无强化，呈"靶征"；Ⅲ型完全血栓动脉瘤，平扫呈等密度灶，可有弧形或斑点状钙化，瘤壁环形强化。动脉瘤破裂时CT图像上多数不能显示瘤体，但可见并发的蛛网膜下隙出血，脑内血肿、脑积水、脑水肿和脑梗死等改变。

3. 鉴别诊断

（1）脑膜瘤

与脑膜宽基相接。

（2）脑出血

结合病史及临床症状。

4. 特别提示

CTA对动脉瘤显示价值重大，可以立体旋转观察载瘤动脉、瘤颈及其同周围血管的空间关系。

（四）脑血管畸形

1. 病理和临床概述

脑血管畸形为胚胎期脑血管的发育异常，根据20世纪90年代中期的分类，分为动、静脉畸形、静脉畸形、毛细血管扩张症、血管曲张和海绵状血管瘤等。动、静脉畸形最常见，好发于大脑中动脉、后动脉系统，由供血动脉、畸形血管团和引流静脉构成。好发于男性，以20～30岁最常见。儿童常以脑出血、成人以癫痫就诊。

2. 诊断要点

显示不规则混杂密度灶，可有钙化，并呈斑点或弧线形强化，水肿和占位效应缺乏。可合并脑血肿、蛛网膜下隙出血及脑萎缩等改变。

3. 鉴别诊断

海绵状血管瘤，增强扫描呈轻度强化，病灶周围无条状、蚓状强化血管影。MRI 可显示典型的网格状或爆米花样高低混杂信号，周围见低信号环。

4. 特别提示

CTA 价值重大，可以立体旋转观察供血动脉和引流静脉。MRA 显示更清楚。

五、其他脑病CT诊断

其他脑病主要讲述皮质下动脉硬化性脑病和蛛网膜囊肿。

（一）皮质下动脉硬化性脑病

1. 病理和临床概述

皮质下动脉硬化性脑病（SAE）又称 Binswanger 病，是一种发生于脑动脉硬化基础上，临床上以进行性痴呆为特征的脑血管病。常见于 60 岁以上有高血压病史及其他动脉硬化征象者。

2. 诊断要点

CT 表现为脑室周围白质区与半卵圆中心呈对称性散在或融合的低密度区，以前角周围明显，多伴有基底核、丘脑与内囊多发小梗死灶及脑萎缩征象。

3. 鉴别诊断

注意同脑梗死及脑炎等鉴别。

4. 特别提示

MRI 多参数成像，可以提供更多信息。

（二）蛛网膜囊肿

1. 病理和临床概述

蛛网膜囊肿为先天性和继发性两类。前者可能由胚胎发育过程中突入蛛网膜下隙的蛛网膜小块发展而成；后者多因外伤、炎症等引起蛛网膜广泛粘连的结果。临床表现与颅内占位病变相似。

2. 诊断要点

CT 表现为脑外边界清楚、光滑的脑脊液密度区，无强化表现。

3. 鉴别诊断

表皮样囊肿，因含有脂质成分，密度较低。常伴有钙化。

4. 特别提示

可以在 CT 定位下进行立体定向穿刺抽吸囊液，但需认真评估。

（三）放射性脑病

1. 病理和临床概述

放射性脑病是头颈部恶性肿瘤放射治疗常见的中枢神经系统并发症。出现的症状分三期。急性期：发生于放疗后几日至 2 周，主要表现为短暂的症状恶化；早期迟发性反应期：多发生于放疗后几周至 3 个月，较为短暂，预后较好；晚期迟发性反应期：多发生于放疗后几个月至 10 年或以上，为进行性、不可复性甚至致命性的。根据累及的范围，晚期迟发性又分为：局限性放射性坏死和弥漫性脑白质损伤，可以同时发生。临床表现包括头痛、恶心与呕吐等颅内高压症状，以及脑局灶性神经损害症状。

2. 诊断要点

急性期及早期迟发性反应期 CT 平扫可见广泛非特异性低密度水肿区，累及双侧基底核、大脑脚及深部脑白质，增强后无强化，短期随访病灶消失。

局限性放射性坏死平扫示病灶低密度，灶周水肿明显，常有不同程度占位效应，增强后多无强化。脑内额叶由于接受放疗剂量最大，故脑水肿和脑软化灶多发生于该区。CT 平扫呈低密度灶。

弥漫性脑白质损伤可见脑室周围脑白质、半卵圆中心广泛低密度区，增强后无强化。

3. 鉴别诊断

（1）胶质瘤

增强可见强化，部分患者放疗后可并发放射性脑病。

（2）转移瘤

水肿明显，增强扫描环状强化，复查随访病灶持续进展。

4. 特别提示

结合放疗史，并进行 MRI 检查。

第二节　五官及颈部疾病CT诊断

一、正常五官及颈部CT表现

（一）眼部

眶腔呈圆形，眶壁为长条状高密度影，内下壁薄，外壁最厚，上壁厚薄不均。眼球两侧对称，呈类圆形，位于眼眶前部，少部分突出于眶前缘之外。眼球壁在CT±表现为均匀一致的中等密度称眼环，厚度2～4 mm，晶状体位于前部，呈双凸透镜状，后方玻璃体呈均匀稍低密度影，CT值约10 HU。

在眶尖可见通向颅内的眶上裂及视神经管。眼眶中部见视神经，视神经直径3～4 mm，起自视盘，止于视交叉，长度42～50 mm，分为眼内段、眶内段、管内段及视交叉，视神经外包有软脑膜、蛛网膜及硬脑膜，普通CT平扫不能显示视神经周围的鞘膜空隙即硬膜下腔和蛛网膜下隙。

眼球周边可见条状等密度眼外肌，眼外肌有4条直肌和2条斜肌，内外直肌于横断位显示清晰，上下直肌以冠状位显示清晰，均起自眶尖部的总腱环，止于巩膜表面。

眼球后可见低密度的脂肪间隙，眶内脂肪在CT图像呈低密度，CT值0～—100 HU。通常以内外直肌为界将其分为肌锥内间隙和肌锥外间隙。

眶前部外上方的泪腺窝内可见泪腺，其大小形状似杏核，密度与邻近肌肉相似，以冠状位显示较好。

（二）耳部

解剖分为外耳、中耳和内耳。外耳道全长约24 mm，其中外1/3为软骨段，内2/3为骨段。中耳分为鼓室、咽鼓管、鼓窦3部分。鼓室位于颞骨内，外侧间隔鼓膜，前内侧经咽鼓管与鼻咽部相通，向后经鼓窦入口与乳突相通。鼓室有6个壁：外侧壁为鼓膜，前壁为颈动脉壁，由颈内动脉垂直段后外壁组成；后壁为乳突壁；内壁为迷路壁；顶壁为鼓室盖，借此与中颅窝分隔；底壁为颈静脉壁，由一薄的骨板与颈内静脉分隔。鼓室内包含有听小骨、韧带、肌肉。听小骨由锤骨、砧骨、镫骨组成。锤骨柄附着鼓膜，上鼓室内见锤砧关节，镫骨板位于卵圆窗内，CT不能显示。

内耳位于颞骨岩部，由耳蜗、前庭、半规管组成，3个半规管为外半规管、后规管及上半规管，相互垂直。内听道正常大小约5.5 mm，双侧对称，一般相差不超过0.5 mm，内有面神经、前庭蜗神经经过。

（三）鼻窦

为鼻腔周围含气空腔，与鼻腔相通，共4对。额窦位于额骨内，筛窦气房组成眼眶内侧壁，蝶窦位于蝶骨体内，气化程度不一。上颌窦位于上颌骨体内，其内侧壁相当于中鼻道处。筛窦外侧壁（即眼眶内侧壁）及上颌窦内侧壁部分为膜性结构，勿认为骨折及骨质破坏。正常CT表现鼻窦窦腔为气体密度，窦腔黏膜不显示，骨壁显示清晰。

（四）咽部

位于颈椎前方，上至颅底，下至第6颈椎水平与食管相连，长约12 cm，咽前方分别与鼻腔、口腔、喉腔相通，分为鼻咽、口咽、喉咽三部分。鼻咽部顶后壁呈穹隆状，正中呈条索状排列的淋巴组织称腺样体，婴幼儿期较明显，15岁后逐渐萎缩。侧壁上有咽鼓管咽口，后上方有一隆起，称咽鼓管圆枕，圆枕后上方的凹陷称咽隐窝，为鼻咽癌好发部位。CT横断位扫描鼻咽部呈长方形或梯形改变，双侧咽鼓管咽口及咽隐窝显示清晰，基本对称。咽旁间隙是位于翼内板至茎突间的低密度间隙。口咽部前方经咽峡与口腔相通，后方为第2～3颈椎。喉咽上连口咽，下接食管，两侧杓会厌皱襞外下方为梨状窝。

（五）口腔颌面部

1. 牙齿

CT显示牙齿的横断面影像，各层结构显示更加清晰。

2. 上颌骨

分体部和四个突起。体部主要由上颌窦组成，四个突起为额突、颧突、齿槽突和腭突。CT横断面可分别观察上颌骨各部的形态及结构。

3. 下颌骨

由体部和升支组成，其交界处为下颌角。下颌骨体部上缘为齿槽骨，体部有下颌管。升支包括喙突和髁状突，升支中部舌侧面有下颌孔。CT和MRI可清晰显示下颌骨各部分结构。

4. 舌与口底

CT平扫呈中等均匀密度，舌根部边缘圆滑整齐；口底肌群呈束状，止于下颌颏部。

（六）喉

位于颈前正中，由软骨、韧带、肌肉组成的管道结构，上端为会厌上缘，下缘为环状软骨。喉软骨共9块，主要有会厌软骨、甲状软骨、环状软骨、杓状软骨。喉腔分为声门上区、声门区及声门下区三部分。声门上区位于声带缘之上，包括会厌软骨、杓会厌皱襞、杓状软骨、室带和喉室。喉室位于室带和声带间的腔隙。声门区包括两侧声带、前联合和声门后端。声门下区为声带游离缘下方1cm至环状软骨下缘的部分。CT扫描可以清晰显示喉部软骨、室带及声带，在平静呼吸时，双侧声带对称，形态、密度相似，声门裂呈尖端向前、底在后的三角形空隙。

（七）颈部

颈部介于头与胸部、上肢间，上界为下颌骨下缘、下颌角、乳突尖和枕外隆突形成的连线；下界为颈静脉切迹、胸锁关节、锁骨上缘、肩峰、第7颈椎棘突的连线。在CT图像上，颈部简单的分为四部分：以椎前筋膜为界分为颈前部与颈后部，颈前部以颈浅筋膜包绕两侧胸锁乳突肌及颈动脉鞘为界形成两侧的外侧部，外侧部之间组织为器官部。

器官部主要包括甲状腺、甲状旁腺、颈段气管及食管。颈部食管平第6颈椎下缘，上与咽部相接，食管前方与气管相邻，食管气管沟内有喉返神经通过。食管颈部略偏左侧，两侧为甲状腺侧叶、颈动脉鞘。

颈部外侧部由颈动脉鞘和外周的脂肪组织构成，在颈动脉鞘内，颈总动脉或颈内动脉居内侧，颈内静脉居外侧，迷走神经位于两者之间。颈外侧淋巴结正常直径为 3 ~ 10 mm，常沿颈外静脉或颈内静脉排列。

颈后部由颈椎、颈髓、周围肌肉组成。$C_{1\sim6}$椎体横突孔内有椎动脉通过，外伤CT检查时，应注意观察骨折有无累及。

（八）甲状腺和甲状旁腺

甲状腺位于颈前正中，呈H形，覆盖在第2 ~ 4气管环的前方，由左右两侧叶及中间峡部组成。正常甲状腺CT值60 ~ 80 HU，表现为气管两侧的均匀高密度结构，密度高于颈部大血管、肌肉等组织，这是由于甲状腺内含有丰富的碘所致，增强后CT值约增加 30 HUO 有时于峡部上缘可见一向上延伸的结构，尖端朝上，密度同于甲状腺，代表锥状叶，不要误认为病变。

甲状旁腺呈扁卵圆形，黄豆大小，一般上下2对，上对腺体通常位于甲状腺叶中部的后方或甲状腺叶上、中 1/3 交界部后方，而下对通常位于甲状腺后下极处，也可位置略低。异位位置可从下颌水平颈动脉分叉处直至前纵隔心底部水平。由于甲状腺腺体太小，因此目前的成像手段不能显示正常的腺体，CT亦不能显示。

二、基本病变CT表现

（一）眼和眼眶

1. 形态改变

有变形、扩大、缩小甚至消失，可以发生在眼眶、眼球、眼肌等结构，通常提示眼部外伤、畸形、肿瘤等病变的存在。

2. 位置改变

指正常眶内各结构发生移位，表现为上下左右及前后位置的改变，通常提示有占位性病变。

3. 骨质改变

骨质中断为外伤骨折所致，骨质破坏提示恶性肿瘤或转移瘤，骨质增生多见于脑膜瘤或炎性病变。

4. 异常密度

低密度提示含脂肪性病变或积气，等密度多见于炎性或肿瘤性病变，高密度见于骨瘤，钙化见于视网膜母细胞瘤。

（二）耳部

1. 颞骨结构及形态改变

外耳道狭窄、闭锁，听小骨融合等。

2. 颞骨骨质变化

骨质增生常见炎性病变，骨质破坏常见胆脂瘤及恶性肿瘤。

3. 乳突气房的改变

乳突气房的发育程度，乳突气房密度增高及积液提示急性炎症，低密度的结节影常提示胆脂瘤形成。

（三）鼻和鼻窦

1. 鼻窦

正常鼻窦含气，黏膜不显影。黏膜增厚时，提示慢性炎症；窦腔内积液或见液平时，提示急性炎症。鼻窦内肿瘤、息肉表现为窦腔内中等软组织密度影。

2. 骨质改变

鼻窦黏液囊肿可使窦腔扩大，骨质变薄。鼻窦恶性肿瘤及少部分炎性病变引起骨质破坏。

（四）鼻咽部

1. 鼻咽部大小形态

改变鼻咽部肿瘤、咽后壁脓肿常致鼻咽部后壁、顶壁增厚，鼻咽腔狭小，咽旁间隙受压变小。

2. 颅底骨质吸收及破坏

常见于鼻咽癌世转移瘤。

（五）口腔颌面部

1. 形态改变

颌骨可有变形、增大、缩小甚至消失，通常提示面部外伤、畸形、肿瘤等病变的存在。

2. 位置改变

指正常颌面部各结构发生移位，表现为上下左右及前后位置的改变，通常提示有占位性病变或畸形。

3. 骨质改变

骨质中断为骨折所致，骨质破坏提示恶性肿瘤或转移瘤等。

4. 异常密度

表现为低密度提示含脂肪性病变或积气，等密度多见于炎性或肿瘤性病变，高密度见于骨瘤、钙化等。

（六）喉部

1. 喉腔结构及形态改变

一侧或双侧声带增厚、肿块可引起喉腔变形，喉室狭窄。

2. 喉部周围间隙及软骨

喉部恶性肿瘤向外侵犯时，周围脂肪间隙低密度影消失，软骨破坏。

（七）颈部甲状腺

1. 淋巴结肿大

一般正常淋巴结小于 5 mm，5 ~ 8 mm 提示可疑淋巴结增大，大于 8 mm 则认为是淋巴结增大，常见有炎症、结核、转移溜、淋巴瘤等。超声表现为类圆形，中央髓质为强回声，周边皮质为低回声。CT 为等密度肿块，位于颈部各间隙内，增强后均匀、不均匀或环形强化。颈部淋巴结的全面准确的显示，对恶性肿瘤的分期具有重要价值。

2. 软组织肿块与病变的密度

软组织肿块见于各种肿瘤、炎症。CT 分病灶囊性与实性有重要价值，增强扫描可以观察病灶的血供及侵犯的范围。

3. 正常结构移位和病变部位

正常结构移位见于各种占位性病变。病变所在部位对诊断具有重要价值；颈前区病变常来源于甲状腺；颈外侧区病变有颈动脉体瘤、神经鞘瘤、神经纤维瘤、淋巴管瘤、转移瘤等。

4. 气管、血管狭窄闭塞

见于外伤、肿瘤、气管软骨坏死等。

三、常见疾病CT诊断

（一）眼部常见疾病

1. 眼部外伤

（1）眼部异物

病理和临床概述：眼部异物系常见眼部外伤，异物分为金属性（铜、铁、钢、铅及其合金）和非金属性（玻璃、塑料、橡胶、沙石等）。眼部异物可产生较多并发症如眼球破裂、晶状体脱位、眼球固缩、出血和血肿形成、视神经创伤、眶骨骨折、海绵窦动静脉瘘、感染等。临床表现多样。

诊断要点：金属异物CT表现为高密度影，CT值大于2 000 HU，周围可有明显的放射状金属伪影；非金属异物又分为：①高密度，如沙石、玻璃，CT值大于300 HU，一般无伪影；②低密度，如植物类、塑料，CT值为-199 ~ +20 HU。

鉴别诊断：①眼内钙化，分为眼球内钙化和球后眶内钙化，多见于肿瘤、血管性病变，CT可见肿块影，可以区别；②人工晶体，询问病史可以区别：③眶内气肿：异物具有固定的形状，有助于区别。

特别提示：X线不易确定异物位于眼球内或眼球外，CT能准确显示异物的部位、数目及其并发症，并能定位。对于密度同玻璃体相近的异物，CT不能显示，MRI显示良好。

（2）眼球及眶部外伤

病理和临床概述：眼球及眶部外伤包括软组织损伤和眼部骨折。前者以晶状体破裂和眼球穿通伤多见。晶状体破裂表现为外伤性白内障，视力下降或丧失；穿通伤致眼球破裂，最终致眼球萎缩，眼球运动障碍，视力丧失。后者以眶壁、视神经管骨折多见。

诊断要点：①晶状体破裂CT表现为晶状体密度减低直至晶状体影像和玻璃体等密度而消失；②穿通伤常伴局部出血（血肿）、少量积气、晶状体脱位、视神经损伤及眼球破裂等表现；③眼眶骨折多发生于骨壁较薄弱部位，如眼眶内侧壁、眶底、眶尖、蝶骨大翼骨折等。表现为骨质连续性中断：④CT还可以确定眼内容物、视神经、眼肌、球后脂肪损伤情况及视神经管骨折情况。

鉴别诊断：一般多有明确外伤史。正常眼眶内侧壁局部可为膜状结构，需与骨折鉴别，骨折时内直肌常表现挫伤改变。

特别提示：早期诊断眼部外伤情况，对决定治疗方法和预后很重要。CT 能充分提供外伤信息。对于眼外肌和其周围纤维化情况 CT 有时不能区分，MRI 显示更好。

2. 眶内炎性病变

（1）炎性假瘤

病理和临床概述：炎性假瘤病因不清，可能与免疫功能有关。本病男性多于女性，中年以上为主，一般为单侧发病，少数病例可以双侧发病。根据炎症累及的范围，可分为眶隔前炎型、肌炎型、泪腺炎型、巩膜周围炎、神经束膜炎及弥漫性炎性假瘤。也有人将炎性假瘤分为 4 型：弥漫型、肿块型、泪腺型和肌炎型。急性期主要为水肿和轻度炎性浸润，浸润细胞包括淋巴细胞、浆细胞和嗜酸性细胞，发病急，表现为眼周不适或疼痛、眼球转动受限、眼球突出、球结膜充血水肿、眼睑皮肤红肿、复视和视力下降等，症状的出现与炎症累及的眼眶结构有关。亚急性期和慢性期为大量纤维血管基质形成，病变逐渐纤维化，症状和体征可于数周至数月内缓慢发生，持续数月或数年。对激素治疗有效但容易复发。

诊断要点：按 CT 表现可以一般按后者分型：肿块型、肌炎型、泪腺型和弥漫型。以肌炎型和肿块型较为常见。肿块型表现为球后边缘清楚、密度均匀的软组织肿块。可以同时显示眼环增厚、眼外肌和视神经增粗、密度增高及边缘不整齐等改变；肌炎型表现为眼外肌肥大，边缘不整齐，常累及眼肌附着点，可同时显示泪腺肿大；泪腺型表现为泪腺呈半圆形、扁形、肿块状增大，边界清楚；弥漫型表现为眼外肌肥大和视神经增粗，且密度增高、眼环增厚，泪腺弥漫性增大，球后间隙密度增高，眶内各结构显示欠清。

鉴别诊断：格氏眼病，表现为肌腹增粗，附着于眼球壁上的肌腱不增粗，常是双侧下直肌、上直肌、内直肌肌腹增粗，临床有甲状腺功能亢进表现。部分患者横断位扫描眼外肌增粗如肿块样，应行冠状位或 MRI 检查。

特别提示：临床激素治疗可以明显好转。

（2）眶内蜂窝织炎

病理和临床概述：眶内蜂窝织炎为细菌引起的软组织急性炎症，病菌多为溶血性链球菌或金黄色葡萄球菌。大多为鼻窦或眼睑炎症蔓延所致，或由于外伤、手术、异物及血行感染等引起。临床表现为发热、眼睑红肿，球结膜充血，运动障碍、视力降低，感染未及时控制，可引起海绵窦及颅内感染。

诊断要点：CT 检查可以明确显示病变范围，区别炎症与脓肿。表现为眼睑软组织肿胀；眼外肌增粗，边缘模糊；眶内脂肪影为软组织密度取代，内见条状高密度影，泪腺增大；骨膜下脓肿表现为紧贴骨壁肿块，见小气泡影或环状强化。

鉴别诊断：眶内转移性肿瘤，发生在眶骨、肌锥内外、眼外肌，其中 60% 发生在肌锥外，20% 为弥漫性，2/3 患者伴有眶骨改变，临床有原发病史。

特别提示：眼部 CT 检查可以明确炎症范围、侵袭眼眶途径、观察疗效及有无颅内侵犯。MRI 检查对诊断亦有帮助。

（3）格氏眼病

病理和临床概述：甲状腺功能改变可有眼部症状。仅有眼症状而甲状腺功能正常者称为眼型 Graves 病；甲状腺功能亢进伴有眼征者称为 Graves 眼病，多数格氏眼病，有甲状腺功能亢进，甲状腺增大和眼球突出。病理改变眼外肌肥厚、眶脂肪体积增加，镜下表现为淋巴细胞、浆细胞浸润。临床表现：格氏眼病发作缓慢，有凝视、迟落等表现。严重者眼球明显突出固定，视力明显减退。

诊断要点：CT 检查多数为对称性眼外肌增大，眼肌增大呈梭形，肌腹增大为主；边缘光滑清晰，以内直肌、下直肌较多累及。

视神经增粗和眼球突出，球后脂肪体积增加，显示清晰，眶隔前移，可与炎性假瘤鉴别。

少数患者表现为眶内脂肪片状密度增高影，泪腺增大，眼睑水肿，甚至视神经增粗等征象。

鉴别诊断：①炎性假瘤，主要是肌炎型假瘤需鉴别，表现为眼外肌肌腹和肌腱均增粗，上直肌、内直肌最易受累，眶壁骨膜与眼外肌之间脂肪间隙消失；②颈动脉海绵窦瘘，有外伤病史，眼球突出明显，听诊及血管搏动音，增强扫描显示眼上静脉明显增粗，MRI 斜矢状位可以清晰显示；③外伤性眼外肌增粗，表现眼肌肿胀，常见眶壁骨折、眼睑肿胀等征象。

特别提示：CT 和 MRI 均能较好显示增粗的眼外肌，但 MRI 更易获得理想的冠状面和斜矢状面，显示上直肌、下直肌优于 CT，并可区分病变是炎性期还是纤维化期。

3. 眼部肿瘤

（1）视网膜母细胞瘤

病理和临床概述：视网膜母细胞瘤是儿童常见肿瘤，90% 见于 3 岁以下，单眼多见。该肿瘤起源于视网膜内层，向玻璃体内或视网膜下生长，呈团块状，常有钙化和坏死，病灶可表现一侧眼球内多发结节或两侧眼球发病。临床表现早期多无症状，肿瘤较大可出现白瞳征、视力丧失，晚期出现青光眼、球后扩散、眼球突出等。肿瘤常沿视神经向颅内侵犯，累及脉络膜后可远处转移。

诊断要点：CT 表现眼球后半部圆形或椭圆性高密度肿块，大部分见不规则钙化或一致性钙化，钙化呈团块状、斑点状或片状，钙化亦是本病的特征表现。侵犯视神经时显示视神经增粗，肿瘤非钙化部分增强扫描呈轻、中度强化。

鉴别诊断：①眼球内出血，多有外伤史，无肿块；②眼球内寄生虫病，晚期一般为玻璃体内高密度影，CT 有时很难鉴别，B 超有助于区分钙化和寄生虫坏死后形成的高密度影。

特别提示：CT 是诊断视网膜母细胞瘤的最佳方法，薄层高分辨率 CT 对肿瘤钙化显示达 90% 以上。CT 和 MRI 显示肿瘤的球后扩散较清楚，但 MRI 对于视神经和颅内转移及颅内异位视网膜母细胞瘤的显示率优于 CT。

（2）视神经胶质瘤

病理和临床概述：视神经胶质瘤是发生于视神经内胶质细胞的肿瘤，儿童多见，发生于成人具有恶性倾向，女性多于男性。本病伴发神经纤维瘤者达15%~50%。临床最早表现为视野盲点，但由于患者多为儿童而被忽视。95%患者以视力减退就诊，还表现为眼球突出，视盘水肿或萎缩。

诊断要点：视神经条状或梭形增粗，边界光整，密度均匀，CT值在40~60 HU之间，轻度强化，侵及视神经管内段引起视神经管扩大。

鉴别诊断：①视神经鞘脑膜瘤，主要见于成年人：CT表现为高密度并可见钙化，边界欠光整；MRI上 T_1WI 和 T_2WI 均呈低或等信号，肿瘤强化明显，而视神经无强化，形成较具特征性的"轨道"征，②视神经炎：主要指周围视神经鞘的炎性病变，有时与胶质瘤不易鉴别；③视神经蛛网膜下隙增宽：见于颅内压增高，一般有颅内原发病变。

特别提示：MRI检查容易发现肿块是否累及球壁段、管内段或颅内段；有利于区别肿瘤与蛛网膜下隙增宽，因此为首选检查方法。MRI增强显示更好。

（3）皮样囊肿或表皮样囊肿

病理和临床概述：眼眶皮样囊肿或表皮样囊肿由胚胎表皮陷于眶骨间隙内没有萎缩退化形成，可不定期地潜伏，儿童期发病多见。临床表现为缓慢进行性无痛性肿物，伴眼球突出、眼球运动障碍等。

诊断要点：CT表现为均匀低密度或混杂密度肿块，其内含有脂肪密度结构。常伴邻近骨壁局限性缺损，囊壁强化而囊内无强化。眼球、眼外肌、视神经受压移位。

鉴别诊断：应与泪腺肿瘤、组织细胞增殖症等病变鉴别。根据病变特征一般可以鉴别。

特别提示：CT能很好地显示囊肿典型CT密度和骨质缺损，一般容易诊断。若CT诊断困难，MRI能显示肿块信号特点，一般可明确诊断。

（4）泪腺良性混合瘤

病理和临床概述：泪腺良性混合瘤又称良性多形性腺瘤。见于成人，平均发病年龄40岁，无明显性别差异。多来源于泪腺眶部，肿物呈类圆形，有包膜，生长缓慢，可恶变。表现为眼眶前外上方相对固定、无压痛的包块，眼球向前下方突出，肿瘤生长较大时可引起继发性视力下降等。

诊断要点：CT表现为泪腺窝区肿块，软组织密度，均匀，少见钙化，边界光整；泪腺窝扩大，骨皮质受压，无骨质破坏征象；明显强化。还可有眼球、眼外肌及视神经受压移位改变。

鉴别诊断：①泪腺恶性上皮性肿瘤：肿瘤边缘多不规则，常伴有泪腺窝区骨质破坏改变；②泪腺非上皮性肿瘤：形态不规则，一般呈长扁平形，肿块常包绕眼球生长。

特别提示：CT能较好地显示肿块的形态、边缘和眶骨改变，定性诊断优于MRI。但MRI在显示泪腺肿瘤是否累及额叶脑膜或脑实质方面具有优势。

（二）耳部常见疾病

1. 耳部外伤

（1）病理和临床概述

耳部外伤中颞骨外伤包括颞骨骨折和听小骨脱位。其中乳突部骨折为最多见，多因直接外伤所致，分为纵行骨折、横行骨折、粉碎性骨折。听小骨外伤表现为传导性耳聋。面神经管外伤则于外伤后出现延迟性面神经麻痹。

（2）诊断要点

颞骨外伤引起的骨折，须在12 mm薄层扫描观察，骨折可形成气颅，还可以显示乳突内积液或气液平。岩部骨折分为纵行（平行于岩骨长轴，占80%）、横行（垂直于岩骨长轴，占10%～20%）及粉碎性骨折。骨折好发于上鼓室外侧，常累及上鼓室及面神经前膝。迷路骨折多为横行骨折，但累及岩部的纵行骨折亦可累及迷路，均致感音神经性聋。少见迷路出血机化，表现为膜迷路密度增高。

听小骨外伤HRCT显示听小骨骨折或脱位，因结构细小容易漏诊，三维螺旋CT对显示听小骨有独特的优越性，锤砧关节脱位或砧镫关节脱位常见。

（3）鉴别诊断

正常耳部，有明确外伤史及乳突积液等情况。

（4）特别提示

临床怀疑颞骨部骨折时首选HRCT，必要时应加扫冠状位；面神经管损伤者，MRI显示较好。

2. 耳部炎性病变

（1）中耳乳突炎

病理和临床概述：中耳乳突炎多见于儿童，为最常见的耳部感染性病变。急性渗出性者鼓膜充血、膨隆，慢性者鼓膜内陷或穿孔。临床常表现为听力减退，耳鸣耳痛，耳瘘等症状。

诊断要点：CT表现为中耳腔内水样密度增高影，黏膜增厚。部分病例转为慢性，中耳内肉芽组织形成，表现为中耳软组织样密度增高，鼓室、鼓窦开口扩大，乳突密度增高，硬化，听小骨破坏、消失。

鉴别诊断：①胆脂瘤，边界清楚甚至硬化，而骨疡型乳突炎边缘模糊不整；②耳部肿瘤，两者骨质破坏有时难以鉴别。

特别提示：中耳炎检查可首选平片检查，怀疑骨疡型或颅内并发症者可选CT检查。

（2）胆脂瘤

病理和临床概述：胆脂瘤一般在慢性炎症基础上发生，上鼓室为好发部位，胆脂瘤的发展途径为上鼓室、鼓窦入口、鼓窦,随着角化碎片增多,肿块逐渐增大。由于膨胀压迫,慢性炎症活动导致骨质破坏,上述部位窦腔明显扩大。有长期流脓病史,鼓膜穿孔位于松弛部。

诊断要点:CT 表现为上鼓室、鼓窦入口、鼓窦骨质受压破坏,腔道扩大,边缘光滑伴有骨质硬化,扩大的腔道内为软组织密度,增强扫描无强化。CT 检查还在于发现并发症:鼓室盖骨质破坏;乙状窦壁破坏;内耳破坏;乳突外板破坏。

鉴别诊断:①慢性中耳炎,骨质破坏模糊不清,以此鉴别;②中耳癌,中耳癌表现为鼓室内软组织肿块,周边骨壁破坏,增强 CT 见肿块向颅中窝或颅后窝侵犯;③面神经瘤,MRI 增强扫描明显强化,而胆脂瘤扫描无强化。

特别提示:CT 除能确定诊断外,还能清晰显示鼓室盖及乙状窦情况,为手术提供良好帮助。

3. 耳部肿瘤

(1) 颞骨血管瘤

病理和临床概述:颞骨血管瘤包括血管瘤和血管畸形,可发生于外耳道、中耳、面神经管前膝、内耳道底,少见于后膝。临床表现为进行性面肌力弱,搏动性耳鸣及听力障碍等。

诊断要点:①鼓室、上鼓室软组织肿块;②肿块内钙化或骨针;③骨质蜂窝状或珊瑚状结构和骨质膨大;④面神经管前膝破坏或迷路扩大;⑤内耳道壁破坏;⑥岩骨广泛破坏,骨质破坏边缘不整。

鉴别诊断:①面神经肿瘤,首发面瘫,面神经管区占位,局部管腔扩大,骨破坏,CT 鉴别困难者,DSA 可帮助诊断;②鼓室球瘤,CT 增强明显强化,MRI 特点为肿块内多数迂曲条状或点状血管流空影,DSA 检查可确诊。

特别提示:CT 为首选,MRI 可确定肿瘤范围,DSA 显示异常血管结构,有较大诊断价值。

(2) 外中耳癌

病理和临床概述:外中耳癌少见,多见于中老年人,病理为鳞癌,常有慢性耳部感染或外耳道炎病史。少数为基底细胞癌及腺癌。临床表现早期为耳聋,耳道分泌物,或水样或带血或有臭味,多耳痛难忍。晚期常有面瘫。

诊断要点:CT 示外耳道、鼓室内充满软组织肿块。外耳道骨壁侵蚀破坏边缘不整。肿块可累及外耳道骨壁、上鼓室、耳蜗、面神经管、颈静脉窝及岩骨尖,增强见肿块向颅中窝、颅后窝侵入破坏。

鉴别诊断:①恶性外耳道炎,鉴别困难,需活检;②颞骨横纹肌肉瘤,多见于儿童,表现为颞骨广泛破坏,并有软组织肿块,增强有高度强化。

特别提示:CT 增强扫描是目前常用检查方法。MRI 显示肿瘤范围更佳,T_1 加权呈中等稍低信号,T_2 加权呈稍高信号,增强有强化。最后确诊需病理活检。

4. 耳部先天性畸形

（1）病理和临床概述

外耳和中耳起源于第一、二鳃弓和鳃沟及第一咽囊，内耳由外胚层的听泡发育而来。这些结构的发育异常常可导致畸形单独发生或同时存在。外耳、中耳畸形临床上较多见。

（2）诊断要点

外耳道闭锁表现为骨性外耳道狭窄或缺如；中耳畸形可见鼓室狭小和听小骨排列紊乱或缺如；内耳畸形显示前庭、半规管和耳蜗结构发育不全或完全不发育，呈单纯的圆形膜性腔影或致密骨。

（3）鉴别诊断

一般无须鉴别。

（4）特别提示

CT为确定骨性畸形的首选，MRI容易观察迷路，很好诊断内耳畸形。

（三）鼻窦常见病变

1. 鼻窦炎

（1）病理和临床概述

鼻窦炎按病因分有化脓性、过敏性和特源性炎症，炎症可发生于单个窦腔，亦可多个。慢性期黏膜可以肥厚或萎缩，表现为息肉样肥厚、息肉、黏膜下囊肿等。化脓性炎症慢性期骨壁增厚、硬化。

（2）诊断要点

CT表现为黏膜增厚和窦腔密度增高，长期慢性炎症可导致窦壁骨质增生肥厚和窦腔容积减小。窦腔软组织影内见不规则钙化提示并发真菌感染。窦腔扩大，窦腔呈低密度影，增强后周边强化，窦壁膨胀性改变提示鼻窦黏液囊肿。

（2）鉴别诊断

①鼻窦内良性肿瘤，鼻窦内肿块密度较高，增强扫描轻中度强化；②而鼻窦炎症积液不会发生强化。③毛霉菌、曲霉菌等真菌感染时，窦腔内密度较高，可见钙化，部分引起骨质破坏，须与恶性病变鉴别。

（4）特别提示

鼻窦炎临床无明显症状而影像学检查可有阳性表现，X线平片发现率约20%，CT对鼻窦炎的分型及分期具有重要意义。MRI检查T_2WI窦腔常为较高信号，增强后只有黏膜呈环形强化。

2. 黏液囊肿

（1）病理和临床概述

鼻窦黏液囊肿系鼻窦自然开口受阻，窦腔内黏液潴留，长时间后形成囊肿。黏液囊肿多见于额窦、筛窦，蝶窦较少见。较大的囊肿可产生面部畸形或压迫症状，如头痛、眼球突出及移位等，囊肿继发感染则有红肿热痛等症状。

（2）诊断要点

CT 表现为窦腔内均质密度增高影，CT 值 20 ～ 30 HU，窦腔膨大，窦壁变薄。增强扫描囊壁可有线样强化。若经常继发感染，则出现窦壁骨质毛糙、增生。

（3）鉴别诊断

①鼻窦炎症，主要表现为黏膜肥厚和积液，而囊肿主要为局限性有张力的肿块，边界光整规则；②良性肿瘤，根据有无强化鉴别。

（4）特别提示

X 线片观察以瓦氏位最佳，表现为窦腔内半球形软组织密度减低影，可见弧形边缘。

3. 黏膜下囊肿

（1）病理和临床概述

黏膜下囊肿是鼻窦黏膜内腺体在炎症或变态反应后，腺体导管开口阻塞，黏液潴留，腺体扩大所致，或黏膜息肉囊性变，此类囊肿均位于黏膜下。上颌窦好发，额窦、蝶窦次之。

（2）诊断要点

CT 扫描见鼻窦内类圆形偏低密度影，边缘光滑，基底常位于上颌窦底壁、内壁或外侧壁。增强扫描无强化。

（3）鉴别诊断

鼻窦炎症，良性肿瘤。

（4）特别提示

X 线片表现各异，基本表现为窦腔密度减低和窦腔膨大，窦壁受压改变。MRI 扫描因黏液囊肿信号差异较大，应用不多。

4. 鼻和鼻窦良性肿瘤

（1）病理和临床概述

最多见的是乳头状瘤。男性多见，多发生于 40 ～ 50 岁，主要临床表现有鼻塞、流涕、鼻出血、失嗅、溢泪等。常复发，2% ～ 3% 恶变。

（2）诊断要点

CT 表现为鼻腔或筛窦软组织肿块，较小时呈乳头状，密度均匀，轻度强化。阻塞窦口引起继发性鼻窦炎改变，增强检查有助于区别肿瘤与继发炎性改变，肿瘤有强化。可侵入眼眶或前颅窝。

肿瘤迅速增大，骨质破坏明显应考虑有恶变可能。

（3）鉴别诊断

①慢性鼻窦炎鼻息肉，一般骨质破坏不明显；②血管瘤，可有明显强化；③黏液囊肿，窦腔膨胀性扩大；④恶性肿瘤有骨质明显破坏。定性诊断需要病理学检查。

（4）特别提示

鼻和鼻窦良性肿瘤少见，但组织学种类众多，准确鉴别比较困难，主要依靠病理检查。首先选择CT检查，对于手术后或放疗后纤维瘢痕与复发鉴别困难者，可辅以MRI检查。

5. 鼻窦恶性肿瘤

（1）病理和临床概述

鼻窦恶性肿瘤包括上皮性恶性肿瘤（鳞癌、腺癌和未分化癌等）和非上皮性恶性肿瘤（嗅神经母细胞瘤、横纹肌肉瘤、淋巴瘤和软骨肉瘤等），鳞癌最常见。鼻窦恶性肿瘤较罕见，以上颌窦癌最常见。上颌窦癌大多数为鳞状上皮癌。早期肿瘤局限于窦腔内时，无窦壁骨质破坏，难以明确诊断，需组织学诊断定性。临床常表现血性鼻涕、鼻塞、牙齿疼痛及松动、面部隆起及麻木、眼球运动障碍、张口困难等。

（2）诊断要点

CT表现为鼻腔和(或)鼻窦内软组织肿块，一般密度均匀。肿块较大时可有液化坏死，部分病例还可见钙化，如腺样囊性癌、软骨肉瘤、恶性脊索瘤等。肿物呈侵袭性生长，恶性上皮性肿瘤随肿瘤的发展直接侵及邻近结构如眼眶、翼腭窝、颞下窝、面部软组织甚至颅内等。绝大多数有明显的虫蚀状骨质破坏，中度或明显强化。

上颌窦癌向前侵犯时，前壁骨质破坏伴有皮下软组织增厚或肿块隆起；后壁破坏时可累及翼腭窝、颞下窝及翼内外板，翼腭窝见软组织肿块；向上侵犯时，肿瘤破坏眼眶底壁伴有肿块，下直肌和下斜肌可受累；向内上方侵犯时，可破坏筛窦，在鼻腔内形成肿块。

（3）鉴别诊断

①炎症，早期肿瘤局限于窦腔内时，无窦壁骨质破坏，与炎症难以鉴别，明确诊断须组织学诊断定性；②转移瘤，有原发病史，骨质破坏一般范围较广泛。

（4）特别提示

不同部位恶性肿瘤的CT表现及诊断各具有一定特点。CT对定位诊断和定量诊断具有重要作用。CT检查对肿瘤侵犯的部位、范围、颈部淋巴结转移情况以及放疗或手术后复查同样具有重要意义。

（四）咽部常见疾病

1. 鼻咽腺样体增生

（1）病理和临床概述

腺样体（咽扁桃体）是位于鼻咽顶部的一团淋巴组织，在儿童期可呈生理性肥大，腺样体增生 5 岁时最明显，以后逐渐缩小，15 岁左右达成人状态。腺样体肥大可引起呼吸道不畅或反复性上呼吸道感染，临床主要表现有鼻塞、张口呼吸、打鼾，影响咽鼓管时导致渗出性中耳炎。

（2）诊断要点

CT 表现为顶壁、后壁软组织对称性增厚，表面可不光滑，增强后均匀强化，两侧咽隐窝受压狭窄，咽旁间隙、颈长肌等结构形态密度正常，颅底无骨质破坏。

（3）鉴别诊断

一般可明确诊断。

（4）特别提示

临床检查即可以明确诊断，作 X 线平片侧位检查有助于了解腺样体大小，CT 检查可以明确显示腺样体情况，并有助于鉴别诊断。

2. 鼻咽部纤维血管瘤

（1）病理和临床概述

纤维血管瘤是常见的良性肿瘤，多见于男性青少年。组织学上，肿瘤由结缔组织和扩张的血管组成，由于血管缺乏肌层，容易出血，随着年龄增长，病灶可纤维化，部分可自行消退。主要症状为鼻阻塞、鼻出血。

（2）诊断要点

肿瘤常位于鼻咽顶壁或后鼻孔，呈软组织密度，边界清晰，呈膨胀生长，周围骨质可压迫吸收，肿块有沿自然孔道、裂隙生长趋势，可经后鼻孔长入同侧鼻腔，蝶腭孔扩大，肿瘤长入翼腭窝、颞下窝，向上可破坏颅底骨质，侵入蝶窦或海绵窦，肿块境界清楚，密度一般均匀，肿瘤强化异常明显。

（3）鉴别诊断

①鼻咽癌，一般年龄较大，临床常见回吸性涕血，咽旁间隙一般显示清晰，DSA 检查肿块血管多显著，可作鉴别；②腺样体增生，多发生于婴幼儿，一般 15 岁后逐渐萎缩，无鼻出血症状。

（4）特别提示

MRI T_1WI 呈低信号，T_2WI 呈明显高信号，强化明显，瘤内可见低信号条状或点状影，称为"椒盐征"。DSA 肿瘤富含血管，可明确肿瘤供血动脉及引流静脉，同时可进行介入治疗。

3. 鼻咽癌

（1）病理和临床概述

鼻咽癌（NPC）占鼻咽部恶性肿瘤的 90%，以结节型多见。好发年龄 30～60 岁，男性较多见。临床常见回吸性涕血，单侧耳鸣及听力减退，不明原因的复视及偏头痛。

（2）诊断要点

鼻咽癌病灶较小时，CT 表现为咽隐窝变浅或咽鼓管变平；肿瘤较大时，向鼻咽腔生长，顶后壁或侧壁不规则肿块，咽鼓管隆起变厚。咽旁间隙变小。鼻咽癌常侵犯周围结构，颅底骨质破坏多表现为溶骨性，部分病例为成骨性。鼻咽癌淋巴转移常位于颈后三角、颈静脉二腹肌淋巴结等，常显示中央低密度，周围有增强。

（3）鉴别诊断

需要与鼻咽部慢性炎症、淋巴瘤、颈部淋巴结结核等鉴别。

（4）特别提示

CT 能明确鼻咽癌的侵犯范围及有无转移，并用于放疗后随访。

4. 咽部脓肿

（1）病理和临床概述

咽部脓肿为临床常见疾病。咽周为疏松结缔组织、肌肉、筋膜构成的间隙，这些间隙感染较易形成积脓。根据感染的部位又分为扁桃体周围脓肿、咽后脓肿、咽旁间隙感染或脓肿。急性脓肿多见于儿童，常因咽壁损伤、异物刺伤、耳部感染、化脓性淋巴结炎等引起。慢性脓肿多见于颈椎结核、淋巴结结核所致的脓肿。临床上急性脓肿有全身炎症症状，咽痛，吞咽及呼吸困难等，脓肿破坏血管可引起出血。

（2）诊断要点

CT 显示软组织肿胀，呈略低密度，结核脓肿有时见脓肿壁钙化。脓肿突向咽腔，导致气道变形，脓肿与深部组织分界清或不清。增强呈不规则环形强化。

（3）鉴别诊断

鉴别诊断包括外伤血肿、咽部囊性淋巴管瘤、鼻咽血管纤维瘤等。血肿 CT 呈高密度，MRI T_1WL T_2WI 呈高信号。囊性淋巴管瘤为儿童头颈部较常见疾病，范围较广，与脓肿改变不同。鼻咽纤维血管瘤见于男性青少年，DSA 检查呈富血管肿瘤，CT 和 MRI 强化明显。

（4）特别提示

CT 增强扫描有重要价值；MRI T_1WI 见脓肿呈不均匀低信号，T_2WI 呈高信号，脓肿范围显示清楚，压迫周围组织器官移位。增强后脓肿壁强化，脓腔无强化。

（五）口腔颌面部疾病

1. 造釉细胞瘤

（1）病理和临床概述

造釉细胞瘤是颌面部常见肿瘤，来源于牙板和造釉器的残余上皮和牙周组织的残余上皮。多见于 20 ~ 40 岁的青壮年，男女无差异，多发生于下颌骨。生长缓慢，初期无症状，后期颌骨膨大，面部畸形，牙齿松动、脱落。可产生吞咽、咀嚼、语言、呼吸障碍，4.7% 恶变。

（2）诊断要点

病变呈囊状低密度区，周围囊壁境界清晰，呈锐利高密度囊壁。可清晰观察肿瘤的位置、边缘、内部结构、密度及局部骨皮质情况。

（3）鉴别诊断

包括牙源性囊肿和骨巨细胞瘤等。前者呈圆形低密度影，边缘光滑锐利，囊壁硬化完整，囊内可见牙齿。后者呈分隔状，瘤壁无硬化。

（4）特别提示

临床常以 X 线检查为主，分为 4 型：多房型占 59%，蜂窝型占 22%，单房型占 14%，恶变约 5%。表现为单囊状、砂粒状、蜂窝状或多囊状低密度影，内见厚度不一的骨隔，囊壁边缘硬化，囊内有时见到牙齿，局部骨皮质受压变形、膨隆、变薄。MRI 检查有一定的价值。

2. 口腔癌

（1）病理和临床概述

口腔癌是颌面部常见肿瘤，其中舌癌最为常见。临床表现为舌痛，肿瘤表面溃疡。病变发展引起舌运动受限，涎液多，进食、言语困难。

（2）诊断要点

肿瘤呈低密度，境界不清，侵犯舌根时局部不规则膨突，不均匀强化，常见颈部淋巴结肿大。

（3）鉴别诊断

需要与炎性包块相鉴别。

（4）特别提示

MRI 检查：T_1WI 呈均匀或不均匀低信号，境界不清，T_2WI 呈明显高信号。Gd-DT-PA 增强肿瘤呈不均匀强化。同时伴颈淋巴结肿大。

3. 腮腺肿瘤

（1）病理和临床概述

腮腺肿瘤90%来自腺上皮，良性者以混合瘤多见，多位于腮腺浅部；恶性者以黏液表皮样癌多见。良性病史长，可达30余年，无痛性包块，肿块质软，边界清楚。恶性病史短，侵犯神经引起疼痛和面神经麻痹，侵犯咀嚼肌群发生开口困难。

（2）诊断要点

良性肿瘤呈圆形或分叶状边界清楚的等密度或稍高密度影，轻至中等强化。恶性肿瘤呈境界不清稍高密度影，其内密度不均匀，呈不均匀强化，以及下颌骨骨质破坏，常合并颈部淋巴结肿大。

（3）鉴别诊断

包括下颌骨升支肿瘤、咽旁间隙肿瘤、淋巴瘤、淋巴结核、腮腺转移瘤等。

（4）特别提示

腮腺造影具有重大诊断价值：良性者导管纤细、变直、撑开、聚拢、消失、移位。恶性者导管受压移位、破坏、缺损、中断及对比剂外溢。MRI检查作为补充：良性边界清，呈圆形或分叶状，恶性呈不规则状，伴淋巴结肿大。良性肿瘤强化较均匀者居多，恶性肿瘤不均匀强化者居多，转移淋巴结呈均匀或环状强化。

（六）喉部常见疾病

1. 喉癌

（1）病理和临床概述

喉癌是喉部常见的恶性肿瘤，大多数为鳞状细胞癌。好发年龄50～70岁，喉癌按位置分为声门下区癌、声门癌、声门上区癌，所有肿瘤均可通过黏膜层、黏膜下层向深部组织扩散。临床上声门上癌早期表现异物感，晚期咳嗽、痰中带血、呼吸困难、声音嘶哑。声门癌早期出现声音嘶哑，逐渐加重。声门下癌早期无症状，晚期出现呼吸困难及颈部淋巴结转移。

（2）诊断要点

声门癌多数位于真声带前部，早期表现声带局限性增厚，中、晚期声带显著增厚变形，有软组织肿块，构状软骨移位，周围软组织及软骨破坏。

（3）鉴别诊断

喉部息肉，呈小结节状，常见歌手及教师等用嗓子较多的人群，位于声带游离缘前、中1/3处，双侧多见。

（4）特别提示

CT 检查可以发现甲状软骨、环甲膜及会厌前间隙有无肿瘤侵犯。

2. 甲状舌管囊肿

（1）病理和临床概述

甲状舌管囊肿（TDCs）是由于胚胎早期甲状腺舌导管未完全闭合，部分开放管壁所衬之上皮细胞发育成长，并分泌黏液而形成。因此，甲状舌骨囊肿大多数位于颈中线，少数病例也可略为偏向一侧，是颈部常见无痛性肿块，可随伸舌运动而上下移动。

（2）诊断要点

表现为颈中线区或略偏一侧可见一囊性病灶，边界清楚，内部密度均匀，偶尔可因囊肿内少量出血或蛋白含量增高，可见密度较高。

（3）鉴别诊断

①声门癌多数位于真声带前部，早期表现声带局限性增厚，中、晚期声带显著增厚变形，有软组织肿块，杓状软骨移位，周围软组织及喉软骨破坏；②颈前部炎症，起病急，颈前部软组织肿胀，脓肿形成时可见积气及环状强化，实验室检查白细胞增高。

（4）特别提示

CT 检查增强扫描囊性病变无强化及边界相对清晰者应该考虑本病。CT 检查可以发现甲状软骨有无侵犯，观察囊肿边缘是否光整及有无瘘管形成。

第三节　乳腺疾病 CT 诊断

一、乳腺CT检查概述

CT 问世之初，因其有较高的密度分辨率，曾对用作乳腺疾病诊断寄予厚望。美国 GE 公司曾专门设计出乳腺 CT 检查专用的样机，称之为 CT-M。

通过实践，我们认为遇到下列情况，可考虑施行乳腺 CT 检查。

①当钼靶片难以确定病例的良、恶性而患者又不愿做立体定位活检时，可行 CT 平扫及增强扫描。乳腺癌组织中不仅有较高的碘浓度，且血运较丰富，强化扫描时有较明显的强化。②在致密型或有明显结构不良的乳房，当临床触到肿块而钼靶片上未能明确显示时，通过 CT 分层观察可有利于发现被致密影遮盖的病灶。③乳腺不宜做加压的情况下，如急性乳腺炎、炎性乳癌等，CT 可作为首选的检查方法。④对位于乳腺高位、尾叶、

深位的病灶，钼靶X线摄影常难以把病灶投照出来，或仅有部分边缘被投影在胶片上，造成漏诊或诊断困难，此时应行CT检查。⑤钼靶片上难以确定肿物为囊或实性时，CT检查时可通过CT值的测量予以明确。⑥CT是检测有无腋淋巴结增大的较佳方法，优于临床触诊，特别是位于胸小肌后内侧的淋巴结，但亦有一定数量的假阴性率和假阳性率。对于观察有无内乳区淋巴结的增大，则只能依赖CT或MRI检查。⑦当癌瘤部位较深，临床需了解有无胸壁的侵犯时，则必须行CT检查观察。⑧乳房成形术后观察植入物有遗漏或并发症，以及成形术后的乳腺组织内有无癌瘤，CT检查也是一种比较敏感和可靠的检测手段。⑨乳腺癌术后亦宜以CT作为定期随访手段，它可发现早期胸内转移（包括肺、胸膜、纵隔等），有无局部复发，以及发现对侧乳腺的病灶等。

总之，乳腺的CT检查在某些方面仍有它的一定优势，但不宜作为首选的检查手段。

检查方法：患者取仰卧位、俯卧位或侧卧位躺于检查床上。仰卧位扫描与常规胸部扫描体位相同，双肩高举，屈曲抱头。扫描范围自双乳下界向上做连续扫描，直至腋窝顶部。扫描层厚根据情况而定，当肿物较大时，可取常规10 mm层厚，肿物较小或不明显时，应以3 mm或5 mm层厚为宜。

俯卧位扫描时，令患者俯卧于检查床上，双臂上举，身体下方垫放一预先设计好的凸面装置，并在相当于双乳位置开两个"窗"，内放水囊，使双乳悬垂于囊内，或在乳房上下方各垫一泡沫塑料块，使乳房自然下垂。俯卧位扫描不如仰卧位舒适，但更有利于显示乳房后部结构，对老年松软乳房尤为适用。

侧卧位扫描一般较少使用。检查时，患者侧卧，患乳在上，扫描范围和层厚与仰卧扫描相同。

扫描条件：120 ~ 130 KV，80 ~ 100 mA，扫描时间1 ~ 3秒，扫描野直径20 cm，在平静呼吸下屏气时扫描。观察时窗宽取300 ~ 500 Hu，窗位30 ~ 50 Hu。

增强扫描：增强扫描在乳腺病变的诊断中相当重要，某些病变的鉴别诊断需依靠强化后的表现而定，有些微小癌灶或平扫时不明显的癌灶，亦需靠强化扫描才发现。

强化扫描可采用静脉内快速滴注法、团注法或滴注加团注法。造影剂可用离子型或非离子型。静脉内快速滴注法用30%造影剂300 mL，10分钟内滴完，立即扫描。团注法自肘静脉内快速注入（1.5 ~ 2.0 mL/秒）60%造影剂100 mL，注毕后立即扫描。滴注加团注法是，先在静脉内快速滴入30%造影剂300 mL，滴注接近完毕时，快速团注60%造影剂80 ~ 100 mL。增强效果以最后一种方法为最佳，但造影剂费用过于昂贵，国内一般很少采用。团注法比较简捷，最常采用。

二、正常乳腺的胚胎发育和组织学表现

（一）乳腺的胚胎发育

乳腺的胚胎发育始于妊娠第四周末，但自第六周起才比较显著。它大致可经历四个阶段。

1. 第一阶段

在胚胎六周时（长径约 11.5 mm），胚胎躯干（trunk in embryos）前壁左右两条原始表皮增厚形成长嵴，称为乳线（milk line）。此线上端起自上肢芽的根部，下端止于下肢芽的根部。乳线上三分之一处的外胚叶细胞呈局部增生，形成四、五层移行上皮细胞（transitional cell）的乳腺始基。此种发育直到胚胎长 21mm 时为止。

2. 第二阶段

发生在胚胎九周时（长约 26 mm）。除胸前区乳腺始基继续发育外，其余的乳线嵴渐行萎缩消退。胸前区乳腺始基的外胚叶细胞呈基底细胞状，并增殖成团块状，形成乳头芽（nipple bud），与下方的细胞性及血管性间胚细胞（mesenchy me）有一膜分隔。当胚胎长成 32 ~ 36 mm 时，乳头芽表面的上皮细胞逐渐分化，且数目增加。一些最表面的细胞开始剥落，其他一些细胞则接近成鳞状细胞样。其周围的间胚细胞则继续增殖，将乳腺始基周围的上皮外推、抬起，形成乳头凹（nipple pouch）。

3. 第三阶段

当胚胎在第三个月末时（长 54 ~ 78 mm），表面的鳞状细胞伸入到乳头芽，形成一较大的核心。随后，当胚胎长到 78 ~ 98 mm 时，此核心周围的基底细胞向下生长，形成乳腺芽（mammary buds），它进一步延伸形成索状物，即输乳管原基，日后即演变成永久性的乳腺管（mammary ducts）。此种变化一直延续到胚胎长 270 mm 时，此时乳头凹的鳞状上皮逐渐角化、脱落，而形成一空洞，乳腺管即开口于此。乳腺管芽（the buds of the mam—mary ducts）则继续向下生长，侵入到下方的结缔组织中，并成管腔化（canalized），遂成为输乳管（milk channels）。这些输乳管开口于乳头凹的孔洞部。

4. 第四阶段

是在胚胎长约 335 mm 时，胚胎期的输乳管继续增殖、分支，并形成明确的管腔，内衬 2 ~ 3 层细胞。输乳管的末端则有基底细胞的小团，是为日后乳腺小叶芽（the buds of the mammary lobules）的前身。乳腺小叶芽仅在生后青春期时始逐步演变成末端输乳管和腺泡。乳头则因表皮下结缔组织的不断增殖而逐渐外突，它的表面覆盖增厚的上皮，且与输乳管上皮在乳管口部相连。至此，乳腺已完成其全部的胚胎期发育过程。男女性在此期间并无差别。只是男性乳腺虽也随年龄增加而胀大，但终身保持在始基状态。女性则随着以后内分泌的变化而进一步发育和成熟，一般在月经前 3 ~ 5 年，乳房开始进一步发育，表现为乳晕颜色变深、乳头变大、乳腺组织增厚及外凸等，至 13 岁时已基本全部发育。

（二）各种生理因素对乳腺结构的影响

乳腺自胚胎期以后，时刻处于内分泌影响之下。妇女一生中内分泌的变化，亦将影响到乳腺结构的变化，它可经历初生期、青春期、月经期、妊娠期、哺乳期和老年期等。在各期中，乳腺结构发生不同的变化，此种变化在一定程度上，可在影像学上反映出来。

1. 初生期

初生儿由于受母体和胎盘内激素（求偶素）的影响，在生后三四天即可见乳腺的生理性活动，乳腺呈暂时性增大。约 60% 初生儿在两侧乳头下可触至一至数厘米直径的腺体组织，并可挤出乳汁样分泌物，经一至三周后"肿胀"才逐渐消失。此后则进入一个较长的相对静止期。

男性幼年期乳腺的静止状态较女性者完全。女性幼年期的乳腺时常见到乳管上皮增生的残余改变。此种静止状态一直持续到青春期。

2. 青春期

此期起自性变化开始，至性成熟为止，历时 3 ~ 5 年。一般在 13 ~ 15 岁时，乳房的发育已基本完成，可称成熟，但此时尚有三分之一女性尚无月经来潮。

男性乳腺的青春期变化较女性为迟，且反应也比女性轻微而不规则，期限亦短。在白种男性，乳腺的青春期改变在 12 ~ 14 岁，此时约 70% 男孩出现两侧乳房稍突出，在乳头下可触知纽扣大的腺体，较硬，有轻度触痛，乳头可甚敏感，尤在寒冷季节时为然。有时一侧较另一侧为重，偶见只限于一侧者。此种改变一般在一年至一年半后即退化而消失。若男乳继续增大或持续增大超过一年半的期限，应考虑为异常，称为男乳肥大症。

显微镜下男乳青春期改变类似于初生期者，即乳管有轻度延展，伴有管腔增宽，上皮细胞则增高而呈柱状，在某些增宽的乳管中可见少量分泌物。乳管周围结缔组织也见增多，毛细血管数目也增加。至 16 岁或 17 岁时出现退化改变。此时乳管上皮萎缩，管腔狭窄或闭塞，周围的结缔组织呈胶原变性。

女性乳房、乳头及乳晕于青春期逐渐增大，约在第一年末，在乳头下可触知盘形"肿块"，乳头和乳晕的着色也逐渐加深。以后乳房渐隆起，发育成均匀的半圆形，乳头及乳晕亦相应地增大，但乳晕的大小与乳房发育的关系比乳头更为密切。

组织学上，乳房的增大主要是由于纤维间质的增生及脂肪的存积，同时有乳管支的延长、分支及扩张。乳管的内层细胞增加，在乳管末端出现基底细胞团，形成腺泡芽。随着脂肪存积量的增加，使乳房与胸肌及皮肤分隔开。上述改变持续至月经来潮及排卵为止。

3. 月经期

乳腺随正常月经周期而有所变化。当月经来潮前，乳腺常增大、发胀、变硬，触之有小结节感，并常伴有疼痛或触痛。经潮后，乳腺即变软及变小，疼痛及触痛减轻或消失。

在月经周期中，乳腺的组织学变化，各家所见不同，尚难以完全肯定。这是因为：第一，同一乳腺的不同部位在月经周期的组织学变化中可有很大差异，如有时乳腺小叶在整个月经周期中可始终保持静止状态，而另一些乳腺小叶在增生后可不再退化复原。因难以获得正常人类经期完整的乳腺标本，故造成各家观察上的差异。第二，很难有完全规则的月经周期，故观察者在估计经潮时难免有出入，而所获标本也因经潮各期不同而有出入。但总的来说，在月经周期中，乳腺的组织学变化可分为增生和退化复原两个时期。

增生期始于月经终了后数天，相当于月经前期，延续到排卵期及下次经潮出现前。此期特征为乳管系统逐渐扩张，终末乳管及小叶内的上皮细胞增大及增多，乳管周围的结缔组织增生，呈水肿样，染色苍白，幼稚成纤维细胞及淋巴细胞数量增加。在增生的末期，乳管及腺小叶内有分泌物积存。

退化复原期起自月经来潮之日或潮前不久，相当于月经期和月经期后，并延续到月经后的第七或八天止。特征为末端乳管及小叶上皮萎缩、脱落，管腔消失，分泌物不见。管周纤维间质紧缩，趋向于玻璃样变，并可见少许游走细胞，淋巴细胞浸润减少。乳管及水肿的结缔组织内的水分皆被吸收，故乳房变软、缩小。但此期的反应可不均匀，部分乳腺组织可无上述的退化复原改变。

4. 妊娠期

在怀孕后五六周，乳房开始增大，直到妊娠中期，乳房增大最快。表浅静脉开始扩张。当乳腺明显增大时，皮肤有时可出现白纹。乳头及乳晕亦相应增大，表皮增厚，着色加深。Montgomery 腺明显突出。有的人在妊娠三个月后可挤出初乳。

组织学上，在妊娠的最初三个月发生末端乳管的新萌芽（sprout）及上皮增生，邻近的结缔组织中出现游走细胞及幼稚的成纤维细胞。有些新生的乳管侵入到邻近的脂肪组织。乳管上皮活跃，呈小椭圆形，多见核分裂，甚至失去基膜或导致管腔闭塞。在妊娠的中三个月，增生的末端乳管集合成较大的乳腺小叶，其管腔扩张，形成腺泡，被覆以立方上皮，并有细胞内脂肪小滴。腺泡可含有少量分泌物。周围结缔组织仍保持疏松，可见淋巴细胞浸润。到妊娠的最后三个月，腺泡呈进行性扩张，分泌物量亦增加。小叶间的结缔组织受挤压而减少，多数管周纤维组织亦消失。毛细血管则渐增多，并扩张而充血。乳管及小叶系统皆有扩张。多数腺泡被覆一层矮立方形细胞，伴有分泌颗粒。某些腺泡高度扩张，提示泌乳开始。但各区域变化程度不齐，有些地方仍可见少许小的增生上皮细胞巢，偶可堵塞乳管。

5. 哺乳期

虽在妊娠中期即可自乳头挤出初乳，但真正泌乳多在产后三四日。自产后至泌乳前，乳房显著胀、痛，一旦哺乳，症状顿消。泌乳量因人而异，即同一人，亦可一侧多而另一侧不足。

授乳期中，乳腺小叶及其导管有两个功能：即分泌和贮存乳汁。分泌发生在被覆于扩张腺泡的上皮细胞中，这些腺泡聚集成无数的小叶，被覆有一层分泌上皮细胞，这些细胞的形态不一，由立方形到柱状，核在基底或顶端，胞质苍白、颗粒状及有折射（refractile），但分泌小体（secretory body）占主要部分。乳腺小叶被致密结缔组织带分隔，在结缔组织内可见较大的血管。扩张的乳管系统则作为一储存器。

泌乳终止后的改变各有不同。分娩后若不授乳,则数天后即可出现退化改变。若授乳,泌乳期限也不同,一般在第九或第十个月后分泌减少,趋向退化。退化改变顺序为:腺泡碎裂,萎陷;分泌颗粒从上皮细胞内消失;腺泡壁及基膜破裂,形成大而不规则的腺腔(acinar space);乳管萎陷,狭窄;乳腺小叶内及其周围出现淋巴细胞浸润及吞噬细胞;乳管周围及小叶周围结缔组织再生,并有末端乳管增生及重新形成乳管幼芽。

断乳后的乳房常呈松软或下垂状,原因系退化期中的结缔组织再生不足以弥补泌乳期中被吸收的间质的数量所致。上述退化改变所需之时间亦因人而异,一般在数日内即恢复到妊娠前状态,个别部分可见残余的泌乳,甚至延续数年之久。

6. 绝经期

临近绝经期的妇女,乳腺的上皮结构及间质即开始出现退化。虽然此时乳房可因脂肪沉着反而增大,但腺体组织则渐减少,纤维组织变得日益致密且玻璃样变性。乳管及其主要分支仍保留,但乳腺小叶缩小、萎陷,偶仍可有腺泡样(acinar-like)结构存在。整个绝经期前后乳腺的退化改变,大致可分为三个阶段。

(1)第一期

乳腺小叶和腺泡虽是随着性成熟而最晚出现的结构,却是最早发生退化者。反复妊娠可使腺小叶充分发育,未产妇小叶的大小及数目可出现衰退及不规则。30 ~ 40 岁临床正常的乳房中,33% 在镜下可见腺小叶的不规则,包括:末端乳管区无包膜的上皮增生;腺泡样结构的囊状扩张;以及乳管上皮化生成大汗腺样细胞。这些乳腺小叶的不规则是退化改变的最早形式。

(2)第二期

此期乳腺退化的特征是乳腺小叶成分缩小及消失,乳管狭窄,管周围纤维组织显著增加且致密。40 ~ 45 岁的妇女(平均约 44.6 岁)即呈此期改变,但生育多寡及绝经早晚可影响这些变化的出现。

(3)第三期

见于 46 ~ 50 岁的妇女。此时大多数正处于绝经期或已绝经。主要变化有乳管上皮趋于扁平,乳管呈囊状扩张。乳腺小叶痕迹已消失,但少数仍可存在。间质有玻璃样变,脂肪组织量增加。

7. 老年期

为乳腺退化、萎缩的最后阶段,见于 50 岁以后的妇女。届时乳腺间质(纤维组织)日益增多、致密及硬化,较小的乳管及血管可被玻璃样变的结缔组织所闭塞。在玻璃样变的结缔组织中偶可见到钙化。

三、正常乳腺的CT表现

正常乳腺的CT表现与钼靶片雷同，只是CT的密度分辨率较高，通过窗宽、窗高的调节，可细致观察不同密度的结构。经感兴趣区（ROI）CT值的测量，可精确测定不同密度的CT值。通过强化，可观察到乳腺血运情况，及有无异常高密度区等。因而，除微小钙化外，CT上所获得的正常或异常的信息要略多于钼靶片。

在CT上，用不同窗宽可清晰看到乳头、皮肤影。CT上测量皮肤厚度，除乳晕区外，为0.05～0.10 cm之间。乳腺脂肪组织，包括皮下脂肪层及腺体间的脂肪组织，在CT±皆清晰可见，CT值在 -80～ -110。CT上因系横断面体层摄影，对血管影像不如钼靶片那样可以看到全程走行。强化后可清晰辨认出血管影。大导管在CT±表现为自乳头下呈扇形的软组织影，多难以一一辨认出各个乳导管影。在乳腺与胸壁和胸大肌之间均可见宽1～2 mm的脂肪间隔，在年轻而又有丰富致密腺体的乳房中，此脂肪间隔线较窄，当腺体渐趋萎缩后，此间隔线加宽。

腺体在CT上表现为大片软组织密度致密影，但无论腺体多么丰富，其内均可见或多或少的斑点状透亮的脂肪岛，当腺体逐渐萎缩，此脂肪岛即增大、增多。腺体的CT值随年龄和生理变化而不同：幼年期约（18.22±7.70）Hu；青春期（19.80±8.17）Hw 哺乳期（14.46±6.38）Hu；绝经前期（17.09±8.48）Hu；绝经期（12.11±9.04）Hu。绝经后多数妇女的腺体已大部或全部萎缩，仅残存少许粗大索条状影。

四、乳腺常见病的CT诊断

（一）乳腺癌

乳腺癌是妇女十分常见的恶性肿瘤。在北欧、北美以及我国大城市如上海居妇女恶性肿瘤之首位。约80%以上的乳腺癌发生于40～60岁。偶有男性乳腺癌发生。

1. 临床与病理表现

乳癌最常见的症状是乳房肿块。而且，肿块往往是首发症状，约占乳腺癌病例的95%以上。大多数为无痛性较明确界限的肿块，多为孤立性，少数为多发结节。肿块大小不一，固定或活动。少数病例的肿块伴疼痛。部分患者有乳头溢液，发生于10%左右的乳腺癌病例。肿瘤位置较表浅时可侵犯皮肤而出现桔皮样外观，乳头回缩；肿瘤位置深时可侵犯胸肌，肿块固定于胸壁上不能推动；肿瘤广泛浸润时可出现整个乳腺质地坚硬固定。在晚期乳腺癌病例中，癌细胞沿着淋巴网扩散至乳房皮肤及其周围皮肤，形成瘤结节，甚至破溃不愈。炎性乳腺癌伴皮肤红肿和水肿、局部温度增高等。广泛转移时腋窝或锁骨上区可扪及肿大淋巴结。

乳房的恶性肿瘤很少发生于非上皮组织。乳腺癌发生源于导管和小叶的上皮组织。起源于导管上皮导管癌约占乳腺癌的90%；源于腺泡上皮的小叶癌约占5.5%；其余恶性肿瘤所占比例小于1%。根据乳腺基底膜受累与否又分为浸润性和非浸润性癌。乳腺癌常发生胸骨后、腋窝和锁骨上淋巴结转移。经血型发生远处转移的常见部位为骨骼、肺、胸膜，次为肝脏和脑部等。

2. 乳腺癌的CT表现

（1）乳腺癌CT形态特点

乳腺癌根据其形态可分为肿块型和浸润型。前者肿块形态大致椭圆或不规则形，个别呈圆形，直径2～10 cm，边界清楚。大多显示出肿块分叶状轮廓和毛刺样边缘。平扫时瘤体密度一般都高于腺体密度，均匀或不均匀；增强后CT密度更高，均匀或不均匀，轮廓更清楚。一般乳腺癌增强后病灶CT值比平扫时增高1倍左右。较大的肿块型癌肿，中央常有坏死或液化。注射造影剂后扫描，坏死区域无强化，强化限于肿块边缘，使坏死灶显示更清楚。强化的边缘厚薄不均，有时可见强化的条状影伸入肿块内部而出现分隔。后者乳腺内局限片状病灶，密度略高于周围腺体，边界不清，无明确肿块，有时与小叶增生不易区别。弥漫浸润者，整个腺体呈大片扁平状高密度区，边缘可见针芒状、长短不一的细纤维条索样致密影。

在退化型乳房，乳腺癌多表现为圆形、卵圆形或不规则形肿块，边缘清楚或模糊，成分叶状或有长短不一的毛刺深入脂肪组织。在致密型乳腺或伴有腺体增生的乳房中，肿块与正常或增生的腺体常不能区分，但在注入造影剂后，因乳腺癌血供丰富，肿瘤内碘聚集量增加而显示清楚。

CT具有较高的密度分辨率能检出直径小于1 cm微小乳腺癌病灶，这主要因乳腺癌血供丰富，肿瘤上皮细胞呈异常代谢状态，致碘摄入量增加，CT增强后强化明显。许多作者发现CT对微小乳腺癌诊断使其能发现临床和X线均为阴性的隐性乳腺癌。沈文荣等报道了1例右腋转移性腺癌病例，临床和X线检查均为阴性，作CT增强扫描发现右乳外上方一9 cm×5 mm的显著强化区域，经病理证实为右乳浸润型导管癌。对致密发育不良乳房、乳腺X线检查因缺乏明显的组织对比受到限制，而CT检查能确定乳腺病变的存在。钱民等报道了两例微小癌灶（6mm×8mm，5mm×9mm），临床和X线检查阴性，CT增强后发现乳晕后和右外侧象限显著结节状强化区，提示癌变可能，经手术病理证实均为浸润性导管癌。

CT容易显示肿瘤内钙化，表示为细盐样或砂砾样丛状或颗粒状高密度影，在乳腺癌中这种表现较为常见。应用薄层扫描（2 mm），适当调节窗宽窗位，增强图像放大率有利于不显著钙化灶的检出。恶性微小钙化灶即使应用薄层扫描，也常不能显示。CT还可显示肿块与皮肤粘连、皮肤增厚、乳头下陷，以及肿块与深层肌肉粘连所致的乳后间隙消失。腋窝淋巴结转移时CT可显示肿大的淋巴结。

（2）乳腺癌CT值测量

平扫乳腺癌的CT值变化较大，可为16～53Hu，平均29.26±10.33Hu。乳腺癌平均CT值35.28±22.50Hu，与周围正常乳腺组织间密度差为20.82±8.50Hu，而同组中良性疾病为 32.90 ± 9.38Hu 与周围正常乳腺组织间密度差为 9.30 ± 6.40Hu。从这些数据看出，CT 绝对值两者无明显差异。但在与周围腺体的密度差上，则以恶性肿块为高。以 15Hu 为界，恶性肿块大于 15Hu 者占 87%，而良性病灶仅占 14%，具有显著性差异。

增强前后同层面相同区域最大 CT 值之差，用 △ CT 值表示，它反映了病灶增强前后净增加的 CT 值。乳腺癌、纤维腺瘤和增生性乳腺病平扫和增强后 △ CT 值测定结果显示，乳腺癌 △ CT 值增加幅度最大，增生性乳腺病增加幅度最小，统计学上有显著意义。Chang 等证实采用静脉内快速滴注法增强效果最好，恶性肿块增强后 CT 值增加大于 46 Hu，而良性者小于 30 Hu。但部分脓肿、纤维腺瘤及反应性淋巴结增生，增强后其 CT 值增加也可大于 44 Hu。另外在高催乳素、高孕激素状态下，乳腺组织对碘摄取能力上升。有些乳腺癌的 △ CT 值可能小于 46 Hu，甚至小于 30Hu，这部分原因可能与造影剂用量和方法有关。

应用动态 CT 检查乳腺病变对乳腺癌的诊断也有一定的价值。团注造影剂后，于选定的病变层面上动态扫描，完毕后测量相对应层面和相同区域的最高 CT 值，绘出时间—密度曲线。根据乳腺肿块的增强密度在时间上的变化，得出三种时间—密度曲线：速升—平台—缓降型（Ⅰ型）；渐进上升型（Ⅱ型），曲线起伏较小型（Ⅲ型）。一般认为Ⅰ型曲线为乳腺癌所特有，Ⅱ型多见于纤维腺瘤，Ⅲ型出现在增生性乳腺病。尽管乳腺动态 CT 检查对良恶性病变的鉴别有特定的价值，但因其检查费用高，X 线辐射量大等原因，不适合乳腺病变初诊，但可作为一种辅助的检查手段。

（3）腋窝肿大淋巴结的 CT 检出

乳腺癌中，腋窝淋巴结肿大有十分重要的意义，在无远处转移的患者中有无腋窝淋巴结肿大直接影响患者治疗方法的选择及其治疗后的存活率。但在实践中，用临床及常规影像学方法在检出腋窝淋巴结肿大上常有一定限度。

乳腺癌淋巴结转移主要途径是经胸大肌外侧缘淋巴管侵入同侧淋巴结，进一步侵入锁骨上下淋巴结，继而经胸导管或右淋巴导管侵入静脉而远处转移。因此确定有无腋窝淋巴结肿大十分重要。一般认为位于胸小肌外侧之淋巴结门诊易发现，而位于胸小肌后内侧之淋巴结则门诊不易发现，而在 CT 上则都能发现。此外，CT 除可观察淋巴结大小外，还可见肿瘤有无向淋巴外浸润（表现为淋巴结边缘不锐利）及与周围组织的关系。

正常人 CT 检查也可检出腋窝淋巴结，因此应注意假阳性出现。凡乳腺癌同侧腋窝发现大于 5 mm 淋巴结，而无对侧腋窝淋巴结肿大者，一般可认为腋窝淋巴结转移。虽然 CT 在腋窝淋巴结转移的诊断上稍优于临床检查，但仍然不是一种术前预计腋窝淋巴结是否受累的准确方法，其主要原因是假阴性率较高。

根据乳腺癌的以上 CT 表现，有下列征象时，应高度怀疑恶性病变：结节状高密度影，边缘不规则分叶或有短毛刺；肿块内有砂砾状钙化，肿块与皮肤或深层肌肉有粘连，皮肤增厚，乳头下陷；腋窝淋巴结肿大；增强后扫描病灶 CT 值有明显增高，或动态扫描有特征性时间—密度曲线。

（二）乳腺纤维腺瘤

1. 临床与病理表现

纤维腺瘤为来源于乳腺小叶内纤维组织和腺上皮的良性肿瘤，包括腺瘤、纤维腺瘤和腺纤维瘤。乳腺纤维腺瘤发病率在我国占乳腺肿瘤的首位，可发生于一侧或双侧乳腺，单发和多发。一般无任何症状，常在普查时或无意中发现乳腺内肿块。多呈椭圆形，表面光滑，边界清楚，质地中等，有较大活动度。其发生原因尚不十分清楚，一般认为与雌激素有关。

2. CT表现

平扫表现为圆形与卵圆形的高密度肿块，大多密度均匀，少数密度不均匀，边缘清楚，轮廓整齐。少数可呈分叶状，但边缘没有毛刺。当肿瘤周围有较多低密度脂肪组织围绕时，肿瘤边界显示非常清楚。而在致密型的乳腺，脂肪组织相对少，CT平扫时纤维腺瘤与正常乳腺组织的密度相仿，很难显示。巨大纤维腺瘤可与皮肤紧密相贴，但无皮肤增厚。

增强CT纤维腺瘤可见均匀强化。巨大纤维腺瘤可呈边缘强化，强化环比较均匀一致，无间隔形成。中央轻度强化或不强化，可能为中心坏死或囊性变。伴有钙化者强化较轻，增强后升高的 CT 值多不超过 10 Hu，良性钙化一般呈粗颗粒状。

（三）乳腺脂肪瘤

1. 临床与病理表现

一般乳腺脂肪瘤以中、老年妇女多见。根据组织形态可分为单纯性脂肪瘤、血管性脂肪瘤、纤维性脂肪瘤和腺脂肪瘤。脂肪瘤周围及肿瘤中有纤维组织穿越。脂肪瘤生长缓慢，很少造成局部症状，可扪及质地柔软的肿物，呈圆形或卵圆形，无压痛，可活动，界限清楚。

2. CT 表现

平扫时呈现为低密度病灶，CT 值为 − 100 Hu 左右；圆形或椭圆形，密度均匀，边界清楚，轮廓整齐，具特征性表现。增强 CT 扫描，肿瘤一般不强化，如有丰富血管，可出现不规则轻度强化。

（四）乳腺小叶增生

1. 临床与病理表现

乳腺小叶增生是指乳腺主质和间质不同程度地增生和复旧不全所致的乳腺结构在数量上和形态上的异常，常合并囊肿形成，又称为乳腺良性囊性病、囊性乳腺病、囊性纤维腺瘤病、纤维囊性病和囊性增生病等。发病年龄 40 岁左右多见。最重要的症状和体征是出现肿块，可单发或多发，多数为双侧，可有压痛，部分患者乳房有胀痛，与月经周期有关。

2. CT 表现

平扫见乳腺组织结节状增生和增厚，呈小片状或团块状多发致密影，密度略高于周围腺体密度，在增厚组织中可见条索状低密度影。增强后扫描见增厚的乳腺组织轻度强化或没有强化，CT值改变不大，大致都在 40 Hu 左右。乳腺小叶增生伴有纤维囊性变者，CT 表现为高密度的小叶增生组织内显示出卵圆形水样密度区，密度均匀；增强后大多无囊壁强化，少数有囊壁强化。

（五）乳腺炎症

1. 病理和临床表现

乳腺炎症性病变是乳腺疾病的常见病，发病者多数为初产妇的产后 3 ～ 4 周。病原菌可以是特殊的病原体或化脓性细菌所致如金黄色葡萄球菌及链球菌。感染初期以渗出为主，以后大量细胞变性坏死，形成脓肿。临床上可无全身症状，感染严重者可有发热、寒战、白细胞计数增高等，局部表现为乳腺肿块、压痛和腋窝淋巴结肿大等。严重时，炎症区可很快发生坏死、液化和脓肿，向外破溃，亦可穿入乳管，使脓液经乳管、乳头排出。

2. CT 表现

本病急性阶段 CT 平扫表现为乳腺组织局部增厚、密实，边缘模糊，或为不均匀的混合密度影，这与乳腺组织中大量中性粒细胞浸润、周围纤维腺体组织水肿、细胞大量变性坏死和液化有关。当炎症局限于一个腺叶内时，表现为小片状致密影；当炎症累及几个腺叶或大部分乳腺组织时，呈大片状致密影，边界模糊不清，CT值大多在 30 Hu 左右，皮下脂肪层模糊增厚，密度可增高。增强扫描一般无强化。病灶内有时可见不规则斑点状强化。少数炎症表现为不规则块影，边缘有粗长毛刺。化脓或脓肿形成时，CT 扫描见边界清楚的或部分边界清楚的低密度区，形态可为类圆形或椭圆形，周边为规则或不规则的等密度或略高密度环。增强后见低密度病灶周围有环状强化，环壁厚薄可不一；多房脓肿可表现为多个相连的环状强化。脓肿壁的周缘有时可见粗大的毛刺状致密影，为增生的纤维组织。腋窝淋巴结可肿大。

乳腺脓肿经过内科治疗或外科穿刺治疗后，CT 随访可见脓肿缩小和周围水肿减轻。因此，CT 不仅对乳腺脓肿诊断很有帮助，而且可在 CT 导向下做穿刺引流治疗。

第六章　MR 诊断

第一节　乳腺疾病的 MR 诊断

一、乳腺MR检查技术

（一）扫描序列和层面选择

乳腺 MRI 检查前，应详细向患者解释整个检查过程以消除其恐惧心理，得到患者最好的配合。由于乳腺腺体组织随月经周期变化，因此乳腺 MRI 检查的最佳时间为月经后 1 周。

1. 乳腺 MRI 平扫检查

在乳腺 MRI 检查中，常用的成像序列包括自旋回波序列、快速自旋回波序列和梯度回波序列。乳腺 MRI 平扫检查通常采用 T_1WI 和 T_2WI，观察乳腺的解剖结构。T_1WI 可以观察乳腺脂肪和腺体的分布情况，而 T_2WI 能较好地识别液体成分，如囊肿和扩张的导管。T_2WI 多并用脂肪抑制技术，形成脂肪抑制 T_2WI。

单纯的乳腺 MRI 平扫检查仅能对囊、实性病变做出可靠诊断，在进一步定性诊断方面与乳腺 X 线检查相比并无显著优势，故应常规行 MRI 动态增强检查。

2. 乳腺 MRI 动态增强检查

扫描序列设计应兼顾高空间分辨率和高时间分辨率两方面的要求。高空间分辨率有利于准确显示病变结构，尤其适用于发现小病变，如小乳腺癌；高时间分辨率能更准确评价动态增强扫描前后病变的时间—信号强度曲线变化。动态增强检查多采用三维快速成像技术，进行薄层（小于 3 mm）无间距扫描，使所有扫描层面同时激励，并在较短时间内对所有层面进行信号测量和采集，行任意角度或方位图像重组，获得较高的信噪比，因而使遗漏病灶的几率大为减少。MRI 增强检查常用的对比剂为 Gd-DTPA，使用剂量为 0.1 ~ 0.2 mmol/kg，一般采用静脉内团注法，在注射对比剂后采用快速梯度回波 T_1WI 连续扫描多个不同时相。动态检查时，延迟时间（注射对比剂开始至扫描开始的时间）一般为 10 ~ 15 秒，每分钟扫描 1 ~ 2 个时相。根据 MRI 扫描方案，一般连续扫描 7 ~ 10 分钟，获得 7 ~ 20 个时相的动态图像。

根据设备性能，可并用或不并用脂肪抑制技术。为了避免高信号的脂肪组织掩盖强化的病变高信号，脂肪抑制技术在检查中非常必要，应用脂肪抑制技术可使脂肪组织在图像上显示为低信号，正常腺体组织显示为中等信号，这对于异常信号病变的检出或增强扫描时强化病灶的显示较为敏感，特别是对较大的脂肪型乳腺更有价值。如所用设备不适合行脂肪抑制成像技术，则需要对增强前后图像进行减影，以使强化病变更加明显。

3. DWI 和 MRS 检查

如所用 MRI 设备的硬件和软件允许，可进行乳腺 MR 扩散加权成像和 MR 波谱成像检查。DWI 一般采用单次激发平面回波成像（EPI）技术。^{1}H-MRS 检查多采用 PRESS 技术，选取体素时要最大范围包含病灶，同时尽可能避开周围脂肪组织。近年来研究结果表明，动态增强 MRI 检查结合 DWI 和 MRS 可提高乳腺癌诊断的特异性。

乳腺 MRI 检查与身体其他器官的 MRI 检查方式不同。乳腺 MRI 检查时，患者通常俯卧于检查床和特制的专用线圈上，使双侧乳腺自然悬垂于表面线圈双孔内。扫描剖面可采用横轴面和矢状面。扫描层厚一般不大于 5 mm，无层间距。扫描范围应包括双侧全部乳腺组织，必要时包括腋窝，观察淋巴结。

（二）乳腺MRI检查原则

对于乳腺疾病，MRI 诊断的准确性在很大程度上依赖于检查方法是否恰当，采用的扫描序列及技术参数是否合理。目前，由于各医疗机构所用设备及磁场强度不同，乳腺 MRI 检查方法亦不尽相同，难以制定统一的检查规范，但在乳腺 MRI 检查中应遵循以下主要原则：①乳腺 MRI 检查应在磁场非常均匀的高场设备（1.5T 及 1.5T 以上）进行，尽管有应用低场 MR 设备进行乳腺检查的报道，但有若干因素可能影响图像质量。②必须采用专用乳腺线圈。③除常规平扫检查外，需要通过静脉注射对比剂做动态增强检查。④采用三维快速梯度回波成像技术采集数据时，应尽可能平衡高空间分辨率和高时间分辨率两方面的要求。⑤应用 MRI 设备的后处理功能进行多平面重组和容积重组。

二、乳腺MR检查的临床适应证和限度

为了使乳腺 MRI 检查在临床得到更加合理的应用，既能最大限度地发挥其特有的优势，又能避免由于不正确或不恰当的使用给患者和临床医生带来困惑，节省资源，要充分了解乳腺 MRI 检查的应用价值和其限度，掌握乳腺 MRI 检查的临床适应证，目前乳腺 MRI 检查主要应用于以下几个方面。

（一）适用于乳腺X线和超声检查对病变检出或确诊困难的患者

对致密型乳腺以及乳腺 X 线和超声检查不能明确诊断的病变，MRI 可为检出病变和定性诊断提供有价值的依据，避免漏诊和不必要的活检。

（二）适用于对腋下淋巴结转移患者评价乳腺内是否存在隐性乳腺癌

约有 0.3% ~ 0.8% 的乳腺癌仅表现为腋下淋巴结肿大，而临床和 X 线检查阴性，对于仅有腋下淋巴结肿大的患者，MRI 有助于发现乳腺内原发肿瘤，约 80% 的病例可通过 MRI 检查检出乳腺内原发癌灶。

（三）适用于乳腺癌术前分期

对于已诊断乳腺癌的患者来说，准确确定病变范围和明确有无多灶或多中心癌对于外科医生选择合适的治疗方案至关重要，MRI 可为临床能否行保乳手术提供可靠依据。首先在观察乳腺癌灶范围方面特别对浸润性较强的癌如浸润性小叶癌，临床触诊和 X 线摄影对病变范围常常低估，乳腺 MRI 检查优于临床触诊和 X 线摄影。

多灶或多中心性乳腺癌发生率为 14% ~ 47%，在观察多灶或多中心性肿瘤方面，文献报道在拟行保乳手术前行动态增强 MRI 检查的病例中，11% ~ 19.3% 的病例因发现了多灶或多中心病变而改变了原来的治疗方案，由局部切除术改为全乳腺切除术，动态增强 MRI、X 线和超声三种影像检查方法对于多灶、多中心性乳腺癌诊断的准确性分别是 85% ~ 100%、13% ~ 66% 和 38% ~ 79%。

对一侧已诊断为乳腺癌的患者，MRI 尚可成为诊断对侧是否存在隐性乳腺癌的一种有效检查方法。已有研究表明，双侧同时性发生乳腺癌的几率为 1% ~ 3%，而非同时性对侧乳腺癌的发生几率更高，随着乳腺 MRI 检查对乳腺癌术前分期应用的增多，在对病侧乳腺检查的同时，对侧乳腺癌 MRI 检出率为 4% ~ 9%。

（四）适用于乳腺术后或放疗后患者

乳腺肿块切除术后或放疗后常常出现进行性纤维化和瘢痕，引起乳腺正常结构的变形，在以后的随访中可导致临床触诊和 X 线检查的误诊。通常在手术后时间大于 6 个月或放疗后时间大于 9 个月，MRI 对术后或放疗后的纤维瘢痕与肿瘤复发的鉴别诊断有很大价值。

（五）适用于乳腺癌高危人群普查

乳腺 MRI 检查已被公认为对于乳腺癌检出具有很高的敏感性，因此，可作为乳腺癌高危妇女的筛查方法，MRI 检查可以发现临床触诊、X 线或超声检查不能发现的恶性病变。乳腺癌高危人群包括 BRCA1 或 BRCA2 基因突变携带者、乳腺癌家族史、曾有一侧乳腺癌病史、接受过胸部斗篷野放疗（通常为 10 ~ 30 岁之间因霍奇金病接受放疗）。

（六）适用于乳房成形术后患者

乳腺 MRI 检查能准确分辨乳腺假体与其周围乳腺实质的结构，观察其位置、有无破裂等并发症以及后方乳腺组织内有无癌瘤等，并被认为是评价乳腺假体植入术后最佳的影像学方法。

（七）适用于评价乳腺癌新辅助化疗效果

乳腺癌新辅助化疗（neoadjuvant chemotherapy）最初是指对局部晚期乳腺癌患者进行手术治疗之前所进行的全身性辅助化疗，目前已将该治疗范围扩展至肿瘤较大的乳腺癌，降低乳腺癌的分期，增加临床保乳手术治疗的机会。与术后辅助化疗相比，新辅助化疗可以缩小肿瘤及淋巴结体积，使原发肿瘤及淋巴结降期，提高保乳率；另外可在体评价肿瘤对化疗药物的敏感程度，及时更改对肿瘤不敏感的药物，使患者及临床医生选择更有效的术前和术后化疗方案。

临床评价化疗疗效的传统方法有触诊、X 线和超声检查。这些方法主要通过对肿瘤的形态及大小变化判断疗效，但单纯的肿瘤形态与大小改变不能完全反映实际情况，如化疗后残余病变与纤维化的鉴别、微小残余病变的检出方面存在明显的限度，有些肿瘤体积虽无变化但肿瘤细胞活性已减弱或丧失，因此，术前对残余病变病理反应状态的准确评估成为临床需要解决的问题。

MRI 动态增强检查、DWI 及 MRS 可以同时评价肿瘤的形态学及功能代谢改变，近年来通过 MRI 监测乳腺癌新辅助化疗反应的临床应用逐渐增多。MRI 对化疗反应的评价与病理组织学评价的总体一致性较高，显示的病变范围与组织学病变范围最为接近，优于临床触诊、X 线和超声检查。如化疗有效，MRI 表现为肿瘤体积缩小，强化程度减低，时间—信号强度曲线类型发生变化，由流出型或平台型转变为渐增型（降级），DWI 表观扩散系数（ADC）值升高，MRS 总胆碱化合物峰下降。

乳腺 MRI 检查的限度在于：①对微小钙化显示不直观，特别当钙化数量较少时，因此乳腺 MRI 诊断有时需要结合 X 线平片；②良、恶性病变的 MRI 表现存在一定比例的重叠，对 MRI 表现不典型的病变需要通过组织活检诊断；③ MRI 检查时间较长，费用较高。

三、正常乳腺MR解剖和病变分析方法

（一）正常乳腺MRI表现

正常乳腺的 MRI 表现因所用脉冲序列不同而有所差别。

脂肪组织在 T_1WI 及 T_2WI 均呈高信号，但在脂肪抑制序列上呈低信号，注射对比剂后增强扫描时几乎无强化。

纤维和腺体组织通常在 T_1WI 区分不开,表现为较低或中等信号,与肌肉组织大致呈等信号。在 T_1WI 腺体组织表现为中等信号,高于肌肉,低于液体和脂肪。在脂肪抑制 T_2WI 序列腺体组织表现为中等或较高信号。

T_1WI 动态增强扫描时,正常乳腺实质表现为弥漫性、区域性或局灶性轻度渐进性强化,强化程度一般不超过增强前信号强度的1/3。如果在月经期或月经前期 MRI 检查,动态增强扫描时正常乳腺实质也可呈中度甚至重度强化。乳腺皮肤在动态增强扫描时可呈程度不一的渐进性强化,皮肤厚度大致均匀。乳头亦呈轻至中等程度渐进性强化,双侧大致对称。

乳腺类型不同,MRI 表现亦有差异:致密型乳腺的腺体组织占乳腺的大部或全部,在 T_1WI 及 T_2WI 表现为一致性的较低及中等信号,周围是高信号的脂肪层;脂肪型乳腺主要由高信号的脂肪组织构成,残留的部分索条状乳腺小梁在 T_1WI 和 T_2WI 均表现为低或中等信号;中间混合型乳腺的 MRI 表现介于脂肪型与致密型之间,通常在高信号的脂肪组织中夹杂有斑片状中等信号的腺体组织。

(二)乳腺病变MRI分析方法

1. 病变形态、信号强度、内部结构及强化方式

乳腺良、恶性病变的形态分析方法与乳腺 X 线平片相似。其中,强化后的病变形态能更清楚揭示其生长类型、病变范围以及内部结构,且能显示平扫检查难以检出的多灶或多中心性病变。

(1)平扫 MRI 检查

提示恶性病变的形态表现包括形态不规则,呈星芒状或蟹足样,边缘不清或呈毛刺样。反之,形态规则、边缘光滑锐利者多提示良性。但小的病变和少数病变可有不典型表现。乳腺病变在平扫 T_2WI 多呈低或中等信号,在 T_2WI 信号强度则依据其细胞、纤维成分及含水量不同而异,纤维成分多的病变信号强度低,细胞及含水量多的病变信号强度高。良性病变内部的信号强度一般较均匀,但约64%的纤维腺瘤内可有胶原纤维形成的分隔,后者在 T_2WI 表现为低或中等信号强度;恶性病变内部可有液化、坏死、囊变、纤维化或出血,表现为高、中、低混杂信号。

(2)增强 MRI 检查

按照 BI-RADS-MRI 标准,乳腺异常强化被定义为其信号强度高于正常乳腺实质,并强调应在高分辨动态增强扫描的早期时相观察异常强化病变的形态表现,以避免病变内对比剂廓清或周围乳腺组织的渐进性强化影响病变观察。乳腺异常强化表现可概括为局灶性、肿块和非肿块性病变。

局灶性病变是指小斑点状强化灶,难以描述它的形态和边缘特征,无明确的占位效应,通常小于 5 mm。局灶性病变也可以为多发斑点状强化灶,散布于乳腺正常腺体或

脂肪内，多为偶然发现的强化病灶。局灶性病变多为腺体组织灶性增生性改变，如两侧呈对称性表现更提示为良性可能。

肿块是指具有三维立体结构的占位性病变，对于肿块的描述应包括形态、边缘、内部强化特征。肿块形态分为圆形、卵圆形、分叶形或不规则形。边缘分为光滑、不规则或毛刺。一般而言，边缘毛刺或不规则形肿块提示恶性，边缘光滑提示良性。肿块内部强化特征分为均匀或不均匀强化，另有几种特征性强化方式包括边缘强化、内部低信号分隔、分隔强化或中心强化。均匀强化常提示良性，不均匀强化提示恶性。除囊肿合并感染（囊肿在 T_2WI 呈明显高信号）或脂肪坏死（可结合病史和 X 线表现诊断）外，边缘强化的肿块高度提示恶性可能。无强化或内部有低信号分隔提示纤维腺瘤。动态增强检查时，恶性病变多为不均匀强化或边缘强化，强化方式亦多由边缘环状强化向中心渗透，呈向心样强化；而良性病变的强化常均匀一致，强化方式多由中心向外围扩散，呈离心样强化。

除以上局灶性或肿块病变外，乳腺内其他异常强化被称为非肿块性强化。对于非肿块性强化病变，应观察其分布、内部强化特征和两侧是否对称。依据其分布不同可分为局限性强化（强化区域小于 1/4 个象限，异常强化病变之间有脂肪或腺体组织）、线样强化（强化表现为线样，在 3D 或其他方位图像可表现为片状）、导管强化（指向乳头方向的线样强化，可有分支）、段性强化（呈三角形或锥形强化，尖端指向乳头，与导管或其分支走行一致）、区域性强化（非导管走行区域的大范围强化）、多发区域性强化（2 个或 2 个以上的区域性强化）和弥漫性强化（遍布于整个乳腺的广泛散在的均匀强化）。导管样或段样强化常提示恶性病变，特别是导管内原位癌（ductal carcinoma insitu，DCIS）。区域性、多发区域性或弥漫性强化多提示良性增生性改变，常见于绝经前妇女（MRI 表现随月经周期不同而不同）和绝经后应用激素替代治疗的女性。非肿块性强化病变的内部强化特征分为均匀、不均匀、斑点状、簇状（如为线样分布，可呈串珠状）和网状强化。多发的斑点状强化常提示正常乳腺实质或纤维囊性改变，簇状强化则提示 DCIS。对于非肿块性强化病变，应注意描述两侧乳腺强化是否对称，对称性强化多提示良性改变。

与异常强化病变相伴随的征象包括乳头内陷、平扫 EWI 导管高信号征、皮肤增厚与受累、水肿、淋巴结肿大、胸大肌受累、胸壁受累、血肿或出血、异常无信号区域（伪影造成的无信号区）和囊肿。这些征象可以单独出现，也可伴随出现。部分伴随征象的出现有助于乳腺癌的诊断，对外科手术方案的制订和肿瘤的分期亦有重要意义。

2. 动态增强显示血流动力学改变

动态增强曲线描述的是注入对比剂后病变信号强度随时间变化的特征。异常强化病变的信号强度—时间曲线包括两个阶段，第一阶段为初期时相即注药后 2 分钟内或曲线开始变化时，其信号强度分为缓慢、中等或快速增加；第二阶段为延迟时相即注药 2 分钟后或动态曲线开始变化后，其变化决定曲线形态。通常将动态增强曲线分为三型：①

渐增型：在动态观察时间内病变信号强度表现为缓慢持续增加；②平台型：注药后于动态增强早期时相信号强度达到高峰，在延迟期信号强度无明显变化；③流出型：病变于动态增强早期时相信号强度达到高峰后减低。一般而言，渐增型曲线多提示良性病变（可能性为83%～94%）；流出型曲线提示恶性病变（可能性为87%）；平台型曲线可为恶性也可为良性病变（恶性可能性为64%）。

3.MRI 功能成像

动态增强 MRI 诊断乳腺癌的敏感性较高，但特异性相对较低。针对这一问题，近年来国内外学者试图将主要用于超早期脑梗死及脑肿瘤诊断的 DWI 和 MRS 应用于乳腺检查。初步结果表明这两种成像技术可为鉴别乳腺良、恶性病变提供有价值的信息。

DWI 是目前唯一能观察活体水分子微观运动的成像方法，它从分子水平上反映了人体组织的空间组成信息，以及病理生理状态下各组织成分水分子的功能变化，能够在早期检测出与组织含水量改变有关的形态学和生理学改变。恶性肿瘤细胞繁殖旺盛，细胞密度较高，细胞外容积减少；同时，细胞生物膜的限制和大分子物质如蛋白质对水分子的吸附作用也增强，这些因素综合作用阻止了恶性肿瘤内水分子的有效运动，限制了扩散，因而，恶性肿瘤在 DWI 通常呈高信号，ADC 值降低，而乳腺良性病变的 ADC 值较高。良、恶性病变 ADC 值之间的差异有统计学意义，根据 ADC 值鉴别良、恶性乳腺肿瘤特异性较高。值得注意的是，部分乳腺病变于 DWI 呈高信号，但所测 ADC 值较高，考虑 DWI 的这种高信号为 T_2 透射效应（T_2 shine through effect），而非扩散能力降低。DWI 无需对比剂增强，检查时间短，但其空间分辨率和解剖图像质量不如增强扫描图像。动态增强 MRI 结合 DWI 可以提高乳腺病变诊断的特异性。

MRS 是检测活体内代谢和生化信息的一种无创伤性技术，能显示良、恶性肿瘤的代谢物差异，提供先于形态学改变的代谢改变信息。正常乳腺细胞发生恶变时，往往伴随着细胞结构和功能的变化，癌细胞迅速生长及增殖导致某些代谢物含量增加。近年来，1.5T 磁共振成像系统有了配套的波谱分析软件，MRS 从实验研究转入临床应用。研究结果表明，大多数乳腺癌在 1H-MRS 出现胆碱峰，仅有少数良性病变显示胆碱峰。但 1H———MRS 成像受诸多因素影响（如磁场均匀度和病变大小）。动态增强 MRI 结合 DWI 和 MRS 可明显提高 MRI 诊断乳腺癌的特异性。但与动态增强 MRI 相比，乳腺 DWI 和 MRS 技术尚不够成熟，目前 ACR 尚未推荐对后者的具体评估方法。

4. 乳腺 MRI 诊断标准

诊断乳腺良、恶性病变时，BI-RADS-MRI 提出分析病变的形态表现与动态增强血流动力学表现具有相同的重要性。因此，MRI 诊断标准包括两方面，一方面依据病变形态表现，另一方面依据动态增强后病变的血流动力学特征鉴别良、恶性。对于病变良、恶性的诊断，动态曲线通常可以提供决定性信息。但对于非浸润性的 DCIS 而言，由于其发生部位、少血供以及多发生钙化等特点，形态学评价的权重往往大于动态增强血流动力学表现，如形态表现为导管样或段性强化，即使动态增强曲线类型不呈典型恶性特征亦应考虑恶性可能。

5. 乳腺 MRI 观察和分析要点

在平扫 MRI，应观察病变的形态，以及在 T_1WI、T_2WI 的信号强度。与正常腺体比较，通常在 T_1WI、T_2WI 将病变信号强度分为高、中等、低信号。根据病变信号变化，平扫 MRI 可对乳腺囊性病变和含脂肪成分的病变做出可靠诊断。但对于非囊性病变的定性诊断，平扫 MRI 与 X 线检查相比并无显著优势，另外部分乳腺病变在平扫 MRI 不能明确显示，故应常规进行动态增强 MRI 检查。

在动态增强 MRI，首先应观察是否存在强化表现。如有强化，应进一步分析其形态学和血流动力学特征。分析动态扫描图像时，应对照分析注药前和注药后不同时相的同层面图像，如以胶片为报告书写依据时，照片上最好应将同层面注药前和注药后图像顺序放在一排或一列，以方便阅片者观察，通过分析兴趣区或病变局部信号强度的动态变化，并比较病变和邻近正常组织信号强度的差别，全面评价病变的强化特征。不要误将增强后 T_1WI 中的所有高信号都解释为强化表现，对照观察增强前的蒙片可以避免这种错误。

分析肿块性病变时，除观察其形态和边缘外，还要观察其强化分布方式，如均匀强化、边缘强化或不均匀强化，强化方式是向心样强化，还是离心样强化。对于区域性或弥漫性强化的病变，应区别散在斑片状与导管样或段性分布。导管性或段性分布的强化应考虑恶性，尤其 DCIS 可能。对于动态增强 MRI，除分析形态学和强化分布表现外，更应注重分析增强前后病变的信号强度及动态变化，如时间—信号强度曲线类型和早期强化率。从某种意义上讲，MRI 鉴别乳腺肿块性病变的良、恶性时，分析时间—信号强度曲线类型和强化分布方式比分析病变的形态表现更重要，尤其对较小病变的定性诊断更是如此。诊断非肿块性病变时，分析权重首先为强化分布方式，其次为内部强化特征及曲线类型。

四、乳腺增生性疾病MR诊断

(一) 临床表现与病理特征

临床上，乳腺增生性疾病多见于 30 ~ 50 岁的妇女，症状为乳房胀痛和乳腺内多发性"肿块"，症状常与月经周期有关，月经前期症状加重，月经后症状减轻或消失。

乳腺增生性疾病的病理诊断标准及分类尚不统一，故命名较为混乱。一般组织学上将乳腺增生性疾病描述为一类以乳腺组织增生和退行性变为特征的改变，伴有上皮和结缔组织的异常组合，它是在某些激素分泌失调的情况下，表现出乳腺组织成分的大小和数量构成比例及形态上的周期性变化，是一组综合征。乳腺增生性疾病包括囊性增生病（cystic hyperplasia disease）、小叶增生（lobular hyperplasia）、腺病（adenosis）和纤维性病（fibrous disease）。其中囊性增生病包括囊肿、导管上皮增生、乳头状瘤病、腺管型腺病和顶泌汗腺样化生，它们之间有依存关系，但不一定同时存在。囊肿由末梢导管扩张而成，单个或多个，大小不等，最大者直径可以超过 5 cm，小者如针尖状。

（二）MRI表现

在 MRI 平扫 T_1WI，增生的导管腺体组织表现为低或中等信号，与正常乳腺组织信号相似；在 T_2WI 上，信号强度主要依赖于增生组织内含水量，含水量越高信号强度亦越高。当导管、腺泡扩张严重，分泌物潴留时可形成囊肿，常为多发，T_1WI 上呈低信号，T_2WI 上呈高信号。少数囊肿因液体内蛋白含量较高，T_1WI 上亦可呈高信号。囊肿一般不强化，少数囊肿如有破裂或感染时，其囊壁可有强化。在动态增强扫描时，乳腺增生多表现为多发性或弥漫性小片状或大片状轻至中度的渐进性强化，随时间的延长强化程度和强化范围逐渐增高和扩大，强化程度通常与增生的严重程度成正比，增生程度越重，强化就越明显，严重时强化表现可类似于乳腺恶性病变。

DWI 和 MRS 检查有助于良、恶性病变的鉴别，通常恶性病变在 DWI 呈高信号，ADC 值降低；而良性病变在 DWI 上 ADC 值较高。在 1H-MRS 上，70% ~ 80% 的乳腺癌于 3.2 ppm 处可出现胆碱峰；而大多数良性病变则无胆碱峰出现。但部分文献曾报道在乳腺实质高代谢的生理状态如哺乳期也可测到胆碱峰，也有作者认为由于胆碱是细胞膜磷脂代谢的成分之一，参与细胞膜的合成和退变，无论良性或恶性病变，只要在短期内迅速生长，细胞增殖加快，膜转运增加，胆碱含量就可以升高，MRS 即可测到胆碱峰。

（三）鉴别诊断

局限性乳腺增生，尤其是伴有结构不良时需与浸润型乳腺癌鉴别：局限性增生多为双侧性，通常无皮肤增厚及毛刺等恶性征象；若有钙化，亦较散在，而不似乳腺癌密集。动态增强 MRI 检查有助于鉴别，局限性增生多表现为信号强度随时间延迟而渐进性增加，于晚期时相病变的信号强度和强化范围逐渐增高和扩大，而浸润型乳腺癌的信号强度呈快速明显增高且快速降低模式。

囊性增生的囊肿需与良性肿瘤（如多发纤维腺瘤）鉴别：MRI 可鉴别囊肿和纤维腺瘤。囊肿呈典型液体信号特征，T_1WI 低信号，T_2WI 高信号。

五、乳腺纤维腺瘤MR诊断

（一）临床表现与病理特征

乳腺纤维腺瘤（fibroadenoma）是最常见的乳腺良性肿瘤，多发生在 40 岁以下妇女，可见于一侧或两侧，也可多发，多发者约占 15%。患者一般无自觉症状，多为偶然发现，少数可有轻度疼痛，为阵发性或偶发性，或在月经期明显。触诊时多为类圆形肿块，表面光滑，质地韧，活动，与皮肤无粘连。病理上，纤维腺瘤是由乳腺纤维组织和腺管两种成分增生共同构成的良性肿瘤。在组织学上，可表现为以腺上皮为主要成分，也可表现为以纤维组织为主要成分，按其比例不同，可称之为纤维腺瘤或腺纤维瘤（adenofibroma），多数肿瘤以纤维组织增生为主要改变。其发生与乳腺组织对雌激素的反应过强有关。

（二）MRI表现

纤维腺瘤的 MRI 表现与其组织成分有关。在平扫 T_1WI，肿瘤多表现为低信号或中等信号，轮廓边界清晰，圆形或卵圆形，大小不一。在 T_2WI 上，依肿瘤内细胞、纤维成分及水的含量不同而表现为不同的信号强度：纤维成分含量多的纤维性纤维腺瘤（fibrous fibroadenoma）信号强度低；而水及细胞含量多的黏液性及腺性纤维腺瘤（myxoid and glandular fibroadenoma）信号强度高。发生退化、细胞少、胶原纤维成分多者在 T_2WI 上呈较低信号。约 64% 的纤维腺瘤内可有由胶原纤维形成的分隔，分隔在 T_2WI 上表现为低或中等信号强度。通常发生在年轻妇女的纤维腺瘤细胞成分较多，而老年妇女的纤维腺瘤则含纤维成分较多。

动态增强 MRI 扫描，纤维腺瘤表现亦可各异，大多数表现为缓慢渐进性的均匀强化或由中心向外围扩散的离心样强化，少数者，如黏液性及腺性纤维腺瘤亦可呈快速显著强化，其强化类型有时难与乳腺癌鉴别，所以准确诊断除依据强化程度、时间—信号强度曲线类型外，还需结合病变形态学表现进行综合判断，必要时与 DWI 和 MRS 检查相结合，以减少误诊。

（三）鉴别诊断

1. 乳腺癌

患者多有临床症状。病变形态多不规则，边缘呈蟹足状。MRI 动态增强检查时，信号强度趋于快速明显增高且快速减低，即时间—信号强度曲线呈流出型，强化方式由边缘向中心渗透，呈向心样强化趋势。ADC 值减低。少数纤维腺瘤（如黏液性及腺性纤维腺瘤）亦可呈快速显著强化，其强化类型有时难与乳腺癌鉴别，需结合形态表现综合判断，必要时结合 DWI 和 MRS 信息，以减少误诊。

2. 乳腺脂肪瘤

脂肪瘤表现为脂肪信号特点，在 MRI T_1WI 和 T_2WI 上均呈高信号，在脂肪抑制序列上呈低信号。其内常有纤细的纤维分隔，而无正常的导管、腺体和血管结构。周围有较纤细而致密的包膜。

3. 乳腺错构瘤

为由正常乳腺组织异常排列组合而形成的一种瘤样病变。病变主要由脂肪组织（可占病变的 80%）构成，混杂不同比例的腺体和纤维组织。影像特征为肿瘤呈混杂密度或信号，具有明确的边界。

4. 乳腺积乳囊肿

比较少见，是由于泌乳期一支或多支乳导管发生阻塞、乳汁淤积形成，常发生在哺乳期或哺乳期后妇女。根据形成的时间及内容物成分不同，MRI表现亦不同：病变内水分含量较多时，积乳囊肿可呈典型液体信号，即在 T_1WI 呈低信号，在 T_2WI 呈高信号；如脂肪、蛋白或脂质含量较高，积乳囊肿在 T_1WI 和 T_2WI 均呈明显高信号，在脂肪抑制序列表现为低信号或仍呈较高信号；如病变内脂肪组织和水含量接近，在反相位 MRI 可见病变信号明显减低。在增强 MRI，囊壁可有轻至中度强化。临床病史也很重要，肿物多与哺乳有关。

六、乳腺大导管乳头状瘤MR诊断

（一）临床表现与病理特征

乳腺大导管乳头状瘤（intraductal papilloma）是发生于乳晕区大导管的良性肿瘤，乳腺导管上皮增生突入导管内并呈乳头样生长，因而称其为乳头状瘤。常为单发，少数也可同时累及几支大导管。本病常见于经产妇，以 40 ~ 50 岁多见。发病与雌激素过度刺激有关。乳腺导管造影是诊断导管内乳头状瘤的重要检查方法。主要临床症状为乳头溢液，可为自发性或挤压后出现，溢液性质可为浆液性或血性。约 2/3 患者可触及肿块，多位于乳晕附近或乳房中部，挤压肿块常可导致乳头溢液。

在大体病理上，病变大导管明显扩张，内含淡黄色或棕褐色液体，肿瘤起源于乳导管上皮，腔内壁有数量不等的乳头状物突向腔内，乳头一般直径为数毫米，大于 1 cm 者较少，偶有直径达 2.5 cm 者，乳头的蒂可粗可细，当乳头状瘤所在扩张导管的两端闭塞，形成明显的囊肿时，即称为囊内乳头状瘤或乳头状囊腺瘤。

（二）MRI表现

MRI 检查不是乳头溢液的首选检查方法。乳头状瘤在 MRI T_1WI 上多呈低或中等信号，T_2WI 上呈较高信号，边界规则，发生部位多在乳腺大导管处，增强扫描时纤维成分多、硬化性的乳头状瘤无明显强化，而细胞成分多、非硬化性的乳头状瘤可有明显强化，时间－信号强度曲线亦可呈流出型，而类似于恶性肿瘤的强化方式。因此，单纯依靠增强后曲线类型有时难与乳腺癌鉴别。重 T_2WI 可使扩张积液的导管显影，所见类似乳腺导管造影。

（三）鉴别诊断

典型者根据临床表现（乳头溢液）、病变部位及乳腺导管造影的特征性表现，与其他良性肿瘤鉴别不难。

本病的 MRI 形态学和 DWI 信号多呈良性特征，但动态增强后时间—信号强度曲线有时呈流出型，与恶性病变相似。故单纯依靠曲线类型鉴别良、恶性较为困难，需综合分析形态学和 DWI 表现。

第二节　心血管疾病的 MR 诊断

一、缺血性心脏病MR诊断

缺血性心脏病是指由于冠状动脉阻塞所造成的心肌缺血、心肌梗死以及由此导致的一系列心脏形态及功能改变。心脏 MRI 可对缺血性心脏病进行全面的检查，包括形态学、局部及整体心功能评价、心肌灌注成像、心肌活性检查，正在成为一项能够全面、准确地评价缺血性心脏病的现代影像技术。

（一）心肌缺血

心脏的血液供应主要由冠状动脉提供，冠状动脉各支分布供应不同的心脏节段，前降支供应左心室前壁、室间隔中段和尖段，回旋支供应左心室后壁，右冠状动脉供应右心室及左心室下壁、室间隔基底段。左心室下壁尖段由前降支和右冠状动脉双重供血，左心室侧壁尖段由回旋支和前降支双重供血。冠状动脉阻塞是心肌缺血的根本原因。严重缺血时，心肌缺氧所造成的各类致痛因子如缓激肽、前列腺素等的释放将导致心绞痛。

1. 临床表现与病理特征

临床表现为心前区可波及左肩臂、或至颈咽部的压迫或紧缩性疼痛，也可有烧灼感。其诱因常为剧烈体力活动或情绪激动，也可由寒冷、吸烟、心动过速等诱发。疼痛出现后逐步加重，一般于 5 分钟内随着停止诱发症状的活动或服用硝酸甘油缓解逐步消失。根据临床特征的不同，心绞痛可分为稳定型心绞痛、变异型心绞痛及不稳定型心绞痛。但无论那种类型的心绞痛，其疼痛强度均较心肌梗死轻，持续时间较短。

心肌缺血最常见的原因是由动脉粥样硬化斑块造成的冠状动脉狭窄，这类狭窄大多分布于心外膜下的大冠状动脉。动脉硬化斑块早期由血管内皮细胞受损、平滑肌细胞增殖内移发展而来，进而发生内皮下脂质沉积、纤维结缔组织增生。斑块阻塞面积在 40% 以下时，基本不影响心肌灌注，一般无临床症状。随着斑块阻塞面积的加大，在冠状动脉轻至中度狭窄（阻塞面积达到 50%～80%）时，静息状态下狭窄冠脉远端的阻力血管将发生不同程度的扩张以维持相当的心肌灌注，静息状态下无明显临床表现。重度的冠脉狭窄（阻塞面积90%左右）则静息时亦无法保证适当的心肌灌注，在静息时就可出现灌注异常，临床上出现静息痛。除冠状动脉粥样硬化外，心肌缺血还有以下病因：①冠状血管神经、代谢及体液调节紊乱导致的冠状动脉痉挛；②冠状动脉微血管内皮功能状态异常导致的心肌灌注下降；③冠状动脉炎症、先天发育畸形及栓子栓塞。

2. MRI 表现

心肌缺血严重（即缺血性心肌病）时，可出现心肌内广泛或局灶性纤维结缔组织增生、局部或整体心肌变薄、心腔扩大等改变。MRI 可显示相应形态异常。但在大多数情况下，心肌缺血仅表现为功能性心肌灌注异常。根据缺血程度不同，MRI 心肌灌注可表现为：①静息状态各段心肌灌注正常，负荷状态心内膜下心肌或全层心肌透壁性灌注减低或缺损；②静息状态缺血心肌灌注减低或延迟，负荷状态灌注缺损；③静息状态缺血心肌灌注缺损。灌注异常区域多数与冠脉供血区相吻合，与核素心肌灌注检查的符合率达87%～100%，与目前仍作为冠心病诊断"金标准"的X线冠状动脉造影的诊断符合率达79%～87.5%。此外，严重心肌缺血时（如长时间心肌严重缺血，心肌细胞结构完整但局部室壁减弱或消失，称心肌冬眠；短暂心肌严重缺血，心肌结构未损害但收缩功能需较长时间恢复，称心肌顿抑），MRI 心脏电影可发现心室壁运动异常，平行于室间隔长轴位、垂直于室间隔长轴位及无间隔连续左心室短轴位检查可准确判断运动异常的室壁范围。

3. 鉴别诊断

心肌缺血的 MRI 检查包括形态、灌注、运动功能等诸多方面。其他心脏疾病，如扩张型心肌病也表现为心腔扩大、心室壁变薄，肥厚型心肌病也会出现室壁运动减弱，甚至小范围的心肌灌注异常，但结合临床表现和综合 MRI 检查，与心肌缺血鉴别不难。

4. 专家指点

MRI 诊断心肌缺血的核心是心肌灌注成像。MRI 心肌灌注的基础及相关临床研究始于20世纪80年代中期，至90年代中后期已取得相当的成绩。90年代后期 MRI 设备在快速梯度序列多层面成像方面取得突破，一次注射对比剂后覆盖整个左室的多层面首过灌注成像成为可能（虽然还存在扫描间隔），使 MRI 心肌灌注可用于临床诊断。近年来 MRI 心脏专用机进入临床，提高了成像速度（可完成无间隔的心脏成像）及时间、空间分辨率，有望成为诊断心肌缺血的"金标准"。

（二）心肌梗死

继发于冠状动脉粥样硬化斑块破裂及血栓形成基础上的急性冠状动脉闭塞是心肌梗死最常见的原因。

1. 临床表现与病理特征

急性心肌梗死的主要症状是持久的胸骨后剧烈疼痛。典型者为胸骨后挤压性或压榨性疼痛，往往放射至颈部或左上肢。疼痛持续 15～30 分钟或更长，与心绞痛比较，疼痛程度重且时间长为其特点。其他临床表现有呼吸短促、出汗、恶心、发热，白细胞计数、血清酶增高及心电图改变等。急性心肌梗死的并发症包括恶性心律失常、休克、左心室室壁瘤形成、室间隔穿孔、乳头肌断裂及心力衰竭等。病程大于 6 周以上者为陈旧性心肌梗死，临床表现除可能继续存在的心肌缺血症状外，主要为急性心肌梗死并发症的相应表现。

当冠状动脉闭塞持续 20～40 分钟后，随着缺血缺氧的进一步发展，细胞膜的完整性破坏，心肌酶漏出，心肌细胞发生不可逆性的损伤，即发生梗死。8～10 天后，坏死的心肌纤维逐渐被溶解，肉芽组织在梗死区边缘出现，血管和成纤维细胞继续向内生长，同时移除坏死的心肌细胞。到第 6 周梗死区通常已经成为牢固的结缔组织瘢痕，其间可散布未受损害的心肌纤维。心肌梗死一般首先发生在缺血区的心内膜下心肌，后逐渐向心外膜下及周边扩展。根据梗死范围，病理上分为三型：①透壁性心肌梗死，梗死范围累及心室壁全层；②心内膜下心肌梗死，仅累及心室壁心肌的内 1/3 层，并可波及乳头肌；严重者坏死灶扩大、融合，形成累及整个心内膜下心肌的坏死，称为环状梗死；③灶性心肌梗死，病灶较小，临床上多无异常表现，生前常难以发现；病理呈不规则分布的多发性小灶状坏死，分布常不限于某一支冠状动脉的供血范围。

2. MRI 表现

（1）心肌信号

在 SE 序列 MRI，心肌为类似骨骼肌信号强度的中等信号，有别于周围心外膜下脂肪的高信号和相邻心腔内血流呈"黑色"的低信号。急性心肌梗死时，坏死心肌及周围水肿使相应区域的 T_1 及 T_2 延长，在 T_2WI 呈高信号。急性心梗 24 小时内即可在 T_2WI 观察到信号强度增加，并可维持至第 10 天。但由于急性梗死灶周围存在水肿带，所以高信号范围大于真实的梗死区域。在亚急性期（心肌梗死发生 72 小时内）心肌信号异常范围与实际梗死区域大致相当。慢性期（梗死发生 6 周以上）由于梗死后瘢痕形成，水分含量较正常心肌组织降低，在 SE 序列呈低信号。T_2WI 较 T_1WI 明显。

（2）心肌厚度

节段性室壁变薄是陈旧性心肌梗死的形态特征，坏死心肌吸收、纤维瘢痕形成是心肌变薄的病理基础，陈旧透壁性心肌梗死后室壁变薄更明显。前降支阻塞可造成左心室前、侧壁和（或）前间壁变薄，右冠状动脉阻塞则造成左心室后壁和（或）下壁变薄。MRI 可直接显示心肌组织，心外膜面和心内膜面边界清晰，可精确测量心肌变薄。电影 MRI 通过测量室壁厚度判断存在心肌梗死的标准为：病变区域室壁厚度小于或等于同一层面正常心肌节段室壁厚度的 65%；判断透壁性心肌梗死的标准为：病变区域舒张末期室壁厚度小于 5.5 mm。

（3）室壁运动功能改变

电影 MRI 是评价心脏整体及局部舒缩功能的最佳影像技术。通过无间隔连续左心室短轴位、平行于室间隔左心室长轴位及垂直于室间隔左心室长轴位电影 MRI，可精确评价急性及慢性心肌梗死的一系列功能变化，如整体或局部室壁运动状态、收缩期室壁增厚率、EF 值、心腔容积等。

（4）心肌灌注成像

可显示心肌梗死后的组织坏死或瘢痕形成所致的灌注减低及缺损。由于急性心肌梗死时常存在心肌的再灌注，灌注检查可无异常表现。因此，单纯心肌灌注成像无法准确诊断急性梗死心肌。

（5）对比增强延迟扫描心肌活性检查

心肌梗死区域表现为高信号。MRI 的高空间分辨率，使其可精确显示梗死透壁程度。后者分为以下三种类型：①透壁强化：表现为全层心肌高信号，多为均匀强化；②非透壁强化：为心内膜下心肌或心内膜下至中层心肌区域强化，而心外膜下至中层或心外膜下心肌信号正常（存活心肌）；③混合性强化：同一心肌段内透壁和非透壁强化并存。

如果在大面积延迟强化区域内观察到信号减低区，就需与存活心肌鉴别。病理研究表明，这一位于延迟强化区域中心或紧贴心内膜下，被称为"无再灌注区"或"无复流区"的信号减低区，为继发于心肌梗死的严重微血管损伤，毛细血管内存在大量的红细胞、中性粒细胞及坏死心肌细胞，阻塞与充填使对比剂不能或晚于周围结构进入这一区域。它并非存活心肌，而是重度的不可恢复的心肌坏死。其与存活心肌的影像鉴别要点如下：①"无再灌注区"周围常有高强化区环绕且常位于心内膜下，在连续的短轴像可以观察这一征象；②在首过心肌灌注成像中，这一区域没有首过强化；③在上述表现不明显，仍难与存活心肌鉴别时，可在延长延迟时间后再次扫描，如延迟至 30～40 分钟。此时由于组织间隙的渗透作用，"无再灌注区"将出现强度不等的延迟强化。

（6）并发症 MRI

室壁瘤：分为假性室壁瘤和真性室壁瘤。前者常发生于左心室下壁及后壁，为透壁性梗死心肌穿孔后周围心包等包裹形成，瘤口径线小于瘤体直径为其主要特征，电影 MRI 可见瘤体通过一瘤颈与左心室腔相通，瘤内可见血流信号；后者为梗死心肌几乎完全被纤维瘢痕组织替代，丧失收缩能力，在心室收缩期和（或）舒张期均向心腔轮廓外膨出，常位于前壁及心尖附近，瘤壁菲薄（可至 1 mm），瘤口径线大于瘤体直径。电影 MRI 显示左心室腔局部室壁明显变薄，收缩期矛盾运动，或收缩期及舒张期均突出于左心室轮廓外的宽基底囊状结构。

左心室附壁血栓：为附着于心室壁或充填于室壁瘤内的团片样充盈缺损（GRE 序列）。SE 序列血栓的信号强度随血栓形成的时间（即血栓的年龄）而异，亚急性血栓 T_1WI 常表现为中等至高信号，T_2WI 呈高信号，而慢性血栓在 T_1WI 和 T_2WI 均呈低信号。

室间隔穿孔：表现为肌部室间隔连续性中断，以横轴面及四腔位显示清晰，电影MRI可见心室水平异常血流信号。

乳头肌断裂：平行于室间隔长轴位或垂直于室间隔长轴位电影MRI可显示继发于乳头肌断裂的二尖瓣关闭不全所致左心房反流信号。

心功能不全：连续短轴像结合长轴位电影MRI可评价继发于心肌梗死的左心室局部及整体运动功能异常，测量各种心功能指数。

二、胸主动脉疾病MR诊断

胸主动脉疾病并不少见，且逐年增多。这与人口老龄化，医学影像技术进步和临床医师对本病的认识提高有关。主要疾病包括主动脉夹层、胸主动脉瘤、主动脉壁间血肿、穿透性动脉硬化溃疡、胸主动脉外伤等。

（一）主动脉夹层（AD）

AD是一类病情凶险、进展快、病死率高的急性胸主动脉疾病，其死亡率及进展风险随着时间的推移而逐步降低。急性AD指最初的临床症状出现2周以内，而慢性AD指症状出现2周或2周以上。国外报道，未经治疗的急性Stanford A型主动脉夹层，最初48～72小时期间每小时的死亡率为1%～2%，即发病2～3天内死亡率约50%，2周内死亡80%。

1. 临床表现与病理特征

胸部背部剧烈疼痛且无法缓解是急性AD最常见的初发症状，心电图无ST-T改变。疼痛多位于胸部的正前后方，呈刺痛、撕裂痛或刀割样疼痛。常突然发作，很少放射到颈、肩及左上肢，这与冠心病心绞痛不同。患者常因剧痛出现休克貌，但血压不低或升高。部分患者疼痛不显著，可能与起病缓慢有关。随着病情发展，部分患者出现低血压，为心脏压塞、急性重度主动脉瓣反流、夹层破裂所致。大约38%的患者两上肢血压及脉搏不一致，此为夹层累及或压迫无名动脉及左锁骨下动脉所造成的"假性低血压"。胸部AD体征无特征性，累及升主动脉时可闻及主动脉瓣关闭不全杂音，主动脉弓部分支血管受累可致相应动脉搏动减弱或消失，夹层破入心包腔引起心脏压塞时听诊闻及心包摩擦音。此外，AD累及冠状动脉引发急性心肌梗死，夹层破裂入胸腔或内膜撕裂后主动脉壁通透性改变可造成单侧或双侧胸腔积液，累及肾动脉可造成血尿、无尿和急性肾衰竭，累及腹腔动脉、肠系膜上下动脉时出现急腹症及肠坏死。

典型AD始发于主动脉内膜和中层撕裂，主动脉腔内血液在脉压驱动下，经内膜撕裂口穿透病变中层，分离中层并形成夹层。由于管腔内压力不断推动，分离在主动脉壁内推进不同的长度。广泛者可自升主动脉至腹主动脉分叉部，并累及主动脉各分支血管，甚至闭塞分支血管。典型夹层为顺向分离，即自近端内膜撕裂口处向主动脉远端扩展，但有时从内膜撕裂口逆向进展。

主动脉壁分离层之间充盈血液，形成一个假腔，出现所谓"双腔主动脉"。剪切力导致内膜片（分离主动脉壁的内层部分）进一步撕裂，形成内膜再破口或出口。血液的持续充盈使假腔进一步扩张，内膜片则突入真腔，真腔可受压变窄或塌陷。内膜撕裂口多发生在主动脉内壁流体动力学压力最大处，即升主动脉（窦上数厘米处）外右侧壁，或降主动脉近端（左锁骨下动脉开口以远）动脉韧带处。少数发生在腹主动脉等处。

2. MRI 表现

MRI 征象包括：①内膜片，是 AD 的直接征象，在 MRI 呈线状结构，将主动脉分隔为真腔和假腔；内膜片沿主动脉长轴方向延伸，于横轴面显示清晰，与主动脉腔信号相比可呈低信号或高信号；②真腔和假腔，形成"双腔主动脉"，是 AD 的另一直接征象；通常真腔小，假腔大；在升主动脉，假腔常位于右侧（即真腔外侧）；在降主动脉，常位于左侧（同样是真腔外侧）；在主动脉弓部，常位于真腔前上方；内膜片螺旋状撕裂时，假腔可位于任何方位；假腔可呈多种形态，如半月形、三角形、环形和多腔形；根据 MRI 序列和血流速度不同，真假腔的信号强度可以相同，亦可不同；③内膜破口和再破口，在黑血和亮血 MRI 表现为内膜连续性中断；MRI 电影可见破口处血流往返，或假腔内血流信号喷射征象；CE MRA 显示破口优于亮血与黑血序列；④主要分支血管受累，直接征象为内膜片延伸至血管开口或管腔内，引起受累血管狭窄和闭塞，间接征象为脏器或组织缺血、梗死或灌注减低；MPR 是观察分支血管受累的最佳方法；⑤并发症和并存疾病，MRI 可显示主动脉瓣关闭不全、左心功能不全、心包积液、胸腔积液、主动脉破裂或假性动脉瘤，以及假腔血栓形成等异常。

3. 鉴别诊断

综合运用各项 MRI 技术，可清晰显示该病的直接征象、间接征象及各类并发症，做出准确的定性诊断及分型诊断，不存在过多的鉴别诊断问题。

（二）胸主动脉瘤

胸主动脉瘤是指局限性或弥漫性胸主动脉扩张，其管径大于正常主动脉 1.5 倍或以上。按病理解剖和瘤壁的组织结构分为真性和假性动脉瘤。前者是由于血管壁中层弹力纤维变性、失去原有坚韧性，形成局部薄弱区，在动脉内压力作用下，主动脉壁全层扩张或局限性向外膨突；后者是指因主动脉壁破裂或内膜及中层破裂，造成出血或外膜局限性向外膨突，瘤壁由血管周围结缔组织、血栓或血管外膜构成，常有狭窄的瘤颈。

1. 临床表现与病理特征

本病临床表现变化差异较大且复杂多样，主要取决于动脉瘤大小、部位、病因、压迫周围组织器官的程度及并发症。轻者无任何症状和体征。有时胸背部疼痛，可为持续性和阵发性的隐痛、闷胀痛或酸痛。突发性撕裂或刀割样疼痛类似于 AD 病变，常提示动脉瘤破裂，病程凶险。动脉瘤压迫周围结构可出现气短、咳嗽、呼吸困难、肺炎和咯血等呼吸道症状，也可有声音嘶哑、吞咽困难、呕血和胸壁静脉曲张。胸部体表可见搏动性膨突以及收缩期震颤，可闻及血管性杂音。如病变累及主动脉瓣，可有主动脉瓣关闭不全、左心功能不全的表现。

病因可分为动脉粥样硬化性、感染性、创伤性、先天性、大动脉炎性、梅毒性、马方综合征和白塞病等，以粥样硬化性主动脉瘤最常见。任何主动脉瘤均有进展、增大的自然过程，破裂是其最终后果。瘤体愈大，张力愈大，破裂可能愈大。主动脉瘤倍增时间缩短或形状改变，是破裂前的重要变化。

2.MRI 表现

MRI 征象包括：①在 SE 序列，横轴面和冠状面 MRI 显示胸主动脉呈囊状或梭囊状扩张的低信号，以及动脉瘤内血栓、瘤壁增厚及瘤周出血。脂肪抑制 MRI 有助于区别脂肪组织与血肿或粥样硬化增厚。矢状面或斜矢状面可确定瘤体部位及累及范围。②亮血与黑血序列 MRI 的优点是成像速度快，图像分辨率和对比度高，伪影少。③对 CE MRA 原始图像重组，可形成 MIP 和 MPR 图像。MIP 类似于传统 X 线血管造影，可显示主动脉瘤形态、范围、动脉瘤与主要分支血管的关系。MPR 可多角度连续单层面显示主动脉瘤详细特征，包括瘤腔形态、瘤腔内血栓、瘤壁特征、瘤周出血或血肿、瘤周软组织结构，以及瘤腔与近端和远端主动脉及受累分支血管的关系。

3. 鉴别诊断

MRI 与多排螺旋 CT 同是显示胸主动脉瘤的无创性影像技术，诊断该病极为准确，不存在过多鉴别诊断问题。

三、心肌病MR诊断

（一）扩张型心肌病

扩张型心肌病在心肌病中发病率最高，多见于 40 岁以下中青年，临床症状缺乏特异性。

1. 临床表现与病理特征

起病初期部分病例可有心悸气短，但大多数病例早期表现隐匿且发展缓慢。随着病程发展，临床表现为心脏收缩能力下降所致的充血性心力衰竭，各类心律失常，以及心腔内血栓引起的体动脉栓塞。听诊一般无病理性杂音。心电图可显示双侧心室肥厚、各类传导阻滞及异常 Q 波等。

病理改变为心室腔扩大，主要累及左心室，有时累及双侧心室。室壁通常正常，部分病例可出现与心腔扩张不相匹配的室壁增厚。心室肌小梁肥大，肉柱呈多层交织、隐窝深陷，常见附壁血栓。心腔扩大显著者，可造成房室瓣环扩大，导致房室瓣关闭不全。

心肌细胞萎缩与代偿性心肌细胞肥大并存，可见小灶性液化性心肌溶解，或散在小灶性心肌细胞坏死，以及不同程度的间质纤维化。总体而言病理所见缺少特异性。

2. MRI 表现

MRI 征象包括：①心肌信号变化，本病于 SE 序列 T_1WI、T_2WI 心肌多表现为较均匀等信号，少数病例 T_2WI 可呈混杂信号。心腔内附壁血栓在 T_2WI 多呈高信号；②心腔形态改变，以电影 MRI 短轴位及心腔长轴位观察，一般心室横径增大较长径明显；仅有左心室腔扩大者为左室型，室间隔呈弧形凸向右心室；仅有右室扩大者为右室型，室间隔呈弧形凸向左心室；左右心室均扩大者为双室型；③心室壁改变，部分病例早期受累心腔心室壁可稍增厚，晚期则变薄或室壁厚薄不均，左室的肌小梁粗大；④心脏功能改变，电影 MRI 显示左心室或双侧心室的心肌收缩功能普遍下降，收缩期室壁增厚率减低，呈弥漫性改变，EF 值多在 50% 以下。

3. 鉴别诊断

本病有时需与晚期缺血性心脏病（心腔扩大时）相鉴别。缺血性心脏病有长期慢性的冠心病病史。在形态学方面，冠心病陈旧心肌梗死多呈节段性室壁变薄，病变区域左心室肌小梁稀少、心肌内壁光滑；而扩张型心肌病的室壁厚度改变广泛均一，左心室心肌小梁肥厚。

（二）肥厚型心肌病

肥厚型心肌病好发于青壮年，心肌肥厚是其主要病变形态。病因可能与遗传有关。约半数患者为家族性发病，属常染色体显性遗传。

1. 临床表现与病理特征

男女发病率无明显差别。早期症状主要为心慌、气短，缺少特征。相当数量病例无症状或症状轻微，常在体检时发现。晚期可发生心力衰竭、晕厥甚至猝死。心前区可闻及收缩期杂音并可触及震颤。心电图表现为左心室肥厚（部分表现为双室肥厚）、传导阻滞等。

心肌肥厚可以累及心室任何区域，但以左心室的肌部室间隔最为常见，非对称性室间隔肥厚（即室间隔向左心室腔凸出明显，室间隔与左室后壁厚度比大于或等于1.5）为该病的特征性表现。功能改变为舒张期肥厚心肌的顺应性降低，收缩功能正常甚至增强。基底部和中部室间隔肥厚引起左心室流出道梗阻，根据压力阶差可分为梗阻性与非梗阻性肥厚型心肌病。病理改变包括心肌细胞肥大、变性、间质结缔组织增生等。有时见心肌细胞错综排列（细胞间联结紊乱、重叠、迂曲、交错和异常分支），正常的心肌细胞排列消失。心肌壁内小冠状动脉可发生管腔变窄、管壁肥厚等。

2. MRI 表现

心肌信号变化：在 SE 序列 T_1WI、T_2WI 肥厚心肌一般呈等信号，与正常心肌相同。

有时，肥厚心肌在 T_2WI 呈混杂信号，提示病变区域缺血纤维化。

心室壁肥厚：可累及两侧心室的任何部位，但以室间隔最常见，还可累及左心室游离壁、心尖、乳头肌等。病变部位心肌显著肥厚，常超过 15 mm。测量室壁厚度应在短轴像心室舒张末期进行。本病几乎不累及左室后壁，故以肥厚心肌／左室后壁厚度 ≥ 1.5 为诊断标准，其特异性达 94%。

心腔形态改变：以垂直于室间隔长轴位及双口位（左室流入道和流出道位于同一层面）和短轴位电影 MRI 观察，左心室腔窄小，室间隔肥厚时心室腔呈"倒锥形"，心尖肥厚时心室腔呈"铲形"。

心脏功能改变：病变部位肥厚心肌的收缩期增厚率减低，而正常部位收缩期增厚率正常或增强。心脏整体收缩功能正常或增强，EF 值多正常或增加。晚期心功能不全时，EF 值下降。室间隔部的肥厚心肌向左室流出道凸出可造成左室流出道梗阻，此时于双口位电影 MRI 可见收缩期二尖瓣前叶向室间隔的前向运动，即超声心动图检查中的"SAM征"，进一步加重流出道梗阻。收缩期于左室流出道至主动脉腔内可见条带状低信号喷射血流，左房内可见由二尖瓣反流引起的反流低信号。

心肌灌注及心肌活性检查：病变部位心肌纤维化并常伴局部小冠状动脉损害，可造成负荷心肌灌注减低，提示心肌缺血。心肌活性检查时，部分病变部位可出现点片状高信号，反映灶性纤维化。

3. 鉴别诊断

本病需与高血压性心脏病引起的心肌肥厚相鉴别。高血压性心脏病的左室肥厚均匀，无左心室流出道狭窄，无二尖瓣反向运动，收缩期室壁增厚率正常，不难鉴别。

（三）限制型心肌病

限制型心肌病国内相当少见。因心肌顺应性降低，两侧心室或某一心室舒张期容积减小，致心室充盈功能受限。根据受累心室不同可分为右室型、左室型以及双室型，以右室型最常见。

1. 临床表现与病理特征

轻者常无临床症状。右房压升高时出现全身水肿、颈静脉怒张、肝淤血及腹水等右心功能不全的症状。左房压升高时出现左心功能不全表现。有时表现为心悸、胸痛及栓塞症等。心电图表现无特征性，最常见异常 Q 波，心房颤动等心房异常。

病理表现缺乏特异性。可有病变区域结缔组织和弹力纤维增生，心肌细胞肥大，错综排列，心内膜增厚等。由于心室舒张功能受限及心室容积减少，心室舒张末期压力升高，进而导致受累心室心功能不全，甚至全心衰。

2. MRI 表现

右心室型：黑血及亮血 MRI 显示横轴面右室流入道缩短、变形，心尖部闭塞或圆隆，流出道扩张；心室壁厚薄不均，以心内膜增厚为主；心内膜面凹凸不平；右心房明显扩大，上下腔静脉扩张；电影MRI可见三尖瓣反流及右心室室壁运动幅度减低；SE序列MRI常可见心包积液和（或）胸腔积液。

左心室型：表现为以心内膜增厚为主的心室壁不均匀增厚，左室腔变型，心尖圆钝；心内膜面凹凸不平，有钙化时可见极低信号；左心房明显扩大；电影MRI可见二尖瓣反流。

双心室型：兼有上述两者的征象，一般右心室征象更明显。

3. 鉴别诊断

该病有时需与缩窄性心包炎、先天性心脏病三尖瓣下移畸形相鉴别。缩窄性心包炎时，MRI显示心包局限或广泛性增厚。限制型心肌病可见特征性的心尖变形、闭塞及心室壁不均匀增厚，与其他疾病鉴别不难。

第三节　肌肉骨骼系统疾病的 MR 诊断

一、软组织与骨关节外伤MR诊断

（一）软组织外伤

投身运动职业的人会出现各种各样的肌肉损伤，但是大部分病例具有自限性，加之磁共振检查的费用不菲，接受MRI检查的患者并不多。因此，磁共振检查主要用于一些没有明确外伤史而触及肿块的患者以及外伤后长期疼痛而不能缓解的患者。

1. 临床表现与发病机制

肌肉损伤好发于下肢。股直肌、股二头肌最常见，这主要是因为这些肌肉位置表浅、含二型纤维多、离心性活动、跨过两个关节。半腱肌、内收肌群及比目鱼肌次之。

肌肉损伤可由直接钝性损伤引起，也可由于应力过大所造成的间接损伤造成。根据损伤部位和损伤机制的不同，肌肉损伤可分为三类：肌肉挫伤、肌肉肌腱拉伤、肌腱附着部位撕脱。肌肉挫伤是直接损伤，一般由钝性物体损伤所致，通常出现在深部肌群的肌腹，症状比拉伤轻。肌肉肌腱拉伤是一种间接损伤，通常由应力过大所造成的间接损伤造成。损伤多出现在肌肉肌腱连接的邻近部位，而非正好在肌肉肌腱连接处。因为在肌肉肌腱连接处细胞膜的皱褶很多，增加了肌肉肌腱的接触面积，使其接触面的应力减小，而肌肉肌腱连接处附近和肌腱附着处最薄弱，成为拉伤最好发部位。肌肉拉伤与下列因素有关，如二型纤维所占的比例、跨多个关节、离心活动、形状等。

临床上将肌肉拉伤分为三度，一度是挫伤，二度是部分撕裂，三度是完全断裂。一度没有功能异常，二度轻度功能丧失，三度功能完全丧失。撕脱损伤通常由肌腱附着部位强有力的、失平衡的离心性收缩造成，临床症状主要是功能丧失和严重压痛。

2.MRI 表现

在 MRI，肌肉损伤主要有两个方面的改变，即信号强度和肌肉形态。损伤的程度不同，MR 信号与形态改变也不一样。

（1）一度损伤

只有少量的纤维断裂。在肌束间和周围筋膜内可出现水肿和少量出血。在 T_2WI，MR 信号改变不明显，或只显示小片状高信号，代表亚急性出血；在 T_2WI 或压脂 T_2WI，可见水肿的稍高信号，外观呈沿肌肉纹理走行的羽毛状，但形态改变不明显，可能由于水肿肌肉较对侧饱满，只有通过双侧对比才能发现。

（2）二度损伤

肌纤维部分断裂。其信号改变可类似一度损伤，但在肌纤维断裂处常出现血肿，局部呈长 T_1、长 T_2 信号，其内可见小片状短 T_1 信号。由于水肿、出血，肌肉形态可以膨大，有时在纤维断裂处形成血肿。

（3）三度损伤

肌纤维完全断裂。断裂处组织被出血和液体代替，T_2WI 呈高信号。断端回缩，肌肉空虚。断端两侧肌肉体积膨大，类似肿块。

在亚急性和陈旧性肌肉损伤，瘢痕形成时，于 T_1WI 和 T_2WI 均可见低信号。同时，肌纤维萎缩，肌肉体积减小，脂肪填充。

肌肉内出血或血肿信号可随出血时间不同而改变。在急性期，T_1WI 呈等信号，T_2WI 呈低信号；在亚急性期，T_1WI 呈高信号，T_2WI 呈高信号，信号不均匀；在慢性期，血肿周边出现含铁血黄素，T_2WI 呈低信号。

3. 鉴别诊断

（1）软组织肿瘤

对无明确外伤史而触及肿物的患者，MRI 显示血肿影像时，首先应排除肿瘤。鉴别要点如下，①信号特点，均匀一致的短 T_1、长 T_2 信号常提示血肿，而肿瘤一般为长 T_1、长 T_2 信号，肿瘤内部出血时，信号多不均匀；②病变周围是否出现羽毛状水肿信号，血肿周围往往出现，且范围大，肿瘤很少出现，除非很大的恶性肿瘤；③增强扫描时，一般血肿由于周边机化，形成假包膜，可在周边出现薄的环状强化，而肿瘤呈均匀或不均匀强化，即使出现边缘强化，厚薄常不均匀；④MRI 随访，血肿变小，肿瘤增大或不变。

（2）软组织炎症

肌肉损伤的患者，在 MRI 有时仅见肌肉内羽毛状水肿表现，需与软组织的炎症鉴别。鉴别主要根据临床症状，炎症患者往往有红肿热痛及白细胞增高，而且病变肌肉内可能存在小脓肿。

（二）半月板撕裂

MRI 是无创伤性检查，目前已广泛用于诊断膝关节半月板撕裂和退变，成为半月板损伤的首选检查方法。

1. 临床表现与病理特征

半月板损伤的常见临床症状为膝关节疼痛。有时表现为绞锁，这一临床症状常为桶柄状撕裂所致。半月板损伤后，边缘出现纤维蛋白凝块，形成半月板边缘毛细血管丛再生的支架。瘢痕组织转变为类似半月板组织的纤维软骨需要数月或数年。新形成的纤维软骨和成熟的纤维软骨的区别在于是否有细胞增加和血管增加。半月板内的软骨细胞也有愈合反应的能力，甚至在没有血管的区域。

2. MRI 表现

（1）信号异常

正常半月板在所有 MR 序列都呈低信号。在比较年轻的患者中，有时显示半月板内中等信号影，这可能与此年龄段半月板内血管较多有关。随着年龄的增长，在短 TE 序列上半月板内可出现中等信号影，这与半月板内的黏液变性有关，但这种中等信号局限于半月板内。如果中等信号或高信号延伸到关节面就不再是单纯的退变，而是合并半月板撕裂。T_2WI 显示游离的液体延伸到半月板撕裂处，是半月板新鲜撕裂的可靠证据。

（2）形态异常

半月板撕裂常见其形态异常，如半月板边缘不规则，在关节面处出现小缺损，或发现半月板碎片。如显示的半月板比正常半月板小，应全面寻找移位的半月板碎片。

（3）半月板损伤分级

根据不同程度半月板损伤的 MRI 表现（信号、形态及边缘改变），将半月板损伤分为Ⅰ~Ⅳ级。

Ⅰ级：半月板信号弥漫增高，信号模糊且界限不清；或半月板内出现较小的孤立高信号灶，未延伸至半月板各缘。半月板形态无变化，边缘光整，与关节 * 骨界限锐利。组织学上，此型表现与早期黏液样变性有关。这些病变虽无症状，但已代表半月板对机械应力和负重的反应，导致黏多糖产物增多。

Ⅱ级：半月板内异常高信号影（通常为水平线样），未到达关节面。组织学改变为广泛的条带状黏液样变。大多数学者认为Ⅱ级是Ⅰ级病变的进展。

Ⅲ级：半月板内异常高信号灶（通常为斜形，不规则线样）延伸至半月板关节面缘或游离缘。此级损伤可得到关节镜检查证实。

Ⅳ级：在Ⅲ级的基础上，半月板变形更为明显。

（4）半月板损伤分型

一般分为三型，即垂直、斜行和水平撕裂。

垂直撕裂：高信号的方向与胫骨平台垂直，通常由创伤引起。垂直撕裂又可分为放射状撕裂（与半月板长轴垂直）和纵行撕裂（与半月板长轴平行）。

斜行撕裂：高信号的方向与胫骨平台成一定的角度，是最常见的撕裂方式。

水平撕裂：高信号的方向与胫骨平台平行，内缘达关节囊，通常继发于退变。

（5）几种特殊半月板损伤的 MRI 表现

放射状撕裂：放射状撕裂沿与半月板长轴垂直的方向延伸，病变范围可是沿半月板游离缘的小损伤，也可是累及整个半月板的大撕裂。在矢状或冠状面 MRI，仅累及半月板游离缘的小放射状撕裂表现为领结状半月板最内面小的局限性缺损。在显示大的放射状撕裂时，应根据损伤部位不同，选择不同的 MR 成像平面。放射状撕裂好发于半月板的内 1/3，且以外侧半月板更多见。外侧半月板后角的撕裂可伴有前交叉韧带的损伤。

纵向撕裂：纵向撕裂沿与半月板长轴的方向延伸，在半月板内可出现沿半月板长轴分布的线状异常信号。单纯的纵向撕裂，撕裂处到关节囊的距离在每个层面上相等。如果撕裂的范围非常大，内面的部分可能移位到髁间窝，形成所谓的桶柄状撕裂。这种类型的撕裂主要累及内侧半月板，如未能发现移位于髁间窝的半月板部分，可能出现漏诊。在矢状面 MRI 可见领结状结构减少和双后交叉韧带征，在冠状面 MRI 可见半月板体部截断，并直接看到移位于髁间窝的半月板部分。

斜行撕裂：是一种既有放射状，又有纵形撕裂的撕裂形式，斜行经过半月板。典型者形成一个不稳定的皮瓣。

水平撕裂：水平撕裂沿与胫骨平台平行的方向延伸，在半月板的上面或下面将半月板分离，又称水平劈开撕裂。这是合并半月板囊肿时最常见的一种撕裂方式。由于撕裂处的活瓣效应，撕裂处出现液体潴留，所形成的半月板囊肿，包括半月板内囊肿和半月板关节囊交界处囊肿。如发现半月板关节囊交界处的囊肿，应仔细观察半月板是否有潜在的撕裂。如果不修复潜在的撕裂，单纯切除囊肿后容易复发。

复杂撕裂：同时存在以上两种或两种以上形态的撕裂。征象包括：①移位撕裂：如上述桶柄状撕裂；②翻转移位：如在其他部位发现多余的半月板组织，很可能是移位的半月板碎片；半月板的一部分损伤后，就会形成一个皮瓣，通过一个窄蒂与完整的半月板前角或后角相连，从而导致"翻转移位"，又称双前角或后角征；这种类型的撕裂常累及外侧半月板；③水平撕裂后，一部分半月板可能沿关节边缘突入滑膜囊内，最重要的是在 MRI 找到移位的碎片，因为关节镜检查很容易漏掉此型撕裂；④游离碎片：当一部分半月板没有显示时，除了寻找前述的移位性撕裂外，还应逐一观察膝关节的任何一个凹陷，包括腱上囊，寻找那些远处移位的游离碎片；⑤边缘撕裂：指撕裂发生在半月板的外 1/3，此部位半月板富血供，此类型撕裂经保守或手术治疗后可以治愈；如撕裂发生在内侧白区，需要清除或切除。

3. 鉴别诊断

误判原因多与解剖变异以及由血流、运动和软件问题产生的伪影有关。这些因素包括板股韧带、板板韧带、膝横韧带、肌腱、魔角效应、动脉搏动效应、患者移位、钙磷沉积病、关节腔内含铁血黄素沉着、关节真空等。

（三）盘状半月板

盘状半月板（discoid meniscus，DM）是一种发育异常。由于在膝关节运动时，盘状半月板容易损伤，故在本节对其论述。

1. 临床表现

盘状半月板体积增大，似半月形。常双侧同时出现，但在外侧半月板最常见。外侧盘状半月板的发生率约为 1.4% ~ 15.5%，内侧盘状半月板的发生率约 0.3%。临床上，盘状半月板常无症状，或偶有关节疼痛，这与半月板变性及撕裂有关。

2. MRI 表现

（1）盘状半月板的诊断标准

正常半月板的横径为 10 ~ 11 mm。在矢状面 MRI，层厚 4 ~ 5 mm 时，只有两个层面可显示连续的半月板。盘状半月板的横径增加。如果超过两层仍可看到连续的半月板，而没有出现前角、后角的领结样形态，即可诊断盘状半月板。冠状面 MRI 显示半月板延伸至关节内的真正范围，更有诊断意义。

（2）盘状半月板的分型

盘状半月板分为六型。Ⅰ型，盘状半月板，半月板上下缘平行，呈厚板状；Ⅱ型，呈中心部分较厚的厚板状；Ⅲ型，盘状半月板比正常半月板大；Ⅳ型，半月板不对称，其前角比后角更深入关节；Ⅴ型，半月板界于正常和盘状之间；Ⅵ型，上述任一型合并半月板撕裂。

3. 鉴别诊断

（1）膝关节真空现象

不应将真空现象导致的低信号影误认为盘状半月板。最好的鉴别方法是，观察 X 线平片，明确是否有气体密度影。

（2）半月板桶柄状撕裂

桶柄状撕裂后，半月板内移。在冠状面 MRI，髁间窝处可见移位的半月板，勿误认为盘状半月板。鉴别要点是，冠状面 MRI 显示半月板断裂，断裂处被水的信号替代。矢状面 MRI 也有助于鉴别诊断。

（四）前交叉韧带损伤

前交叉韧带损伤（anterior cruciate ligament injuries）在膝关节的韧带损伤中最常见。

1. 临床表现和损伤机制

ACL 损伤的临床诊断通常根据患者的病史、体检或 MRI 所见。关节镜检查是诊断 ACL 损伤的金标准。体检时，前抽屉试验及侧移试验可出现阳性，但 ACL 部分撕裂者体检很难发现。损伤机制：可由多种损伤引起，常常发生于膝关节强力外翻和外旋时。膝关节过伸后外旋、伸展内旋和胫骨前移也可造成 ACL 损伤。

2. MRI 表现

（1）原发征象

急性完全撕裂表现为韧带连续性中断，T_1WI 显示信号增高，韧带呈水平状或扁平状走行，或韧带完全消失伴关节腔积液，或韧带呈波浪状。急性不全撕裂时，韧带增宽，在 T_2WI 信号增高。慢性撕裂在 MRI 表现为信号正常或呈中等信号，典型病变常伴有韧带松弛和韧带增厚，也可表现为韧带萎缩和瘢痕形成。

（2）继发征象

不完全撕裂的诊断较困难，继发征象可能有助于诊断。

①后交叉韧带成角：PCL 夹角小于 105° 时提示 ACL 损伤。表现为后交叉韧带走行异常，上部呈锐角，形似问号。②胫骨前移：胫骨前移大于 7 mm 时提示 ACL 损伤。测量一般在股骨外侧髁的正中矢状面上进行。③半月板裸露：又称半月板未覆盖征，即通过胫骨皮质后缘的垂直线与外侧半月板相交。④骨挫伤：尤其是发生于股骨外侧髁和胫骨平台的损伤，可合并 ACL 损伤。⑤深巢征：即股骨外侧髁髌骨沟的深度增加，超过 1.5 mm。

其他继发征象包括关节积液、Segond 骨折、MCL 撕裂、半月板撕裂等。

3. 鉴别诊断

（1）ACL 黏液样变性

MRI 显示 ACL 弥漫性增粗，但无液体样高信号，仍能看到 ACL 完整的线状纤维束样结构，表现为条纹状芹菜杆样外观。本病易与 ACL 的间质性撕裂混淆，鉴别主要靠病史、体检时 Lachman 阴性以及没有 ACL 撕裂的继发征象。

（2）ACL 腱鞘囊肿

表现为边界清晰的梭形囊样结构，位于 ACL 内或外。当囊肿较小时，容易误诊为 ACL 部分撕裂。

二、骨关节感染性疾病MR诊断

（一）骨髓炎

骨髓炎是指细菌性骨感染引起的非特异性炎症，它涉及骨膜、骨密质、骨松质及骨髓组织，"骨髓炎"只是一个沿用的名称。本病较多见于2～10岁儿童，多侵犯长骨，病菌多为金黄色葡萄球菌。近年来抗生素广泛应用，骨髓炎的发病率显著降低，急性骨髓炎也可完全治愈，转为慢性者少见。

1. 临床表现与病理特征

急性期常突然发病，高热、寒战，儿童可有烦躁不安、呕吐与惊厥。重者出现昏迷和感染性休克。早期患肢剧痛，肢体半屈畸形。局部皮温升高，有压痛，肿胀并不明显。数天后出现水肿，压痛更为明显。脓肿穿破骨膜后成为软组织深部脓肿，此时疼痛可减轻，但局部红肿压痛更为明显，触之有波动感。白细胞数增高。成人急性炎症表现可不明显，症状较轻，体温升高不明显，白细胞可仅轻度升高。慢性骨髓炎时，如骨内病灶相对稳定，则全身症状轻微。身体抵抗力低下时可再次急性发作。病变可迁延数年，甚至数十年。

大量的菌栓停留在长骨的干骺端，阻塞小血管，迅速发生骨坏死，并有充血、渗出与白细胞浸润。白细胞释放蛋白溶解酶破坏细菌、坏死骨组织与邻近骨髓组织。渗出物与破坏的碎屑形成小型脓肿并逐渐扩大，使容量不能扩大的骨髓腔内压力增高。其他血管亦受压迫而形成更多的坏死骨组织。脓肿不断扩大，并与邻近的脓肿融合成更大的脓肿。

腔内高压的脓液可以沿哈佛管蔓延至骨膜下间隙，将骨膜掀起，形成骨膜下脓肿。骨皮质外层1/3的血供来自骨膜，骨膜的掀起剥夺了外层骨皮质的血供而形成死骨。骨膜掀起后脓液沿筋膜间隙流注，形成深部脓肿。脓液穿破皮肤，排出体外形成窦道。脓肿也可穿破干骺端的骨皮质，形成骨膜下骨脓肿，再经过骨小管进入骨髓腔。脓液还可沿着骨髓腔蔓延，破坏骨髓组织、松质骨、内层2/3密质骨的血液供应。病变严重时，骨密质的内外面都浸泡在脓液中而失去血液供应，形成大片的死骨。因骨骺板具有屏障作用，脓液进入邻近关节少见。成人骺板已经融合，脓肿可以直接进入关节腔，形成化脓性关节炎。小儿股骨头骨骺位于关节囊内，该处骨髓炎可以直接穿破干骺端骨密质，进入关节。

失去血供的骨组织，将因缺血而坏死。而后，在其周围形成肉芽组织，死骨的边缘逐渐被吸收，使死骨与主骨完全脱离。在死骨形成过程中，病灶周围的骨膜因炎性充血和脓液的刺激，产生新骨，包围在骨干外层，形成骨性包壳。包壳上有数个小孔与皮肤的窦道相通。包壳内有死骨、脓液和炎性肉芽组织，往往引流不畅，成为骨性死腔。死骨内可存留细菌，抗生素不能进入其内，妨碍病变痊愈。小片死骨可以被肉芽组织吸收，或为吞噬细胞清除，或经皮肤窦道排出。大块死骨难以吸收和排出，可长期存留体内，使窦道经久不愈合，病变进入慢性阶段。

2.MRI 表现

MRI 显示骨髓炎和软组织感染的作用优于 X 线和 CT 检查，易于区分髓腔内的炎性浸润与正常黄骨髓，可以确定骨破坏前的早期感染。

（1）急性骨髓炎

骨髓腔内多发类圆形或迂曲不规则的更长 T_1、长 T_2 信号，边缘尚清晰，代表病变内脓肿形成；脓肿周围骨髓腔内可见边界不清的大片状长 T_1、长 T_2 信号，压脂 T_2WI 呈高信号，代表脓肿周围骨髓腔的水肿；病变区可出现死骨，在所有 MRI 序列均表现为低信号，其周围可见环状长 T_1、长 T_2 信号包绕，代表死骨周围的反应性肉芽组织，死骨的显示 CT 优于 MRI；骨膜反应呈与骨皮质平行的细线状高信号，外缘为骨膜化骨的低信号线；周围软组织内可见广泛的长 T_1、长 T_2 信号，为软组织的水肿；有时骨膜下及软组织出现不规则长 T_1、长 T_2 信号，边界清晰，代表骨膜下或软组织脓肿形成；在增强检查时，炎性肉芽肿及脓肿壁可有强化，液化坏死区不强化，因此出现环状强化，壁厚薄均匀。

（2）慢性化脓性骨髓炎

典型的影像学特点为骨质增生、骨质破坏及死骨形成，MRI 显示这些病变不如 CT。只有在 X 线和 CT 检查无法与恶性肿瘤鉴别诊断时，MRI 可以提供一定的信息。例如，当 MRI 检查没有发现软组织肿块，而显示病变周围不规则片状长 T_1、长 T_2 水肿信号，病变内部可见多发类圆形长 T_1、长 T_2 信号，边缘强化，提示脓肿可能，对慢性骨髓炎的诊断有一定的帮助。

3. 鉴别诊断

（1）骨肉瘤

骨肉瘤的骨质破坏与骨硬化可孤立或混杂出现，而骨髓炎的增生硬化在破坏区的周围。骨肉瘤在破坏区和软组织肿块内有瘤骨出现，周围骨膜反应不成熟，软组织肿块边界较清，局限于骨质破坏周围，而骨髓炎软组织肿胀范围比较广。

（2）尤因肉瘤

尤因肉瘤亦可见局限的软组织肿块，无明确的急性病史，无死骨及骨质增生。MRI 有助于区分软组织肿胀与软组织肿块。

（二）化脓性关节炎

化脓性关节炎是化脓性细菌侵犯关节面引起的急性炎症。大多由金黄色葡萄球菌引起，其次为白色葡萄球菌、肺炎球菌和肠道杆菌。多见于儿童，好发于髋、膝关节。常见的感染途径有血行感染、邻近化脓性病灶直接蔓延、开放性关节损伤感染。

1. 临床表现与病理特征

急性期多突然发病，高热、寒战，儿童可有烦躁不安、呕吐与惊厥。病变关节迅速出现疼痛与功能障碍。局部红、肿、热、疼明显。关节常处于屈曲位。

早期为滑膜充血水肿，有白细胞浸润和浆液性渗出物；关节软骨没有破坏，如治疗及时，可不遗留任何功能障碍。病变继续发展，关节液内可见多量的纤维蛋白渗出，其附着于关节软骨上，阻碍软骨的代谢。白细胞释出大量的酶，可以协同对软骨基质进行破坏，使软骨发生断裂、崩溃与塌陷。病变进一步发展，侵犯关节软骨下骨质，关节周围亦有蜂窝织炎。病变修复后关节重度粘连，甚至发生骨性或纤维性强直，遗留严重关节功能障碍。

2. MRI 表现

在出现病变后 1 ~ 2 周，X 线没有显示骨质改变之前，MRI 就可显示骨髓的水肿，关节间隙均匀一致性变窄。关节腔内长 T_1、长 T_2 信号，代表关节积液。在 T_1WL 积液信号比其他原因造成的关节积液的信号稍高，原因是关节积脓内含大分子蛋白物质。关节周围骨髓腔内及软组织内可见范围很广的长 T_1、长 T_2 信号，代表骨髓及软组织水肿。关节囊滑膜增厚，MRI 增强扫描时明显强化。

3. 鉴别诊断

（1）关节结核

关节结核进展慢，病程长，破坏从关节边缘开始。如果不合并感染，一般无增生硬化。关节间隙一般为非均匀性狭窄，晚期可出现纤维强直，很少出现骨性强直。

（2）类风湿关节炎

多发生于手足小关节，多关节对称受累，关节周围软组织梭形肿胀。关节面下及关节边缘处出现穿凿样骨质破坏，边缘硬化不明显。

（三）骨与关节结核

骨与关节结核是一种慢性炎性疾病，绝大多数继发于体内其他部位的结核，尤其是肺结核。结核分枝杆菌多经血行到骨或关节，停留在血管丰富的骨松质和负重大、活动多的关节滑膜内。脊柱结核发病率最高，占一半以上，其次是四肢关节结核，其他部位结核很少见。本病好发于儿童和青少年。

1. 临床表现与病理特征

病变进程缓慢，临床症状较轻。全身症状有低热、盗汗、乏力、消瘦、食欲缺乏，血沉增加。早期的局部症状有疼痛、肿胀、功能障碍，无明显的发红、发热。后期可有冷脓肿形成，穿破后形成窦道，并继发化脓性感染。长期发病可导致发育障碍、骨与关节的畸形和严重的功能障碍。

骨与关节结核的最初病理变化是单纯性滑膜结核或骨结核，以后者多见。在发病最初阶段，关节软骨面完好。如果在早期阶段，结核病变被有效控制，则关节功能不受影响。如病变进一步发展，结核病灶便会破向关节腔，不同程度地损坏关节软骨，称为全关节结核。全关节结核必将后遗各种关节功能障碍。如全关节结核不能被控制，便会出现继发感染，甚至破溃产生瘘管或窦道，此时关节完全毁损。

2. MRI 表现

（1）长骨干骺端及骨干结核

MRI 主要显示结核性脓肿征象。脓肿周边可见薄层环状低信号，代表薄层硬化边或包膜；内层为等 T_1、稍长 T_2 的环状信号，增强扫描时有强化，代表脓肿肉芽组织壁；中心区信号根据病变的病理性质不同而不同，大部分呈长 T_1、长 T_2 信号，由于内部为干酪样坏死组织，其在 T_2WI 信号强度高于液体信号，在 T_2WI 信号往往不均匀，甚至出现低信号；周围骨髓腔内及软组织内可见长 T_1、长 T_2 信号，代表水肿；有时邻近关节的病变可导致关节积液。

（2）脊柱结核

MRI 目前已被公认是诊断脊椎结核最有效的检查方法。病变椎体在 T_1WI 呈低信号，在 T_2WI 呈高信号。MRI 显示椎旁脓肿比较清楚，在 T_1WI 呈低信号，T_2WI 呈高信号。脓肿壁呈等 T_1、等 T_2 信号，增强扫描时内部脓液不强化，壁可强化。

3. 鉴别诊断

（1）骨囊肿

好发于骨干干骺之中心，多为卵圆形透亮影，与骨干长轴一致，边缘清晰锐利，内无死骨。易并发病理骨折。无骨折时常无骨膜反应。CT 和 MRI 表现为典型的含液病变。

（2）骨脓肿

硬化比较多，骨膜反应明显，发生于干骺端时极少累及骨骺，可形成窦道。

（3）软骨母细胞瘤

骨骺为发病部位，可累及干骺端，但病变的主体在骨髓。可有软骨钙化，易与骨结核混淆，也可根据钙化的形态鉴别。病变呈等 T_1、混杂长 T_2 信号，增强扫描时病变呈实性强化。

（4）脊柱感染

起病急，临床症状比较重，多为单个椎体受累，破坏进展快，骨修复明显。

（5）脊柱转移瘤

转移瘤好发于椎弓根及椎体后部，椎间隙一般不变窄。可有软组织肿块，一般仅限于破坏椎体的水平，易向后突出压迫脊髓。MRI 增强扫描有助于鉴别软组织肿块与椎旁脓肿。

三、退行性骨关节病MR诊断

退行性骨关节病又称骨性关节炎，是关节软骨退变引起的慢性骨关节病，分原发和继发两种。前者是原因不明的关节软骨退变，多见于40岁以上的成年人，好发于承重关节，如脊柱、膝关节和髋关节等，常为多关节受累。后者多继发于外伤或感染，常累及单一部位，可发生于任何年龄，任何关节。

（一）临床表现与病理特征

常见的症状是局部运动受限，疼痛，关节变形。病理改变早期表现为关节软骨退变，软骨表面不规则，变薄，出现裂隙，最后软骨完全消失，骨性关节面裸露。软骨下骨常发生相应变化，骨性关节面模糊、硬化、囊变，边缘骨赘形成。

（二）MRI表现

退行性骨关节病的首选检查方法为X线平片。MRI可以早期发现关节软骨退变。在此重点讲述关节软骨退变的MRI表现。

在T_2WI，关节软骨内出现灶状高信号是软骨变性的最早征象。软骨信号改变主要由于胶原纤维变性，含水量增多所致。软骨形态和厚度改变也见于退变的早期，主要是软骨体积减小。退变进一步发展，MRI表现更为典型，软骨不同程度变薄，表面毛糙，灶性缺损，碎裂，甚至软骨下骨质裸露。相应部位的软骨下骨在T_2WI显示信号增高或减低，信号增高提示水肿或囊变，信号减低提示反应性纤维化或硬化。相关的其他MRI表现包括中心或边缘骨赘形成，关节积液及滑膜炎。

（三）鉴别诊断

1. 软骨损伤

有明确的外伤史，可见局部软骨变薄或完全缺失。一般缺失的边界清晰锐利，有时发生软骨下骨折。在关节腔内可以找到损伤移位的软骨碎片或骨软骨碎片。

2. 感染性关节炎

在退行性变晚期，可出现骨髓水肿、关节积液及滑膜增厚等征象，需要与感染性关节炎鉴别。鉴别要点是明确有无感染的临床症状及化验结果；影像学上，感染性滑膜炎时滑膜增厚更明显，关节周围水肿及关节积液更明显，而退行性变时滑膜增厚、水肿及关节积液均相对较轻，但关节相对缘增生明显。

四、骨坏死MR诊断

（一）临床表现与病理特征

病变发展比较缓慢，临床症状出现较晚。主要是关节疼痛肿胀、活动障碍、肌肉痉挛。最常见的发病部位是股骨头，好发于 30 ～ 60 岁的男性，可两侧同时或先后发病。患肢呈屈曲内收畸形，"4"字试验阳性。骨坏死最好发于股骨头，其次是股骨内外髁、胫骨平台、肱骨头、距骨、跟骨、舟骨。

骨自失去血供到坏死的时间不等，数天内可无变化，2 ～ 4 周内骨细胞不会完全死亡。骨坏死的病理改变为骨陷窝空虚，骨细胞消失。骨细胞坏死后，新生和增生的血管结缔组织或纤维细胞、巨噬细胞向坏死组织伸展，逐渐将其清除。结缔组织中新生的成骨细胞附着在骨小梁表面。软骨发生皱缩和裂缝，偶尔出现斑块状坏死。滑膜增厚，关节腔积液。病变晚期，坏死区骨结构重建，发生关节退变。

（二）MRI表现

1. 股骨头坏死

早期股骨头前上方出现异常信号，在 T_1WI 多为一条带状低信号，T_2WI 多呈内、外伴行的高信号带和低信号带，称之为双线征。偶尔出现三条高、低信号并行的带状异常信号，高信号居中，两边伴行低信号带，称之为三线征。条带状信号影包绕的股骨头前上部可见 5 种信号变化：正常骨髓信号，出现率最高，多见于早期病变；短 T_1、长 T_2 信号，罕见，出现于修复早期；长 T_1、长 T_2 信号，见于修复中期；长 T_1、短 T_2 信号，见于修复早期或晚期；混杂信号，以上信号混合出现，多见于病变中晚期。

2. 膝关节坏死

除病变部位和形状大小外，膝关节坏死 MRI 表现的信号特点与股骨头坏死相似。病变通常表现为膝关节面下大小不一的坏死区，线条样异常信号是反应带，常为三角形或楔形，在 T_1WI 呈低信号，而在反应带和关节面之间的坏死区仍表现为脂肪信号，即在 T_1WI 为高信号，在 T_2WI 呈现"双边征"，内侧为线状高信号，代表新生肉芽组织，外侧为低信号带，代表反应性新生骨。

3. 肱骨头坏死

MRI 表现与股骨头坏死类似。

4. 跟骨坏死

信号改变与其他部位的缺血坏死无区别。常发生于跟骨后部，对称性发病比较常见。

5. 距骨坏死

分期和影像学表现与股骨头坏死相似。好发于距骨外上方之关节面下。

（三）鉴别诊断

1. 一过性骨质疏松

MRI虽可出现长T_1、长T_2信号，但随诊观察时可恢复正常，不出现典型的双线征。

2. 滑膜疝

多发生于股骨颈前部，内为液体信号。

3. 骨岛

多为孤立的圆形硬化区，CT密度较高，边缘较光滑。

五、骨肿瘤MR诊断

（一）软骨母细胞瘤

软骨母细胞瘤是一种软骨来源的良性肿瘤，发病率约为1%～3%，占良性肿瘤的9%。软骨母细胞瘤好发于青少年或青壮年，发生于5～25岁者占90%，其中约70%发生于20岁左右。

1. 临床表现与病理特征

与大多数肿瘤一样，本病临床表现无特征。患者可无明显诱因出现疼痛、肿胀、活动受限或外伤后疼痛。

显微镜下病理观察，软骨母细胞瘤形态变化较大。瘤体由单核细胞及多核巨细胞混合组成，典型的单核瘤细胞界限清晰，胞质粉红色或透亮，核圆形、卵圆形，有纵向核沟。肿瘤内有嗜酸性软骨样基质，内有软骨母细胞，还可见不等量钙化，形成特征性的"窗格样钙化"。

2. MRI表现

软骨母细胞瘤多发生于长骨的骨器内，可通过生长板累及干骺端，表现为分叶状的轻、中度膨胀性改变，边界清楚，有或无较轻的硬化边。在MRL肿瘤呈分叶状或无定形结构，内部信号多不均匀。这可能与软骨母细胞瘤含有较多的细胞软骨类基质和钙化以及病灶内的液体和（或）出血有关。病变在T_1WI多为中等和较低信号，在T_2WI呈低、中、高信号不均匀混杂，高信号主要由软骨母细胞瘤中含透明软骨基质造成。周围骨髓及软组织内可见水肿是软骨母细胞瘤的一个特点。

3. 鉴别诊断

（1）骨骺干骺端感染

结核好发于干骺端，由干器端跨骺板累及骨骺，但病变的主体部分在干骺端，周围的硬化边在T_1WI和T_2WI呈低信号。骨脓肿好发于干骺端，一般不累及骨骺，在DWI

囊肿壁呈中等信号，囊液呈低信号，可有窦道，MRI 表现也可类似骨结核。

（2）骨巨细胞瘤

好发于 20 ~ 40 岁患者的骨端，根据年龄和部位两者不难鉴别。但是对发生于骨髓已闭合者的软骨母细胞瘤来说，有时易与骨巨细胞瘤混淆。鉴别要点是观察病变内是否有钙化。

（3）动脉瘤样骨囊肿

软骨母细胞瘤继发动脉瘤样骨囊肿时，需与原发动脉瘤样骨囊肿鉴别。前者往往有钙化。

（4）恶性骨肿瘤

发生于不规则骨的软骨母细胞瘤，生长活跃，有软组织肿块及骨膜反应时，需与恶性肿瘤鉴别。

（二）动脉瘤样骨囊肿

1. 临床表现与病理特征

本病临床症状轻微，主要为局部肿胀疼痛，呈隐袭性发病。侵犯脊柱者，可引起局部疼痛，压迫神经时出现神经压迫症状。

组织学方面，ABC 似充满血液的海绵，由多个相互融合的海绵状囊腔组成，内部的囊性间隔由成纤维细胞、肌纤维母细胞、破骨细胞样巨细胞、类骨质和编织骨构成。

2. MRI 表现

长骨干骺端多见，沿骨干长轴生长，病变膨胀明显，一般为偏心生长，边缘清晰，内部几乎为大小不等的囊腔样结构。尽管病变内各个囊腔的影像表现存在很大差异，但其内间隔和液—液平面仍能清晰显示。ABC 内间隔和壁较薄，呈边缘清晰的低信号，这与其为纤维组织有关。囊腔内可见大小不等的液—液平面，在 T_1WL 液平上方的信号低于下方的信号；在 T_2WI，液平上方的信号高于下方的信号。

3. 鉴别诊断

（1）骨囊肿

发病年龄和发病部位与 ABC 相似。但骨囊肿的膨胀没有 ABC 明显；内部常为均一的长 T_1、长 T_2 信号；除非合并病理骨折，否则内部不会有出血信号。ABC 内部为多发囊腔，常见多发液 – 液平面。

（2）毛细血管扩张型骨肉瘤

肿瘤内部也可见大量的液 – 液平面，而且液 – 液平面占肿瘤体积的 90% 以上，因此需与 ABC 鉴别。鉴别要点是，X 线平片显示前者破坏更严重，进展快，MRI 清晰显示软组织肿块，如 X 线平片或 CT 显示瘤骨形成，提示毛细血管扩张型骨肉瘤可能性更大。

第七章　胸部 CT 检查

第一节　胸部 CT 入门基础

一、胸部基本病变的CT表现及征象识别

（一）肺实变和磨玻璃密度影

1. 肺实变

病例一患者，男性，65岁，发热、咳嗽1周。

病例二患者，男性，32岁，高热、咳嗽、咳痰3d。

病例一：肺窗示左肺下叶多发斑片状密度增高影，边缘模糊，部分病灶有融合趋势，左侧叶间裂显示清晰，局部肺体积无变化。病例二：中间窗示右肺下叶片状致密影，叶间裂显示清晰，其内可见支气管气相，病变肺体积无变化。

（1）临床概述

终末细支气管以远的含气腔隙内的气体被病理性液体、细胞或组织所替代的影像形态。累及范围可为肺叶、肺段、小叶或腺泡。常见的病理改变为炎性渗出、肺出血、肺水肿、肉芽组织或肿瘤组织。

（2）CT表现

①形态、大小不一的均匀致密影，可为腺泡结节影、边缘模糊的斑片影、肺段或肺叶分布的均匀致密影、蝶翼状分布的大片影，其中支气管血管束因被湮没而不能显示。

②边界多不清楚，累及叶间裂时，可清晰显示叶间裂。

③可见空气支气管影（支气管气相）。

④可跨肺段分布。

⑤不伴有肺体积的缩小。

（3）重点提醒

肺实变为肺内高密度影，肺血管轮廓和支气管壁被掩盖，需与肺磨玻璃密度影相鉴别。

常见疾病：①各种肺炎，包括大叶性肺炎、支气管肺炎、阻塞性肺炎、吸入性肺炎等；②肺泡性肺水肿；③肺结核；④肺挫伤；⑤肺出血；⑥肺梗死；⑦较少见于肺肿瘤、肺泡癌、过敏性肺炎、真菌病、肺泡蛋白沉着症。

急性病程，常见于细菌性肺炎、肺水肿、肺出血等；慢性病程，常见于肺泡癌、淋巴瘤、慢性炎症、肺泡蛋白沉着症等。

对于鉴别困难的病例，需进行动态观察，肺水肿在短期（数小时内）即有改变，肺炎的动态变化亦较肿瘤明显。

（4）知识拓展

次级肺小叶被认为是影像学上肺结构的基本单位，实变为其内正常气体被病理性物质替代形成的高密度影。CT上显示的病变分布与病理上实变累及的范围有关。实变累及一个肺小叶的全部或部分腺泡时，分别表现为全小叶及小叶中心分布；累及小叶以上水平，病变按支气管树分布；也可表现为多发斑片状并不同程度的融合。由于支气管树被实变包绕，正常情况下周围肺组织缺乏对比的支气管腔内气体影，显示为实变区内的含气支气管影，即支气管气相。

2. 磨玻璃密度影

病例患者，女性，44岁，发热、咳嗽3d。

CT平扫肺窗示右肺上叶后段片状模糊影，后缘近叶间裂处清晰，其内可见支气管血管束

（1）临床概述

肺实质密度轻度增高，其中支气管血管束未被掩盖，可为斑片状或结节状。

病理上为肺泡腔内少量渗液、肺泡壁肿胀或肺泡间隔的炎症；反映了肺气腔部分填充或轻度肺间质的增厚或肺毛细血管床血流量增加等改变。

（2）CT表现

①片状、斑片状密度增高影；薄层CT，尤其是HRCT有特异性表现。肺窗上，表现为局限性云雾状高密度影，病灶内血管和支气管纹理清晰可辨。纵隔窗上，病灶往往不能显示或仅能显示磨玻璃影病灶中的实性成分。

②可分为弥漫性或局限性；单发或多发，多发灶性分布常表现出融合的趋势。

③叶、段、全小叶型或小叶中心型分布。

④边界清晰或模糊，与正常肺组织边界锐利者表现为"地图样"分布。

（3）重点提醒

①磨玻璃密度影既可发生于肺间质，也可发生于肺实质病变，提示病变为早期阶段。

②常见于正在进展的病灶，代表病变处于活动期。

③需要在薄层 HRCT 图像上，宽窗位观察。

④正常呼气相扫描时，肺密度也可升高。应在充分吸气的 CT 上观察。

⑤需与坠积效应相鉴别。

⑥弥漫分布时，较难发现，提示征象为肺实质与支气管内气体的反差加大。

⑦见于各种炎症、肿瘤、肺出血、充血、肺水肿、成人呼吸窘迫综合征、结节病、肺泡蛋白沉着症、硬皮病、系统性红斑狼疮等风湿免疫性疾病、间质性肺炎等。

（4）知识拓展

①对肺磨玻璃密度影的分析，应结合临床资料和其他 CT 征象综合考虑。

②急性或亚急性肺浸润病变中，磨玻璃密度影是肺泡部分填充的表现，见于感染性肺炎、肺出血、过敏性肺炎、急性放时性肺炎等。

③病变按肺叶、肺段分布时，应结合近期有无支气管肺泡冲洗病史。

④免疫抑制的患者，肺磨玻璃密度影的出现高度提示肺孢子虫感染、巨细胞病毒肺炎、机化性毛细支气管炎等。

⑤在结节病灶周围分布的磨玻璃密度影提示病灶周围出血，可见于侵袭性真菌病，称为"晕轮征"。

⑥在慢性肺弥漫性病变中，为病变初期或急性期肺泡炎的表现。

（二）肿块和结节

病例一患者，男性，73 岁，胸痛、咳嗽 2 月余，咯血 1 周。

病例二患者，女性，52 岁，咳嗽，咯血 3d。

病例一：CT 平扫肺窗示左肺上叶尖后段胸膜下分叶状肿块影。病例二：CT 平扫肺窗示左肺上叶舌段结节，边缘可见多发毛刺。

1. 临床概述

（1）形态大致为球形的病灶

肿块的直径 3cm，结节的直径 ≥ 3cm，长径：短径 < 2：1。

（2）可单发或多发

肺孤立结节（SPN）是指一个边界清楚、圆形或椭圆形、直径 < 3cm 的病灶。

2.CT 表现

（1）肺内球形高密度或稍高密度病灶。

（2）形态不一，可圆形、类圆形、不规则形、分叶状。

（3）病灶密度均匀或不均匀，含有更低密度坏死影，或含有脂肪、钙化等，对病变的鉴别诊断具有意义。

（4）大小从数毫米至3cm以上，肿块或结节的体积及动态变化情况对病灶的良恶性判定均有意义。

（5）病灶周围伴或不伴其他较小病灶（卫星灶）。

（6）增强扫描对大于2cm结节及肿块的判断优于平扫。

3. 重点提醒

（1）对于孤立肺结节或肿块，边缘特点与病变的生长方式有关，恶性肿瘤多呈浸润性生长：分叶状或不规则形，边缘欠光滑：良性肿瘤多为膨胀性生长：圆形、类圆形，边缘光滑。

（2）HRCT、多平面重建可更好地观察其边缘特点，且后者有助于鉴别小结节和血管断面。

（3）CT增强扫描及PET-CT可提供参考信息。

（4）单发肿块、结节见于良恶性肿瘤及非肿瘤性病变，包括腺瘤、错构瘤、肺囊肿、结核球、肺癌、肺肉瘤、癌肉瘤、肺转移瘤、炎性假瘤及寄生虫囊肿等，肺内多发小结节常见疾病：肺转移瘤、肺结核、结节病、肺尘埃沉着病等，亦可见于细支气管及肺的多种感染及非感染性疾病。

4. 知识拓展

（1）不同位置结节的CT表现

气腔结节：结节位于肺小叶中心，质地均匀，呈软组织密度，边缘模糊，可为束状或梅花瓣状，又称为腺泡结节，但组织学上不一定代表腺泡实变。常见于各种炎症、出血及水肿。

小气道结节：小气道腔内病变产生，位于小叶中心部。病理基础为支气管末梢分支、细支气管及腺泡导管因黏液或炎性分泌物充填而形成的异常扩张。

间质结节：位于肺间质内（支气管血管束、小叶中心、小叶间隔和胸膜下）。HRCT上边缘清楚、锐利。病理基础为各种原因的肉芽肿、肿瘤、纤维组织及淀粉样物质等。常见于淋巴管周围病变，如癌性淋巴管炎、结节病、肺尘埃沉着病；血行播散性病变，如转移瘤及血行播散型肺结核。

（2）肺内小结节与肺小叶结构的关系

分为3种类型：随机分布结节（血行分布结节）、小叶中心分布结节及淋巴管周围分布结节。

随机分布结节：结节广泛分布，呈随机性，可位于支气管血管束、小叶间隔、胸膜下及小叶中心，无侧电，常见于血源性肺转移瘤、急性粟粒型肺结核和血源性真菌感染。

小叶中心分布结节：结节仅限于小叶中心部位，不与小叶间隔及胸膜相连。见于经气道吸入而发生的病变：过敏性肺炎、嗜酸性肉芽肿、肺尘埃沉着病。

淋巴管周围分布结节：结节分布于支气管血管束、小叶间隔和胸膜下，小叶中心无或很少分布。常见于：癌性淋巴管炎、结节病、肺尘埃沉着病。

（3）树芽征

HRCT上3～5mm大小的结节状和短线状影，与支气管血管束相连，形成酷似春天树枝发芽状改变（tree-in-bud）。常见于小气道病变，如细支气管炎、泛毛细支气管炎、肺结核等。为小气道结节的特殊类型。

（三）肺不张

病例患者，男性，65岁，发热，咳嗽伴胸憋3周余。

平扫肺窗、增强纵隔窗，示左肺上叶尖后段三角形均匀密度增高影，边界锐利、清晰，增强扫描其内可见强化。斜裂及纵隔轻度移位

1. 临床概述

各种原因引起的肺泡内含气量减少或完全无气，导致一侧肺或肺的一部分体积减小。常见原因为支气管完全阻塞、肺外压迫和肺内瘢痕组织收缩等。

2. CT 表现

（1）肺不张的CT表现

直接征象：受累的肺段或肺叶密度增高，边缘清晰锐利；叶间裂移位（肺叶塌陷）；增强扫描明显强化。

间接征象：肺门移位；纵隔移位；横膈抬高；其余的正常肺组织过度膨胀；肋间隙变窄。

（2）不同肺叶肺段肺不张的表现

①上叶不张：上叶体积缩小

右上叶不张：三角形软组织密度影，尖端指向肺门，边缘清晰，为上移的水平裂及代偿膨胀的中叶，后内缘为斜裂及代偿膨胀的下叶。

左上叶不张：边缘平直的软组织密度影，边界清晰；后缘为向前移位的斜裂，后方为代偿膨胀的左下叶背段。

②右中叶及左肺下叶不张

右中叶不张：右心缘旁三角形软组织密度影，尖端指向外侧，前缘为向下内方移位的水平裂，前方为代偿膨胀的上叶，后缘为向前内方移位的斜裂，后方为代偿膨胀的下叶。

双下叶不张：脊柱旁的三角形软组织阴影，尖端指向肺门，前外缘锐利，由斜裂构成。

3. 重点提醒

（1）肺不张应与肺实变相鉴别，后者无肺体积的缩小。

（2）CT 发现肺不张，需分析其病因。

（四）空洞和空腔

病例一患者，男性，75 岁，咯血数次。

病例二患者，男性，69 岁，咯血。

1. 临床概述

肺内异常的含气腔隙如下：

（1）空洞：病变内发生坏死，坏死组织液化后经支气管排出后形成的腔隙。位于肺实变、肿块或结节内，可以有气－液平面，提示坏死液化的形成。

（2）空腔：薄壁（＜1mm），边界清楚，含有气体或液体的病灶，直径 1cm 或更大，偶可见气－液平面。多为生理性腔隙的异常扩大。

2. CT 表现

空洞和空腔均表现为肺内具有完整壁包绕的含气腔隙，可单发或多发。

空洞壁的厚度在 1mm 以上，洞壁可规则或不规则，厚薄均匀或不均匀，部分可见气－液平面。根据洞壁厚度，可分为厚壁（＞3mm）、薄壁（＜3mm）、虫蚀样空洞（无明显的壁）。空腔壁在 1mm 以下，洞壁较规则，偶可见气－液平面。

（五）肺间质病变

病例一患者，男性，62 岁，进行性呼吸困难七八年。

病例二患者，女性，56 岁，胸憋 2 个月。

1. 临床概述

肺间质病变为一组以侵犯间质为主、主要累及肺泡和支持结构，如小叶间隔、肺泡壁及支气管血管周围组织的影像病变类型，可同时伴有肺实质病灶。

病理表现为炎性改变及纤维化。肺间质间隙内产生病机性液体、炎性浸润、肉芽组织、纤维组织或肿瘤组织。

HRCT 对肺间质病变的诊断价值较大。

2. CT 表现

线状或网状影：①支气管血管束增粗：可均匀增粗或呈结节状。②小叶间隔增厚：多位于胸膜下及肺底，垂直于胸膜；厚度约为 1.0mm；在中央区可勾画出多边形的肺小叶结构。③小叶内间质增厚：不规则状、不同程度细线状致密影；为肺纤维化的特征性表现。

胸膜下线：纤细弧线影，离胸膜面约 1cm 的肺内，与胸膜平行。

间质结节：2～5mm，分布于支气管血管束周围、小叶间隔、胸膜下，毗邻叶间裂和次级肺小叶的中心。

纤维化肿块：位于中央或轴心间质，伴有肺结构扭曲变形及牵拉性支气管扩张。

囊状影（蜂窝征）：多发聚集小囊腔；好发于双肺下叶、紧贴胸膜及下肺基底段；囊腔大小不一，壁厚薄不均。

磨玻璃密度影：肺内淡薄的密度稍高影。边界模糊，不掩盖支气管血管束。

气腔实变：肺组织密度增高导致病变区肺血管模糊，其内常见特征性的空气支气管征，也称为假性实变，通常见于以肺间质的高度增生为特点的疾病。

3. 关键点

CT成像技术很关键，需要在HRCT上观察，以层厚小于或等于1mm的高分辨率重建。

可见于多种疾病，如慢性间质性肺炎、特发性肺间质纤维化、结节病、癌性淋巴管炎、结缔组织病（红斑狼疮、类风湿关节炎、硬皮病、皮肌炎）、肺尘埃沉着病（硅沉着病、煤工肺尘埃沉着病及石棉沉着病）、组织细胞病、淋巴管平滑肌瘤病等。

（六）钙化

病例患者，男性，63岁，体检发现肺内病变。

1. 临床概述

病理学上是指局部组织中的钙盐沉积，可见于生理及病理情况下。通常为退行性改变，较少见的情况为代谢性。

2. CT表现

（1）CT平扫表现为高密度影，肺窗、纵隔窗均可见。增强扫描不强化。

（2）边缘清晰锐利，大小不同。

（3）形态多样，可为弥漫性、中心性、爆米花样、环形、多发点状、偏心性等，部分钙化具有特点，对良恶性鉴别有帮助。

（4）可局限发生在病灶内，亦可为弥漫分布。

3. 关键点

钙化通常发生于退变或坏死组织内，多见于肺和淋巴结干酪样结核灶的愈合灶内。

某些肿瘤如肺错构瘤、纵隔畸胎瘤、转移性骨肉瘤或软骨肉瘤、肺囊肿或寄生虫囊肿的壁，以及肺组织胞质菌病、肺尘埃沉着病时的肺门淋巴结支气管结石也可发生。

钙化的分布和特点具有重要意义：①弥漫性肺内钙化可发生于肺泡微石症，硅肺病、二尖瓣狭窄晚期伴发的肺含铁血黄素沉着和某些愈合的播散性肉芽肿或病毒感染，例如结核、组织胞浆菌病和水痘病毒性肺炎。②代谢性钙化可发生于肺尖或肺尖下区域，也可为弥漫性的。常见情况为慢性肾功能不全透析维持患者继发的甲状旁腺功能亢进。

（七）肺内气体潴留

病例一男性，65岁，咳嗽、咳痰20余年，加重伴气短5年。

病例二男性，78 岁，慢性支气管炎病史 30 年，心悸气短 4 年。

1. 临床概述

肺内气体潴留包括肺气肿与肺过度充气。

肺气肿：终末细支气管以远的含气腔隙过度充气、异常扩大同时伴有不可逆性肺泡壁的破坏，即通常临床所指的弥漫性阻塞性肺气肿或慢性阻塞性肺疾病。

肺过度充气：终末细支气管以远的含气腔隙过度充气、异常扩大但不伴有肺泡壁的破坏。

2. CT 表现

（1）肺野透过度增加，可为局限性或弥漫性。肺气肿多为两肺广泛分布。肺过度充气多为一侧或某一肺叶的过度充气。

（2）病变后期，小血管变细、减少。

（3）肺气肿分为小叶中央型肺气肿、全小叶型肺气肿和间隔旁肺气肿。

（4）HRCT 上气体潴留表现为肺密度减低，常呈斑片状分布，呈"马赛克灌注"样改变。肺血管在非密度减低区口径缩小，并伴有中央支气管扩张。

（5）呼气相 HRCT 可确诊可疑的局灶性气体潴留。

（八）气管、支气管病变

病例患者，男性，31 岁，感觉呼吸困难数月，加重。

1. 临床概述

发生于气管、支气管的病变种类繁多、表现多样，常见病变包括发育异常、感染、肿瘤、免疫相关等疾病。

2. CT 表现

（1）气管或支气管壁的增厚。

（2）管腔扩大或缩小，管腔内可见肿块，形态为类圆形或不规则形。

（3）病变为局限性或弥漫性。

（4）常见气管、支气管病变模式。

3. 知识拓展

（1）良性气管、支气管肿瘤的特点：局灶性肿块、边界光滑清楚、无周围结构侵犯。

（2）恶性气管、支气管肿瘤的特点：形态不规则，息肉样或无蒂病变。

（九）纵隔病变

病例一患者，男性，49 岁，胸痛数月，加重 1 周。

病例二患者，女性，48 岁，胸背部不适数月。

1. 临床概述

纵隔是指位于两肺之间、胸骨后方、脊柱前方、胸廓入口下方及膈肌上方之间的解剖区域，其内可发生多种局灶性和弥漫性病变。

2. CT 表现

病变位于纵隔内，边缘光滑、锐利，与邻近肺组织呈钝角。

密度多样，可为囊性低密度、含脂肪密度的低密度或混杂密度、高密度或高、低混杂密度等。

二、胸部CT的学习方法及报告书写注意事项

（一）胸部CT的学习方法

在熟悉胸部解剖的基础上理解胸部的轴位断层解剖。

了解 CT 设备的性能，设计适合临床情况的扫描方案。

纵向和横向学习：①纵向学习：按照肺部疾病分类，如肺部炎症、肺结核、肺部肿瘤、纵隔肿瘤、胸膜、胸壁病变、肺部先天疾患、胸外伤等逐项纵深学习各类疾病的 CT 表现。②横向学习：掌握胸部 CT 的征象，包括实变、结节、空洞、间质病变、支气管病变、血管病变、纵隔病变、胸膜病变和胸壁病变等。要熟悉每一种征象的影像特征和涵盖的疾病种类，如结节病变可见于肿瘤、结核、炎症或出血等。③紧密结合临床。

（二）胸部CT报告书写规范及注意事项

1. 胸部 CT 报告的书写

需分别阅读肺窗、纵隔窗、骨窗，分别观察胸廓、气管、肺门、肺野、支气管血管束、纵隔、胸膜、膈肌及胸壁有无异常并逐一描述。

2. 胸部 CT 正常的报告模板

胸廓对称，双肺支气管血管束清晰，肺内未见异常密度影，气管及支气管通畅，肺门及纵隔未见增大淋巴结，心脏、大血管未见异常，未见胸膜病变，胸壁软组织结构未见明显异常。

一份胸部 CT 报告要书写规范，需分别从以上提及的内容着重描述。

3. 观察全面、仔细，报告才能详尽

描写要用公认的放射学术语，报告描述的内容是诊断的根据。

对于具体的病变，需要描述病变的部位（左肺、右肺、肺叶、肺段、上纵隔、中纵隔、下纵隔、气管、肺门等）、数目（单发、多发）、大小、形态（类圆形、椭圆形、不规则形）、边缘、周围组织结构受累情况；纵隔淋巴结是否增大：有无胸腔积液、胸膜增

厚、钙化或结节；对于行增强扫描的病变，需观察是否增强及增强的程度、范围。肺内病变是否有支气管的狭窄、牵拉、扩张、移位等；是否合并肋骨、胸椎的骨质破坏；有无肾上腺结节。此外，尚需描述对鉴别诊断有意义的阴性征象。

同时，需观察扫描野内范围，如颈部是否有淋巴结及甲状腺有无病变；上腹部内肝、胆、胰腺及肾上腺有无异常表现。

4. 诊断包括两部分

首先是客观的征象判断，然后是对征象最可能代表疾病的主观推断。如右肺上叶肿块，考虑周围型肺癌。如不能明确诊断，提示临床某种疾病可能性大或不除外某种疾病，可建议临床进一步检查。

5. 诊断结果

一般按照先异常后正常、先重要后次要的原则罗列。对于有多个可能性的诊断，需要按照可能性大小排列。

6. 治疗后复查的病例

需注意与前次检查，甚至前几次的图像对比，详细描述病灶大小、密度的变化，对于临床疗效评估及疾病的鉴别诊断均有帮助。

第二节　肺部CT检查

一、肺部先天畸形

（一）肺隔离症

病例患者，男性，5岁，反复肺部感染1年多。

1. 临床概述

（1）肺隔离症是由于先天性肺动脉发育异常，一部分肺组织不能由正常的肺动脉分支供血，病变肺组织供血来自主动脉或其分支。

（2）按有无独立的脏层胸膜分为肺叶内型和肺叶外型，前者较常见。

（3）叶内型临床表现为反复肺部感染，伴有发热、咳嗽、咳痰、咯血等症状。叶外型多无临床症状。

2. CT 表现

（1）主要发生在双肺下叶，以左肺下叶后基底段最为常见。

（2）平扫表现为多种形态，如边缘光滑的囊状薄壁空腔或密度均匀实性肿块，也可为囊实性病变，边界多清楚，合并感染时周边可见实变及磨玻璃密度灶，可合并肺气肿。

（3）增强后病灶可见体循环供血动脉，可明确诊断。

3. 鉴别诊断

肺隔离症需要与肺部炎症、先天性肺囊肿、肺脓肿等疾病鉴别，鉴别点主要是增强后是否存在体循环供血动脉。

（二）肺动静脉瘘

病例患者，女性，15岁，运动后发绀1年余，体检发现杵状指。

1. 临床概述

（1）定义

肺动静脉瘘是指肺动脉与肺静脉分支之间存在异常交通，而未通过正常肺脏毛细血管网，是一种少见的先天性肺部血管疾病，又称肺动脉静脉畸形。

（2）病理

肺动静脉瘘由三部分异常血管构成：供血动脉、引流静脉及二者之间的异常交通血管。异常交通血管可为血管团或囊状血管腔。病理上可分为囊型和弥漫型，前者又分为单纯型和复杂型。

（3）临床症状和体征

约2/3为单发，最常见症状是活动性呼吸困难，可合并鼻出血、黑便和神经系统症状；常见的体征是发绀、杵状指和肺血管杂音。

2. CT 表现

（1）平扫病灶呈圆形、椭圆形、条带状、分叶状等形态多样的结节或肿块，大小不一，边界清楚，密度均匀，多为单发。

（2）增强后可见病灶明显强化，强化程度同肺血管相同，可见与病灶相连的肺血管。

（3）CT灌注扫描可见左心房提前显影。

3. 鉴别诊断

其他肺血管疾病，如肺静脉曲张，该病无供血动脉和畸形血管团，仅表现为肺静脉增粗迂曲。

肺内占位性疾病，如周围性肺癌、结核瘤、错构瘤及炎性假瘤，增强扫描上述病变可有强化，但程度不及肺动静脉瘘，且没有明确的供血及引流血管。

4. 重点提醒

穿刺活检为本病禁忌，因此肺内占位病变穿刺活检前应首先排除本病，以免引起严重出血。

二、肺创伤

（一）肋骨骨折

病例患者，男性，63岁，车祸后 2h。

1. 临床概述

肋骨骨折较常见，多由胸部外伤所致，可单发，也可多发，还可为单一肋骨多处骨折。

本病主要症状是胸痛，呼吸及活动时加重，持续时间较长。可伴有臂丛神经、胸部血管和气道损伤。高位肋骨骨折可伴有支气管破裂。第 1 肋骨和第 2 肋骨骨折的病死率较高。

低位肋骨骨折常合并脾、肝或肾的损伤。肋骨的骨折端可损伤胸膜和肺，导致肺血肿、血胸或气胸。

胸廓反常运动或连枷胸，5 根连续的肋骨骨折或 ≥ 3 根相邻的肋骨节段性骨折（1根肋骨发生 2 处或多处骨折）所致，影响呼吸运动而导致肺不张和肺部感染。

2. CT 表现

（1）直接征象表现为肋骨骨质连续性中断，断端可移位。

（2）根据肋骨骨折的 CT 表现，可分为 8 型。

3. 重点提醒

（1）肋骨骨折的影像学表现典型，多有较明确的外伤史，可明确诊断。常规 CT 对不全性骨折及无移位的骨折易漏诊，应行薄层 CT 肋骨三维重组技术进行细节观察。

（2）高位肋骨骨折少见，多伴有严重的损伤，包括气管、胸膜和神经的损伤。

（3）低位肋骨骨折多见，多伴有肝、脾和横膈的损伤。

（二）肺挫裂伤

病例患者，女性，32岁，车祸后 3h。

1. 临床概述

肺创伤后肺实质的异常表现多由肺不张、肺水肿、肺炎和肺损伤（挫伤和裂伤）引起，且常常多因素同时存在。

CT 显示肺挫伤和肺裂伤较胸片更敏感。

脂肪栓塞综合征常发生于创伤后 12 ~ 72h。多继发于长骨骨折，患者的症状多因来源于骨髓的脂肪滴释放入血堵塞毛细血管，导致各器官缺血而引起。可伴呼吸困难、精神异常和皮肤瘀点瘀斑等。

肺挫伤一般于伤后第3天开始吸收，大多在2周后完全吸收，且可不留任何痕迹。肺裂伤多于伤后第5天开始吸收，吸收较慢，大多于伤后3个月才基本吸收，常留有局灶性斑索影。

2.CT表现

（1）肺挫伤

分布于肺外周的、节段性或地图样的实变影和磨玻璃影，或两者兼有，于创伤发生后的6h内CT表现最明显，依据CT表现分为胸膜型、非胸膜型、单侧型、散在型及弥漫型。

胸膜型：好发于两下肺的后部，类似于坠积性肺炎，表现为胸膜下条絮征。

非胸膜型：发生于远离胸膜的肺内，呈斑片状高密度影。

单侧型：表现为单发性肺内大片状高密度灶，其内密度不均匀，边缘常不规则。

散在型：两肺内多发大小不一的斑片状模糊影，多沿支气管血管束走形分布，可融合成大片状。

弥漫型：表现为两肺广泛分布的磨玻璃样改变，密度稍高。

（2）肺裂伤

依据病情严重程度分为单纯型及复杂型。

单纯型：无气胸或血气胸，常伴灶周肺挫伤，扁变呈局灶性椭圆形或卵圆形，特征性表现为椭圆形透光区由一假膜包绕形成肺气囊；腔内出血可形成气-液平面或空气半月征；肺裂伤吸收缓慢时可形成孤立结节或肿块。病变好发于肋脊角区胸膜下的肺边缘，可单发或多发。

复杂型：伴有不同程度的气胸或血气胸，常伴有明显肺萎陷或肺不张，以及明显肺挫伤。多发肋骨骨折常见，可见伤侧胸壁塌陷。

3.鉴别诊断

肺泡性肺水肿：无明显外伤史，多见于心力衰竭和尿毒症患者。中央型病灶呈"蝶翼状"分布，弥漫型病灶分布于两肺中、内带，治疗及时可很快恢复。

4.重点提醒

（1）明确外伤史。

（2）肺挫伤的CT表现于创伤发生后的6h内最为明显，多可在5~7d恢复而不留任何后遗症。

（3）肺裂伤最初通常会被CT影像上同时存在的肺挫伤和其他形式的胸部损伤而掩盖，且通常需要数周乃至数月才可恢复，多会遗留瘢痕。

（4）表现为分布于外周的、肺节段性或地图样的实变影和磨玻璃影，或两者兼有。

（三）血气胸

病例患者，男性，48岁，车祸后2h。

1.临床概述

（1）胸壁外伤一旦累及胸膜，气体进入胸膜腔称为外伤性气胸，若同时伴有胸腔出血，则称为血气胸。

（2）多见于钝器性外伤和震荡性外伤。

（3）多伴有肋骨骨折，常伴发肺挫裂伤。

（4）临床症状与血气胸的量及肋骨骨折情况有关，表现为气急、胸痛、咳嗽、痰中带血和呼吸困难。

2.CT表现

（1）CT发现血气胸较胸片敏感。

（2）多见于下肺。

（3）可见脏层胸膜线，呈弧形细线样软组织影，与胸壁平行，其外侧为无肺组织的透亮区。

（4）游离性血气胸血液沉积于后胸壁下方，贴于胸腔内壁，呈新月形高密度影，CT值多在35HU以上。

（5）局限性血气胸往往固定于一处，表现为圆形及梭形的高密度气-液平囊腔，并有薄膜包绕，边界清晰，囊壁厚薄不均，内壁光滑。

（6）根据其CT表现可分为三种类型：①外围型的气-液囊腔（Ⅰ型，最为多见）；②肺底脊柱旁气-液囊腔（Ⅱ型，由肺组织压向脊柱所引起）：③小的气-液囊腔（Ⅲ型）。

3.鉴别诊断

局限性血气胸应与先天性肺囊肿、支气管扩张和寄生虫空洞等鉴别。前者囊壁密度均匀，边缘光滑。囊壁虽厚薄不均，但是内壁光整，结合外伤史不难鉴别。

4.重点提醒

（1）外伤性血气胸多见于钝器伤和震荡伤。

（2）多伴有肋骨骨折。

（3）可分为游离性血气胸和局限性血气胸。

三、肺血循环障碍性疾病

（一）肺水肿

病例一患者，女性，65岁，胸闷、憋气3h。

病例二患者，女性，72岁，心力衰竭、胸闷、气短，临床诊断心源性肺水肿。

1. 临床概述

（1）肺水肿包括间质性肺水肿和肺泡性肺水肿

间质性肺水肿：水肿液聚积在肺间质内（如肺泡间隔、小叶间隔、支气管和血管周围及胸膜下结缔组织）。

肺泡性肺水肿：过多的液体积聚在终末气腔内（如肺泡腔、肺泡囊、肺泡管、呼吸性细支气管）。

（2）间质性肺水肿的临床症状有夜间阵发性呼吸困难、端坐呼吸；肺泡性肺水肿的典型表现为严重呼吸困难、咳粉红色泡沫痰。

2. CT 表现

（1）间质性肺水肿

小叶间隔增厚，尚光滑，支气管血管束增粗，胸膜或叶间裂增厚。

（2）肺泡性肺水肿

中央型分布：以肺门为中心，两肺中内带对称分布的大片状实变，称为"蝶翼征"。常见于心源性及肾源性肺水肿患者。也可表现为磨玻璃密度病灶，弥漫性分布或以小叶中心性分布。

弥漫型肺水肿：弥漫分布于两肺内的多发斑片状磨玻璃密度及实变影，大小和密度不等，可融合成大片状阴影，可见空气支气管征。

局灶性肺水肿：肺泡性肺水肿所产生的阴影呈局限性，以右侧多见。与心脏疾病患者倾向于右侧卧位和心脏增大压迫左肺动脉，使左、右肺血液量不同有关，也可见于限局性的肺动静脉闭塞性病瘘。

病变动态变化较快，在 1～2d 或数小时内可有显著变化。胸腔积液较常见。

3. 鉴别诊断

（1）间质性肺炎

由病毒、细菌及卡氏肺孢子菌等引起的间质性肺炎，也可表现为小叶间隔增厚、磨玻璃密度影等，与间质性肺水肿相似。但肺水肿患者的病变多位于双肺的对称性下垂部位，小叶间隔增厚更明显，动态变化快；心源性肺水肿多伴有心脏增大和胸腔积液，利尿后症状减轻。

（2）成人型呼吸窘迫综合征（ARDS）

ARDS是指严重损伤如休克、严重创伤及重度肺感染时发生的急性缺氧性呼吸衰竭。ARDS肺内病变呈周边分布，心影无扩大；心源性肺水肿呈肺门周围分布，心影扩大。治疗后反应亦不相同，ARDS吸氧后无明显改善，对利尿剂反应差，而肺水肿正相反。

（3）肺炎

肺炎患者有发热、咳嗽症状；肺水肿患者则表现为胸闷、憋气，严重者可出现发绀、咳粉红色泡沫痰等症状。肺炎病变局限于一个肺叶或肺段内，胸腔积液大多在患侧；而肺水肿肺内病变大多双侧对称分布，范围较大，常出现双侧胸腔积液，心源性肺水肿常合并心脏增大。

（二）肺动脉栓塞

病例患者，男性，52 岁，突发胸痛、胸闷、喘憋、头晕入院。

1. 临床概述

肺动脉栓塞是肺动脉分支被内源性或外源性栓子堵塞后发生的肺循环障碍疾病。常见的栓子源于下肢深静脉血栓，风湿性心脏病及原发于肺动脉的血栓也可引起肺动脉栓塞。此外还可见脂肪、肿瘤栓子及气体栓子等。

患者起病急，临床表现为突发的呼吸困难和胸痛、咯血、眩晕等症状，严重者可引起低血压休克或死亡。

2. CT 表现

（1）CT 平扫

肺缺血：当肺叶或肺段动脉栓塞时，相应区域内的支气管血管束减少或消失，肺野透过度增加。

肺动脉异常：双侧多于单侧，右肺多于左肺，下肺多于上肺，较大肺动脉栓塞可显示为肺动脉主干及分支内异常密度灶，新鲜血栓多表现为高密度，陈旧性血栓多表现为低密度。病变的肺动脉因血栓嵌顿而增粗，其远端血管因血流减少而变细。

心影增大，以右心室增大为主，伴有肺动脉高压。

可合并肺梗死，表现为肺外周胸膜下密度均匀的楔形病灶，尖端指向肺门。

"马赛克"征：肺内灌注不均匀，表现为正常的肺组织代偿性高灌注与栓塞所致相应肺组织灌注下降相间存在。

（2）CT 增强扫描

肺动脉内的充盈缺损或截断：扩张的肺动脉内可见条状或不规则形状的充盈缺损区，CT 值低于强化后的血液。

中心性充盈缺损：表现为充盈缺损位于管腔的中央，周围见对比剂充盈，即双轨征。

偏心性充盈缺损：表现为偏于管腔一侧的不规则充盈缺损，一侧为对比剂充盈。

附壁充盈缺损：表现为充盈缺损紧贴着血管壁。

完全闭塞性充盈缺损：表现为血管腔截断，相应区域肺血管分布减少。

（3）陈旧血栓与新鲜血栓

陈旧血栓（收缩）呈半月形凹陷充盈缺损，或附壁 - 壁不规则，约 10% 伴钙化。

新鲜血栓膨松呈中心凸出充盈缺损；出现双轨征、漂浮征、蜂窝征。

3. 知识拓展

宝石能谱 CT 或 Revolution CT 采用 0.5ms 内 80kVp 和 140kVp 的瞬时切换技术，较传统 CT 具有基物质分离功能，可以进行基物质的定量测定。对肺动脉栓塞的患者，可以定量测定可疑病变区肺组织内的碘含量，如果较对侧相应肺组织的碘含量明显降低，则说明局部存在灌注缺损，可提示灌注缺损区相对应的肺动脉栓塞，从而在 CT 未能显示或不能确定肺动脉内的栓子时，从另一角度证实肺动脉栓塞的存在。

第三节　其他胸部 CT 检查

一、气道病变

（一）气管肿瘤

病例患者，男性，46 岁，喘憋 5 个月。

1. 临床概述

（1）气管肿瘤多发生于成人，良性多于恶性。

（2）常见良性肿瘤：乳头状瘤（多发于 5 岁以下儿童，多数可自愈）、错构瘤（属于间质性肿瘤，由软骨组织、脂肪、纤维组织组成）、纤维瘤、骨软骨瘤、血管瘤。恶性肿瘤以鳞状细胞癌最为常见，其次为腺样囊性癌（多发于 40～50 岁人群，源于气管黏液腺体，是低度恶性肿瘤）。

（3）气管肿瘤临床症状与肿瘤的部位及大小有关。多为吸气性呼吸困难、呼吸时喘鸣音，并伴咳嗽、咯血等。

2. CT 表现

（1）气管腔内软组织密度肿块。

（2）气管管壁不对称增厚，恶性肿瘤较重，良性肿瘤较轻。

（3）气管腔偏心性狭窄。

（4）常见气管肿瘤的 CT 表现：①乳头状瘤：典型表现为边界清楚软组织密度结节。②错构瘤：多在段支气管，气管受累罕见，病变中发现脂肪密度是诊断关键。③鳞状细胞癌：约 10% 为多发病灶，常侵犯主支气管、序管，导致气管 - 食管瘘，表现为黏膜下局灶性肿物。④腺样囊性癌：多见于气管后外侧壁，表现为黏膜下局灶性肿物，易沿神经周围和淋巴转移。

3. 重点提醒

气管肿瘤 CT 表现主要为气管腔内肿物、管壁增厚、管腔偏心性狭窄。

（二）支气管扩张

病例患者，女，50岁，咳嗽、咳痰伴发热5个月。

1. 临床概述

（1）支气管扩张是指支气管内径的异常增宽。

（2）临床症状包括咳嗽、咳痰、咯血。

（3）少数为先天性，多数为后天性，多发生于左肺下叶、右肺中叶及右肺下叶。

（4）感染是支气管扩张最常见的原因，结核是上叶支气管扩张最常见的原因。

（5）弥漫性支气管扩张多见于免疫力缺陷、先天性支气管结构异常、异常黏液产生及纤毛清除能力下降。

（6）高分辨率 CT 是评价支气管扩张的首选检查方法。

2. CT 表现

（1）支气管管径大于伴行的同级肺动脉管径。

（2）支气管管壁增厚。

（3）管腔扩张。

（4）手套征，扩张的支气管内为黏液充盈时，CT 表现为与血管伴行的粗于血管的柱状、分支状或结节状高密度影。

（5）根据形态，支气管扩张分为三种类型：柱状支气管扩张、囊状支气管扩张和曲张样支气管扩张。

3. 鉴别诊断

（1）肺大疱

单纯肺大疱壁薄，厚度 < 1mm，非支气管解剖的延续，诊断相对容易，且多伴有肺气肿病变。

（2）肺脓肿

肺脓肿壁一般较厚，周围肺组织内可出现感染实变影，抗感染治疗后空洞消失较快。

（3）隔离肺囊变

发病部位一般较恒定，多位于下叶后基底段，增强 CT 扫描可发现体循环的异常分支供血。

（4）支气管囊肿

CT 表现为长轴与支气管走行方向一致的类圆形或分叶状均匀密度影，边缘光滑，壁厚薄均匀。密度随囊内容物成分不同而不同。与支气管相通时，可出现气－液平面。

4. 知识拓展支气管扩张机制

（1）先天性：支气管管壁弹力纤维不足，软骨发育不全。

（2）后天性：支气管管壁组织破坏，如慢性感染；支气管内压力增高，如支气管管腔内多量分泌物；支气管外在性牵引，如肺纤维化、瘢痕牵拉。

（三）气管食管瘘

病例患者，女性，21 岁，反复肺内感染。

1. 临床概述

（1）气管食管瘘是指食管与气管、支气管之间发生异常交通，可分为先天性瘘和后天性瘘。

（2）典型症状为咽下固体或液体时，立即出现窒息感；有反复的肺炎病史。先天性气管食管瘘，多发生于新生儿，约 3% 的患儿在成人后出现症状。

2. CT 表现

（1）CT 有时可显示气管和（或）支气管及食管间的小瘘道。

（2）最小密度投影重建法对显示瘘道有帮助。

（3）经食管造影后，CT 可观察到瘘管、气管、支气管树及肺内对比剂。

3. 重点提醒

（1）气管食管瘘中，气管、食管交通占 75%；主支气管、食管交通占 25%。

（2）X 线片检查不能显示瘘口存在。

（3）CT 可以显示瘘口、评价可能的病理原因及并发症等。

（4）早期可通过食管造影检查做出诊断，但需谨慎使用。

（5）高渗透性对比剂禁用，可引起肺水肿。

4. 知识拓展

引起后天性气管食管瘘的常见原因：①恶性肿瘤食管肿瘤、气管支气管肿瘤、甲状腺肿瘤、淋巴结肿瘤。②感染因素组织胞浆菌病（最常见）、结核、放线菌病、梅毒、获得性免疫缺陷综合征（AIDS）相关食管炎。③创伤穿通伤、长期食管、气管内置管。④放射性损伤⑤其他因素克罗恩病（Crohn、sdisease）。

（四）毛细支气管炎

病例患者，男，46 岁，咳嗽 2 个月。

1. 临床概述

（1）毛细支气管炎：一种非特异性的无软骨呼吸道（＜2mm）疾病，根据病因及组织学特性分为细菌性细支气管炎和闭塞性细支气管炎。

（2）临床表现：咳嗽、呼吸困难。

（3）常见病因：感染、吸烟、免疫性疾病、器官移植、结缔组织性疾病、过敏性肺炎、放射性肺炎、慢性吸入性肺炎等。

2. CT 表现

直接征象（与细支气管内液体、细胞、感染及纤维组织有关）：①小叶中心腺泡结节。②树芽征。③磨玻璃密度、实变影。④细支气管扩张。

间接征象（与管腔纤维组织闭塞有关）。马赛克灌注：细支气管腔阻塞引起肺通气量减低，局部组织缺氧，反射性地引起肺血管收缩和气体潴留，形成相应肺内的低密度区；同时，血流重新分布到正常肺组织形成高密度区，由低、高密度区相邻形成的异常片状分布。

HRCT 对毛细支气管炎检出更为敏感。

3. 鉴别诊断

①慢性支气管炎表现为肺气肿、肺大疱、支气管壁增厚，可合并支气管肺炎和间质纤维化改变。②支气管扩张好发于近端中等大小的支气管。③粟粒性肺结核肺内随机分布的粟粒结节。④结节病结节主要沿支气管血管束、小叶间隔和胸膜下分布，树芽征和细支气管扩张少见。

二、纵隔肿瘤

（一）前纵隔常见肿瘤

1. 胸腺瘤

病例患者，女性，46 岁，纵隔占位待查。

（1）临床概述

①胸腺肿瘤主要包括胸腺上皮肿瘤（胸腺瘤和胸腺癌）、非上皮细胞肿瘤（胸腺神经内分泌肿瘤、胸腺淋巴瘤、胸腺脂肪瘤等）。

②胸腺瘤是最常见的胸腺肿瘤，包括非侵袭性胸腺瘤和侵袭性胸腺瘤，占原发性纵隔肿块的 15% ~ 20%。最常发生于 50 ~ 60 岁的患者，性别无明显差异。

③可无明显症状，20% ~ 30% 的患者可表现为邻近结构受压的相关症状。30% ~ 50% 的胸腺瘤患者可并发重症肌无力，而 10% ~ 30% 的重症肌无力患者可伴有胸腺瘤。

（2）CT表现

非侵袭，性胸腺瘤：①大多发生在血管前间隙。②多为1~10cm的边界清晰、圆形、椭圆形或分叶状的肿块。③密度与正常人的胸腺密度相仿。④常偏向一侧纵隔生长。⑤较大的胸腺瘤可囊变，肿瘤内部或包膜可有钙化。⑥增强CT扫描时肿瘤仅有轻度增强。

侵袭性胸腺瘤：①多位于血管前间隙，可累及后纵隔，甚至可通过主动脉裂孔和食管裂孔向腹腔延续至腹膜后区。②边缘不清的不规则形或分叶状肿块。③密度较非侵袭性胸腺瘤不均匀。④肿瘤可伴有囊变、坏死区，亦可有钙化。⑤较易侵犯周围结构，如气管、大血管、纵隔胸膜和心包，主要表现为与相应结构间的脂肪间隙消失。⑥增强扫描时强化较明显。

（3）鉴别诊断

需与发生于前纵隔的其他病变相鉴别。

①胸腺增生

胸腺增大，但正常形态存在，密度较高。

②胸腺癌

边缘多不规则，边界不清，伴或不伴有低密度区，其内可伴钙化灶，但不常见。胸腺癌较胸腺瘤更多见发生远处转移，常转移至区域淋巴结、骨、肝和肺。CT通常较难鉴别胸腺瘤与胸腺癌。

③胸腺脂肪瘤

一种少见的、生长缓慢的、因组织生长失调而引起的良性胸腺肿瘤，由一层纤维包膜包绕着成熟的脂肪并含有残余胸腺。CT图像上肿瘤内含有脂肪和胸腺成分，鉴别诊断较易。

④胸腺囊肿

少见，包括先天性和后天性；先天性胸腺囊肿多为单房性，后天性胸腺囊肿多为多房性。大多数胸腺囊肿为后天性的，常继发于炎症、退行性变或肿瘤。壁薄或不可见，含有接近水的液体密度阴影,增强检查不强化,囊内可有分隔,有时还可见到囊肿壁钙化。

⑤霍奇金病及非霍奇金淋巴瘤

胸腺淋巴瘤常引起胸腺均匀增大，可见分叶或结节，也可见囊样坏死区。同时出现胸腺肿块、纵隔肿块或纵隔其他部位有淋巴结增大，通常提示胸腺淋巴瘤，但不具有特异性。

⑥胸腺转移癌

肺癌和乳腺癌可引起，常累及纵隔淋巴结，但CT表现没有特征性。

⑦成熟畸胎瘤

含有各种组织的混合物，CT可见脂肪、软组织和钙化的密度，可与胸腺瘤鉴别。

（4）重点提醒

①胸腺瘤几乎均位于前纵隔血管前间隙，可有囊变、钙化。②CT图像上鉴别侵袭

性和非侵袭性胸腺瘤有一定困难。肿瘤与邻近的纵隔结构间是否存在脂肪间隙，不能作为判断有无侵袭性的依据。③具有侵袭可能性的征象包括：与肿瘤相邻的心包肥厚、胸膜增厚、淋巴结肿大、胸腔积液或肿瘤包裹邻近纵隔结构、脂肪间隙不清、肿瘤和肺之间的分界不清等。④虽然胸腺瘤可发生一定距离内的卫星转移，但不会发生血行转移，而胸腺癌则可发生全身转移。

2. 畸胎瘤

病例患者，男性，34岁，前纵隔占位待查。

（1）临床概述

①起源于胚胎迁移过程中被滞留在纵隔内（主要是胸腺区）的原始生殖细胞。按其所含胚层的成分，分为成熟畸胎瘤、成熟囊性畸胎瘤（皮样囊肿）、不成熟畸胎瘤和恶性畸胎瘤。②成熟畸胎瘤最常见，由分化成熟的组织所构成，最常见于儿童和年轻人。一般无明显临床症状。③不成熟畸胎瘤发生于成人时，常有侵袭性，并表现为恶性倾向。恶性畸胎瘤除了不成熟或成熟的组织外，还包含恶性组织，预后不良，几乎均见于男性。

（2）CT表现

①畸胎瘤常见于血管前间隙，约5%位于中纵隔。②多呈囊性并可见脂肪、软组织和钙化等多种组织成分，囊性和脂肪成分是特征性的CT表现，但并非良性征象。③50%的病例可见钙化，病灶中牙齿和骨骼很少见。④10%的畸胎瘤中有液体、脂肪，若有脂肪－液体平面时更具有特征性，囊内液体的CT密度不一，有的可达软组织密度。⑤肿瘤的囊性区由于密度低，被周围组织环绕，增强扫描时可见壁的环形强化。⑥皮样囊肿的囊壁多较清晰，厚度一般为2～5mm。⑦CT有助于良恶性的鉴别。良性畸胎瘤，通常轮廓清晰、表面光滑，多呈囊性，90%含脂肪成分；恶性畸胎瘤，轮廓不清，边缘有毛刺，多表现为实性肿块，较少含有脂肪成分（40%的肿瘤中含有脂肪成分）。恶性肿瘤向周围脂肪浸润生长，增强扫描呈一过性显著强化。恶性畸胎瘤可产生胸腔积液或心包积液，且逐渐增多。

（3）鉴别诊断

典型畸胎瘤是含有多种组织的混合物，CT上有脂肪、软组织和钙化密度影，此种CT密度的多样性表现为畸胎瘤诊断提供了重要线索，并可借此与其他肿瘤进行鉴别诊断。

（4）重点提醒

①典型的畸胎瘤可见脂肪、软组织和钙化等多种组织成分，钙化和脂肪成分是特征性的CT表现。②皮样囊肿的囊壁显示较清晰。③恶性畸胎瘤常轮廓不清，边缘有毛刺，多表现为实性肿块，较少含有脂肪成分，呈侵袭性生长，CT增强呈一过性显著强化。

3. 胸内甲状腺肿

病例患者，女性，28岁，体检发现前纵隔占位。

（1）临床概述

甲状腺紧邻胸廓入口，甲状腺肿大可延伸至纵隔内。胸内甲状腺肿中最常见的是结节性甲状腺肿，甲状腺癌和甲状腺炎相对少见。

位于前纵隔的胸内甲状腺肿几乎都和甲状腺相连。甲状腺肿块最常向前生长。75%～90%的病例中，肿大的中状腺延伸至心前间隙。

（2）CT表现

①有包膜，呈边缘清楚、光滑或分叶的肿块。②平扫时因甲状腺组织含碘而密度高于邻近软组织。③增强扫描呈较明显强化。④CT上病灶密度通常不均匀，可囊变、钙化。⑤钙化可呈曲线状、点状或环状。⑥提示病灶起源于甲状腺的主要征象：连续层面上观察肿块与颈部甲状腺相连；至少部分肿块的密度较高；注射对比剂后病灶明显强化；病灶强化的持续时间长，至少为2min。

（3）鉴别诊断

胸内甲状腺肿，根据病灶的密度、强化方式、连续层面上观察病灶起源于甲状腺，较易做出诊断。

发生于异位甲状腺组织的胸内甲状腺肿，与正常位置的甲状腺无关联，但与正常甲状腺或甲状腺病变的裕度及增强胃膜病灶的强化方式相仿，可结合核医学、超声进行综合判断。

胸内甲状腺肿与颈部甲状腺肿一样，多为结节性甲状腺肿或良性甲状腺肿瘤，但有时病变的良恶性在CT上很难判断。

（4）知识拓展

核医学和超声是甲状腺疾病的主要检查方法，CT检查亦有价值。如巨大甲状腺肿压迫气管时，CT可显示气管后和上纵隔有无肿块延伸。对于临床已确诊的甲状腺癌患者，CT可以显示甲状腺癌是否侵犯喉、气管和食管，发现有无气管或食管旁淋巴结转移，有助于判断喉返神经是否受累，也可显示颈部或上纵隔有无淋巴结转移。

（二）中纵隔常见肿瘤

支气管囊肿：病例患者，男性，43岁，体检发现纵隔病变。

1. 临床概述

①为纵隔囊肿的一种。可发生于纵隔的任何部位，但更常见于中纵隔和后纵隔。多数支气管囊肿与气管支气管树相连，在距隆突5cm以内。②发生可能与肺芽始基发育障碍有关。③囊内含有囊液，颜色为透明、乳白色或褐色；囊液内含有蛋白质，可能为浆液性或血性，高黏度或呈凝胶状。④一般无明显症状，较大的支气管囊肿压迫邻近结构，如气管、隆突、纵隔血管，左心房可伴有症状。

2. CT 表现

①圆形或椭圆形、边缘光滑的病灶，囊壁薄，可见钙化。②囊液密度均匀，根据性质的不同而呈不同密度，可为近似水样密度，也可为较高密度。③若囊肿内密度较高时与实性肿块鉴别较为困难，增强扫描囊液无强化为鉴别要点。④纵隔支气管囊肿含气或感染的情况远少于肺支气管囊肿。

3. 鉴别诊断

①食管重复囊肿：常与食管相通：与支气管囊肿不同的是，其囊壁一般不含有软骨，两者在 CT 图像上鉴别困难。②心包囊肿：多与横膈相连，并以右侧心膈角区多见。CT 上为接近水样密度的边界清楚病灶，偶尔囊肿内密度较高。有时较难根据 CT 图像对两者进行鉴别。③纵隔假性囊肿：罕见，但有时可以通过主动脉裂孔、食管裂孔或膈肌缺损部位发生。CT 上显示为后纵隔低密度囊性病灶，一般位于心脏下后方、食管和主动脉前、腔静脉内侧，④淋巴管瘤：在 CT 上的密度和水相似，但也可为更高密度或包含液体、实性成分和脂肪。淋巴管瘤可伴有血管畸形，通过静脉造影可确定诊断。

4. 重点提醒

支气管囊肿为纵隔囊肿的一种，壁薄，密度均匀，多为水样密度，增强扫描无强化，主要需与纵隔内其他囊性病变鉴别。

5. 知识拓展

纵隔囊肿：大多数为先天性。有来源于气管和支气管芽的气管囊肿和支气管囊肿；来源于前肠芽的胃囊肿和胃肠囊肿；以及由于中胚层组织发育异常所致的心包囊肿和囊性淋巴管瘤。心包囊肿多为先天性，胸腺囊肿可能是先天性的也可能是后天性的。

常见纵隔内囊性、低密度或充有液体的肿块：①先天性或后天性囊肿（支气管囊肿、食管囊肿、神经管原肠囊肿、心包囊肿、胸腺囊肿等）。②坏死或囊性肿瘤（生殖细胞瘤、囊性胸腺瘤、淋巴瘤）。③坏死性淋巴结肿大。④囊性淋巴管瘤（水瘤）。⑤胸椎脊膜膨出。⑥纵隔脓肿或血肿。⑦纵隔假性囊肿。⑧囊性甲状腺肿。⑨扩张、积液的食管。⑩心包积液。

（三）后纵隔常见肿瘤

神经源性肿瘤：病例患者，男性，38 岁，胸背部不适待查。

1. 临床概述

①神经源性肿瘤起源于周围神经和神经鞘。常见的包括神经鞘瘤、神经节细胞瘤、神经母细胞瘤、神经节神经母细胞瘤及神经纤维瘤，80% 的神经源性肿瘤为良性。②成人中 75% 的后纵隔肿瘤是神经源性肿瘤；儿童时 85% 的神经源性肿瘤是起源于神经节的，而在成人中超过 75% 是起源于神经鞘的肿瘤。尤其是神经鞘膜瘤和神经纤维瘤更易发生于成人，而神经节神经母细胞瘤和神经母细胞瘤更易发生于儿童。

2.CT 表现

（1）起源于神经鞘的肿瘤

神经鞘瘤（schwann 瘤）：多位于椎旁，圆形或椭圆形肿块，边界清晰，边缘光滑，可有分叶，多伴有神经孔扩大；大部分肿瘤密度较胸部肌肉密度低，部分呈软组织密度；注射对比剂后病灶不同程度强化，以边缘强化较为常见；小部分病例可见小钙化；偶可延伸至椎管内。

神经纤维瘤：多位于神经干走行区，圆形、椭圆形或梭形，边界清晰；平扫呈等或稍低密度，注射对比剂后轻中度强化；其中丛状神经纤维瘤呈广泛的梭形或浸润性肿块，沿着交感神经链、纵膈或肋间神经分布，其密度比肌肉低，CT 值为 15～20HU，肿块可见钙化和强化。

恶性神经鞘瘤（恶性 schwann 瘤、神经肉瘤或神经纤维肉瘤）：相对少见，占神经鞘瘤 15%；一般较大，浸润性生长，形状不规则，密度不均匀，也可有钙化，但都不能作为确诊依据，与良性神经鞘瘤鉴别诊断困难。

（2）起源于交感神经节的肿瘤

神经节细胞瘤：表现为椭圆形或腊肠状的椎旁肿块，典型的肿瘤位于第3～5胸椎旁。呈低或中等密度，注射对比剂后呈轻度或中度不均匀强化。仅依靠CT 检查不能区别神经节细胞瘤、神经鞘瘤或神经纤维瘤。

神经母细胞瘤：在 CT 上表现为无包膜、形状不规则的软组织肿块，肿瘤内出血、坏死、囊变而使密度不均，可见颗粒状或弧形钙化，注射对比剂后常呈不均匀强化。

神经节神经母细胞瘤：影像学上与神经母细胞瘤无法区分，表现为大的光滑的球形肿块，也可为小的细长的腊肠状肿块。

（3）副神经节瘤

表现为主肺动脉窗或后纵隔等典型部位的软组织肿块，平扫图像上无明显特点，但增强扫描肿块显著强化。

3. 鉴别诊断

神经源性肿瘤多边界清晰，脊柱旁多见，邻近椎间孔扩大，病灶可呈哑铃状，向椎管内延伸，密度不均匀，可见钙化，增强扫描可呈边缘强化、不规则强化或显著强化，诊断一般不困难，但是根据 CT 对不同神经源性肿瘤进行鉴别比较困难。

可以根据CT 表现初步判断病灶的良恶性。良性者边缘锐利，可在邻近的椎体、椎间孔或肋骨上形成光滑的压迹；恶性者边缘较模糊并侵犯邻近结构。

4. 重点提醒

CT 上各种神经源性肿瘤的表现相似，均为在一侧的脊柱旁区圆形或卵圆形、密度均匀的肿块。

三、胸膜病变

（一）胸腔积液

病例患者，男性，56岁，胸闷、呼吸困难2周。

1. 临床概述

（1）定义

任何原因导致胸膜腔内的液体形成过多或吸收减少所形成的胸膜腔内的异常液体积聚。

（2）临床表现

咳嗽、胸痛、呼吸困难，无特异性。

（3）分型

分为游离性积液、包裹性积液、叶间积液。

（4）积液类型

漏出液：毛细血管静水压增高或渗透压降低所致。

渗出液：常由侵及胸膜的炎症或肿瘤引起。

2. CT 表现

（1）游离性胸腔积液

在纵隔窗上显示为平行胸壁的弧形或新月形水样密度影，边界光滑整齐，多位于低垂部位。大量积液时，肺组织可受压膨胀不全。

（2）包裹性胸腔积液

在纵隔窗上显示为自胸壁向肺野突出的凸透镜状液体密度影，宽基底与胸壁相连，与胸壁夹角呈钝角，边界光滑，可伴有胸膜增厚。

（3）叶间积液

在纵隔窗上显示为位于叶间裂的梭形、片状或带状液体密度，常伴有叶间胸膜增厚。

3. 鉴别诊断

胸腔积液与腹腔积液鉴别（表7-1）。

表 7-1　胸腔积液与腹腔积液鉴别

	胸腔积液	腹腔积液
	+	-
与肝、脾界面	不清楚	清楚
液体位置	位于膈脚外侧	位于膈脚内侧
裸区征	液体可积聚于脊柱侧	液体不贴近脊柱侧

（二）气胸

病例患者，男性，35岁，突发胸痛2d。

1. 临床概述

（1）定义

胸膜腔内出现气体。

（2）临床特点

进行性呼吸困难、胸痛，随胸廓运动而加剧。

（3）胸腔内气体吸收速率为每日1.5%。

（4）气胸产生的常见原因

肺大疱破裂（最常见）、慢性阻塞性肺疾病、外伤、肿瘤、医源性气胸、气压伤等。

2. CT表现

（1）CT对于发现少量气胸较胸片更敏感、准确。

（2）胸膜腔内透亮气体影。

（3）含气区无肺纹理。

（4）气体多位于CT扫描体位上部。

（5）大量气胸时，肺组织可被压缩，悬于肺门，肺密度增高。

（6）气胸伴随胸腔积液或血胸时，形成气–液界面。

3. 鉴别诊断

与肺大疱鉴别：肺大疱内气体不随体位变化而改变，且无脏层胸膜显示，动态观察气体体积增加慢。

4. 知识拓展

张力性气胸影像特点：纵隔向对侧移位；重建图像示同侧膈肌低位；肺萎缩。

（三）脓胸

病例患者，男性，26岁，发热、胸痛2周。

1. 临床概述

（1）胸膜腔内有脓性渗出物。

（2）多继发于急性细菌性肺炎、肺脓肿、胸外科术后、创伤后。

（3）脓胸临床诊断标准是胸腔内严重化脓的积液：细菌革兰氏染色或细菌培养为阳性；胸腔积液内白细胞计数大于 $5 \times 109/L$，且 pH < 7 或葡萄糖水平 < 40mg/ml。

（4）脓胸自然进展过程为渗出期、纤维脓性期、机化期。

2. CT 表现

（1）胸膜分裂征多见于脓胸的机化阶段，注射对比剂后，壁层、脏层胸膜增厚强化，两者因胸腔内脓液呈现分离状态。

（2）外形呈凸透镜形、新月形。

（3）周围肺组织压缩。

3. 鉴别诊断

脓胸需与肺脓肿鉴别（表 7-2）。

表 7-2　脓胸与肺脓肿鉴别要点

征象	脓胸	肺脓肿
外形	凸透镜状	圆形
与邻近肺组织关系	肺组织被脓腔压缩	与肺组织无明确边界
邻近肺血管、支气管	推移、折曲	截断
胸膜分裂征	+	-

4. 重点提醒

（1）胸膜分裂征是脓胸较为特征性的 CT 征象。

（2）脓胸多呈凸透镜形、新月形。

（3）脓胸可扩散至胸壁，伴或不伴肋骨骨质破坏。

（四）间皮瘤

病例一患者，女性，59 岁，查体发现胸膜病变，无症状。

病例二患者，女性，60 岁，胸痛 6 个月。

1. 临床概述

（1）间皮瘤为原发于胸膜的较多见的肿瘤，起源于胸膜的间皮细胞和纤维细胞，可位于胸膜的任何部位。

（2）起源于脏层胸膜或壁层胸膜，以脏层胸膜多见。

（3）间皮瘤分为局限性胸膜间皮瘤和弥漫性胸膜间皮瘤（图 11-11）。

（4）局限性胸膜间皮瘤多为良性；弥漫性胸膜间皮瘤为恶性。

（5）弥漫型胸膜间皮瘤与接触石棉有关。

（6）病理分为上皮型、纤维型、混合型。

（7）临床表现：局限性胸膜间皮瘤：一般无临床症状。弥漫性胸膜间皮瘤：胸痛、呼吸困难、咳嗽等。

2.CT 表现

局限性胸膜间皮瘤：①多位于肋胸膜。②类圆形、分叶状肿块。③边界清楚、光滑。④与胸膜呈钝角或锐角。⑤增强扫描均匀一致强化。

弥漫性胸膜间皮瘤：①胸膜广泛结节状或不规则状增厚。②胸腔积液（95%）。③累及纵隔胸膜时，出现纵隔固定。④纵隔内可见肿大淋巴结。

3. 鉴别诊断

（1）胸膜脂肪瘤

良性间皮瘤需与胸膜脂肪瘤鉴别，胸膜脂肪瘤呈脂肪密度，多伴有蒂，可随不同体位发生位置改变。

（2）转移瘤

可无胸腔积液（50%），一侧胸廓塌陷少见，可无明显症状。

（3）脓胸

少累及整个胸腔。

（4）淋巴瘤

伴有其他淋巴结病变，肝、脾肿大。

（五）转移瘤

病例患者，男性，34 岁，侵袭性胸腺瘤病史，胸痛数周。

1. 临床概述

（1）胸膜转移瘤为最常见的胸膜肿瘤，约占胸膜肿瘤的 95%。

（2）通常为腺癌，原发部位常见于肺、乳腺、卵巢、胃等。其中肺癌约占 40%、乳腺癌约占 20%、淋巴瘤约占 10%。

（3）转移途径：血行转移、淋巴转移、直接播散转移。

（4）临床表现：20% 无临床症状；最常见的症状为呼吸困难；非特异性症状包括消瘦、厌食、无力。

2.CT 表现

（1）胸腔积液，最常见。

（2）伴有肿块的胸膜弥漫性增厚。

（3）多发或单发小的斑块状胸膜增厚。

第八章 腹部CT检查

第一节 消化系统疾病的CT诊断

一、正常消化系统及实质脏器CT表现

（一）食管

食管全程大部分被脂肪所包绕，在胸部CT横断面图像呈圆形软组织阴影，位于胸椎及胸主动脉前方区域。充分扩张食管壁厚度约3 mm，> 5 mm为异常改变。胃食管连接部管壁较厚，不要误诊为病变。约50%食管CT检查时食管内含有气体，气体应位于中央。

（二）胃

胃体积较大，应常规做空腹准备，检查前口服800～1 000 mL清水，使胃充分扩张。胃壁厚度因扩张程度而异，充分扩张时正常胃壁厚度不超过5 mm，且整个胃壁均匀一致。肠梗阻如胃充盈时胃壁厚度 > 10 mm多提示异常。正常贲门及窦部胃壁较厚，有时形成假肿块，需注意鉴别。

（三）小肠及结肠

CT能较好显示结肠内结构及肠壁厚度，小肠充盈时管腔直径2.0～3.5 cm，结肠壁厚1～3 mm。肠梗阻CT诊断的敏感性、特异性均最佳。若小肠扩张肠襻壁厚 > 2.0 mm；结肠壁厚度超过5.0 mm亦可考虑异常。

（四）肝脏

肝脏是人体最大的实质器官，大部分位于右上腹部，分为左、右两叶。肝脏有肝动脉、门静脉双重血供，两支血管进入肝门称第一肝门，分别发出不同分支经小叶同动脉、门静脉汇入肝血窦，混合成静脉血液；再经中心静脉、小叶下静脉汇合成3条肝左、中、右静脉，自肝顶（第二肝门）汇入下腔静脉。其中门静脉、肝动脉进肝后与胆道共同组成 Gllisson 系统。

肝脏 CT 扫描呈密度均匀软组织影，CT 值 40～60 HU，高于脾胰密度，平扫肝脏内见低密度线状、分支状结构，为门静脉和肝静脉分支。增强扫描后肝脏组织呈均匀性强化，肝门和肝韧带表现为低密度。螺旋 CT 动态增强扫描时动脉期见肝动脉显影；门脉期则门静脉显影。肝脏轮廓，其形态结构依层面而不同。

肝段的概念：依肝外形简单分叶远不能满足肝内占位病变定位诊断和手术治疗的需要，20 世纪 50 年代根据 Gllisson 系统的分布和肝静脉的走行，把肝脏分为左、右半肝，五叶和八段，具体如下：段 Ⅰ（尾状叶），段 Ⅱ（左外叶上段），段 Ⅲ（左外叶下段），段 Ⅳ（左内叶），段 Ⅴ（右前叶下段），段 Ⅵ（右后叶下段），段 Ⅶ（右后叶上段），段 Ⅷ（右前叶上段）。

（五）胆道

胆囊位置、大小及形态变异大，正常时位于肝左内叶下方胆囊窝内，胆汁密度接近水。胆囊边缘清晰，壁薄，厚 1～2 mm。左右肝管在肝门部汇合呈肝总管，胆囊管汇入肝总管后延续成胆总管，胆总管直径一般 4～6 mm。

（六）脾脏

脾脏位于左上腹后方，上方为横膈，外接胸壁，内侧为胃底。脾脏前部较细，后部较饱满，内缘多呈轻微波浪状或分叶状。脾脏大小个体差异较大，在横断位正常脾脏长径不能超过 10 cm，短径不超过 6 cm（一般脾大指前、后径 > 5 个肋单位）。脾脏 CT 值低于肝脏，平均为 49 HU。增强扫描动脉期呈花斑样强化，门脉期后脾脏均匀强化。脾动脉走行于胰腺上方，脾静脉走行胰体尾部后方。

（七）胰腺

胰腺位于上腹部腹膜后，胰尾紧贴脾门，胰体在中线，胰头位于肝尾叶下方十二指肠弯内，胰头向内延续形成钩突，肠系膜上动、静脉位于钩突前方。脾静脉总是沿胰体尾后方走行。胰腺大小因人而异，一般胰头 3 cm，胰体 2.5 cm，胰尾 2.0 cm，胰腺实质体积随年龄增加而萎缩。胰腺实质内有主副胰管，主胰管从尾部贯穿体、颈部及部分头部，与胆总管汇合开口十二指肠大乳头，副胰管主要引流胰头腹侧胰液，开口于十二指肠小乳头。

二、基本病变CT表现

(一) 胃肠道CT异常征象

常表现：①管壁局限性增厚或向肠腔、腔内形成肿块，平扫表现为等低不均匀密度，增强扫描实质病灶轻度、中等或明显强化，均匀或不均匀；②局部壁与对侧相应段管腔凹入，形成袖口样狭窄或苹果核样改变；③局部壁龛影或溃疡形成，局部口部形成火山口样；④小肠及结肠肿瘤常引起肠梗阻。

(二) 实质脏器CT异常征象

病变常引起肝、脾、胰等实质脏器形态、大小、密度的改变，如肿瘤、炎症，平扫多为单发或多发低密度灶，良性病变边缘较清，恶性病变边缘不光整或模糊。病变内常见更低密度囊变坏死区，如肝脓肿。病变内也可出现高密度影，如出血、钙化及肝内胆管结石。富血供病变，如肝细胞癌、局灶性结节增生增强扫描动脉期明显强化，海绵状血管瘤呈充填性强化，肝囊肿不强化。

三、食管常见疾病CT诊断

(一) 食管裂孔疝

1. 病理和临床概述

食管裂孔疝指腹腔内脏器通过膈食管裂孔进入胸腔，疝入内脏多为胃。病因分先天性及后天性，以后天性多见。依据其形态可分为先天性短食管型、滑动型食管裂孔疝、食管旁裂孔疝及混合型食管裂孔疝。临床有胃食管反流、消化道溃疡等症状。

2. 诊断要点

膈肌食管裂孔增大，膈上见腹腔内疝入脏器，即疝囊，如为胃疝入，则可见胃黏膜阴影。

3. 鉴别诊断

食管变异；横膈裂孔，行钡剂造影即可鉴别。

4. 特别提示

钡剂造影是本病的主要诊断依据，CT对该病发生胃扭转时可提供有价值的观察。

(二) 食管良性肿瘤

食管良性肿瘤主要为食管平滑肌瘤。

1. 病理和临床概述

起源于食管肌层，为黏膜下壁内肿瘤，肿瘤质硬，呈膨胀性生长，有包膜。好发于食管中下段。临床表现病程较长，症状多不显著，主要为胸骨后不适或喉部异物感。

2. 诊断要点

食管壁肿块，圆形或椭圆形，向腔内或腔外生长，外缘光滑，密度均匀；增强后均匀强化。

3. 鉴别诊断

食管癌、食管平滑肌肉瘤，肉瘤一般较大，容易出现出血坏死。

4. 特别提示

一般病程长，不影响进食。CT 检查意义在于发现邻近结构侵犯情况。

（三）食管癌

1. 病理和临床概述

食管癌为我国最常见恶性肿瘤之一，与多种因素有关，如饮酒过量、亚硝胺、真菌毒素、遗传因素等。好发于食管中下段，以鳞状上皮癌多见。据病理解剖及 X 线表现将食管癌分为蕈伞型、浸润型、髓质型及溃疡型。持续性进行性吞咽困难为其典型临床表现。

2. 诊断要点

（1）管壁增厚

早期为偏心性，进一步发展整个管壁增厚，黏膜破坏，相应段管腔狭窄，龛影形成；局部形成软组织肿块，增强扫描肿瘤中等度强化。

（2）侵犯食管周围结构

表现为周围脂肪间隙模糊消失，侵犯气管表现为食管 - 气管瘘形成，可伴有纵隔淋巴结增大。

3. 鉴别诊断

与食管平滑肌瘤鉴别，平滑肌瘤边缘规则，周围黏膜不是破坏而是受压改变。

4. 特别提示

食管癌一般行食管钡剂造影即可，CT 检查主要判断食管癌的病变范围及壁外侵犯情况。

四、胃十二指肠常见疾病CT诊断

（一）溃疡性疾病

1. 病理和临床概述

胃十二指肠溃疡是消化道常见疾病，十二指肠较胃多见，与胃酸水平及幽门螺杆菌感染有关。病理表现为胃壁溃烂缺损，形成壁龛。临床表现长期反复上腹疼痛。

2. 诊断要点

CT、MRI对胃十二指肠溃疡的诊断价值不大，尤其是良性溃疡；恶性溃疡较不典型时表现为胃壁不规则增厚或腔外软组织肿块。

3. 鉴别诊断

需活检与溃疡型胃癌鉴别。

4. 特别提示

溃疡性病变主要靠钡剂造影或胃镜诊断，CT在观察溃疡穿孔、恶变等方面有一定优势。

（二）憩室

1. 病理和临床概述

十二指肠憩室占消化道憩室首位，胃憩室少见。病因不清，可能与先天性肠壁发育薄弱有关，病理为多层或单层肠壁向腔外呈囊袋状突出，多位于十二指肠内侧。单纯憩室无症状，合并憩室炎或溃疡可有上腹痛、恶心、呕吐等症状。

2. 诊断要点

表现为圆形或卵圆形囊袋状影，与肠腔关系密切，三维重组常见一窄颈与肠腔相连。其内密度混杂，含有气体、液体或高密度对比剂。十二指肠乳头旁憩室常引起胆管及胰管扩张。

3. 鉴别诊断

胃十二指肠憩室具有典型表现，行钡剂造影检查一般可确诊。

4. 特别提示

对于胆管、胰管扩张患者，在排除结石及肿瘤后，应考虑到十二指肠壶腹部憩室可能。

（三）胃淋巴瘤

1. 病理和临床概述

胃淋巴瘤（GL）原发性起源于胃黏膜下层淋巴组织，肿瘤局限于胃肠壁及其周围区域淋巴结；也可继发全身恶性淋巴瘤。临床症状除上腹痛、消瘦及食欲减退外，可有胃出血、低热等。

2. 诊断要点

胃壁广泛或节段性增厚，胃腔变形缩小，增厚胃壁密度较均匀。增强扫描增厚胃壁均匀强化，其强化程度较皮革样胃低。肾门上下淋巴结肿大或广泛主动脉旁淋巴结肿大，常侵犯胰腺。

3. 鉴别诊断

需与胃癌鉴别，胃壁增厚、胃腔缩小不明显、较少侵犯胃周脂肪层及增强强化效应不及胃癌等征象有助于胃淋巴瘤诊断。

4. 特别提示

CT对检出早期淋巴瘤比较困难，但能充分显示中晚期淋巴瘤的病变全貌。病变确诊依靠活检。

（四）胃间质瘤

1. 病理和临床概述

胃间质瘤是一类独立来源于胃间叶组织的非定向分化肿瘤，以往将其诊断为平滑肌或神经源性肿瘤，多数间质瘤为恶性，好发胃体，以膨胀性、腔外性生长为主，肿瘤越大恶性可能性越大。临床表现进行性上腹疼痛，有呕血及柏油样便，可触及包块。

2. 诊断要点

肿瘤较大，常在5 cm以上，腔外肿块常向腹腔薄弱区域突出，肿块密度不均，有坏死囊变，增强扫描中等度不均质强化；肿块腔内部分凹凸不平，可见溃疡龛影。腔外肿块有向邻近结构浸润现象。

3. 鉴别诊断

同胃癌、肝肿瘤、淋巴瘤等鉴别，膨胀性、腔外性生长有助于间质瘤诊断。

4. 特别提示

CT重建有助于判断肿瘤起源部位。要明确病理诊断必须进行光镜检查及免疫组化检测，包括c-KIT、PDGFRa和CD34。

（五）胃癌

1. 病理和临床概述

胃癌在我国居消化道肿瘤首位。病因至今不明，好发年龄为40～60岁，可发生在胃任何部位，以胃窦、小弯、贲门常见。胃癌起于黏膜上皮细胞，都为腺癌。早期胃癌临床症状轻微，进行期胃癌表现为上腹痛、消瘦及食欲减退。

2. 诊断要点

胃壁局限或广泛增厚，胃腔狭窄，胃腔内形成不规则软组织肿块，表面凹凸不平，早期扫描肿瘤强化明显。周围组织受侵时表现为胃周脂肪层模糊消失，腹腔腹膜后淋巴结增大，常伴肝转移。

3. 鉴别诊断

胃平滑肌瘤，边界光整规则，瘤内易出现出血坏死、囊变及钙化，有套叠征、胃溃疡。

4. 特别提示

胃肠造影检查只能观察胃腔内结构，CT 检查意义在于发现胃周结构侵犯情况，腹腔腹膜后有无淋巴结转移等，对临床分期有重要意义。

五、肝脏常见疾病CT诊断

（一）肝囊肿

1. 病理和临床概述

肝囊肿是比较常见的良性疾病，根据发病原因不同，可将其分为非寄生虫性和寄生虫性肝囊肿。非寄生虫性又分为先天性和后天性（如创伤、炎症性和肿瘤性，又称为假性囊肿）。以先天性肝囊肿最常见，先天性起源于肝内迷走的胆管或因肝内胆管和淋巴管在胚胎期发育障碍所致。可单发或多发，肝内两个以上囊肿者称为多发性肝囊肿。有些病例两肝散在大小不等的囊肿，又称为多囊肝，通常并存有肾、胰腺、脾、卵巢及肺等部位囊肿。本节主要讨论先天性肝囊肿表现。临床一般无表现，巨大囊肿可压迫肝和邻近脏器产生相应症状。

2. 诊断要点

CT 上表现为单个或多个、圆形或椭圆形、密度均匀、边缘光滑的低密度区，CT 值接近于水。合并出血或感染时密度可以增高。增强后囊肿不强化。

3. 鉴别诊断

囊性转移瘤；肝包虫囊肿；肝囊肿无强化，密度均匀可鉴别。

4. 特别提示

肝囊肿的诊断和随访应首选 B 超，其敏感度和特异性高。对于疑难病例，可选用 CT 或 MRI。其中 MRI 对小囊肿的准确率最高，CT 因部分容积效应有时不易区分囊性或实质性。

（二）肝内胆管结石

1. 病理和临床概述

我国肝内胆管结石发病率约 16.1%，几乎全是胆红素钙石，由胆红素、胆固醇、脂肪酸与钙盐组成。可为双侧肝内胆管结石，也可限于左肝或右肝，左肝内胆管。肝内胆管结石的形成与细菌感染、胆汁滞留有关。肝内胆管结石与肝内胆管狭窄、扩张并存较多见。因此有胆汁的滞留。狭窄于两侧肝管均可见到，以左侧多见，也可见于肝门左、右肝管汇合部。主要临床表现有：①患者疼痛不明显，发热、寒战明显，周期发作；②放射至下胸部、右肩胛下方；③黄疸；④多发肝内胆管结石者易发生胆管炎，急性发作后恢复较慢；⑤肝大、肝区叩击痛；⑥多发肝内胆管结石者，多伴有低蛋白血症及明显贫血；⑦肝内胆管结石广泛存在者，后期出现肝硬化、门静脉高压。

2. 诊断要点

单纯肝内胆管结石或伴肝外胆管结石、胆囊结石，按结石成分CT表现可分5种类型。高密度结石；略高密度结石；等密度结石；低密度结石；环状结石。胆石的CT表现与其成分有关，所以，CT可以提示结石的类型。肝内胆管结石主要CT表现为管状、不规则高密度影，典型者在胆管内形成铸型结石，密度与胆汁相比以等密度到高密度不等，以高密度为多见。结石位于远端较小分支时，肝内胆管扩张不明显；结石位于肝内较大胆管者，远端小分支扩张。

肝内胆管结石伴感染，肝内胆管结石可以伴感染，主要有胆管炎、胆管周围脓肿形成等。CT表现为胆管壁增厚，有强化；对胆管周围脓肿，CT可以表现为胆管周围可见片状低密度影或呈环形强化及延迟强化等表现。

肝内胆管结石伴胆管狭窄，CT可以显示结石情况及逐渐变细的胆管形态。

肝内胆管结石伴胆管细胞癌，CT增强扫描可以在显示肝内胆管结石外及扩张胆管的同时，对肿块的位置、大小、形态及其对周围肝实质侵犯情况可以精确分析，动态增强扫描有特异性的表现。依表现分两型，肝门型和周围型。肝门型主要表现有，占位近侧胆管扩张，70%以上可显示肿块，呈中度强化。局限于腔内的小结节时，可以显示胆管壁增厚和强化，腔内软组织影和显示中断的胆管。动态增强扫描其强化方式呈延迟强化，具有较高的特异性。周围型病灶一般较大，在平扫和增强扫描中，都表现为低密度多数病例有轻度到中度强化，以延迟强化为主，常伴有病灶内和（或）周围区域胆管扩张。

3. 鉴别诊断

肝内胆管结石容易明确诊断，主要需要将肝内胆管结石伴间质性肝炎与胆管细胞癌相鉴别。

4. 特别提示

肝内胆管结石的影像学检查一般首选 B 超、CT 和 MRL 由于单纯的胆管结石较少，伴有胆管炎、胆管狭窄的居多，所以，MRCP 因其可以完整显示胆管系统又成为一项重要的检查项目；但单纯 MRCP 对伴有胆管细胞癌或不伴胆管扩张的胆管结石显示效果不佳，CT 和 MRI 及增强扫描的价值重大。

（三）肝脏挫裂伤

1. 病理和临床概述

肝脏挫裂伤，肝脏由于体积大，肝实质脆性大，包膜薄等特点，在腹部受到外力撞击容易产生闭合伤，多由高处坠入、交通意外引起。临床表现为肝区疼痛，严重者失血性休克。

2. 诊断要点

（1）肝包膜下血肿

包膜下镰状或新月状等低密度区，周围肝组织弧形受压。

（2）肝实质血肿

肝内圆形、类圆形或星芒低密度灶。

（3）肝撕裂

为多条线状低密度影，边缘模糊。

3. 鉴别诊断

结合病史，容易诊断。

4. 特别提示

CT 检查能准确判断肝外伤的部位、范围、肝实质损伤和大血管的关系、腹腔积血的量，为外科决定手术或保守治疗提供重要依据。

（四）肝脓肿

1. 病理和临床概述

肝脓肿是肝内常见炎性病变，分细菌性、阿米巴性、真菌性、结核性等，以细菌性、阿米巴性肝脓肿多见。肝脓肿病理改变可分为 3 层结构，中心为组织液化坏死，中间为含胶原纤维的肉芽组织构成，外周为移行区域，为伴有细胞浸润及新生血管的肉芽组织。临床表现肝大、肝区疼痛、发热及白细胞升高等急性感染表现。

2. 诊断要点

平扫肝实质圆形或类圆形低密度病灶，中央为脓腔，密度均匀或不均匀，CT 值高于水低于肝，有时可见积气或液平面。脓腔壁为较高密度环状阴影，急性期可见壁外水肿带，边缘模糊。增强扫描脓肿壁明显环状强化，中央坏死区无强化，典型称"双环"征，代表强化脓肿壁及水肿带。

3. 鉴别诊断

肝癌、肝转移瘤，典型病史及"双环"征有助于肝脓肿诊断。

4. 特别提示

临床起病急，进展快有助于肝脓肿诊断，不典型病例需随访观察。

（五）肝硬化

1. 病理和临床概述

肝硬化是以肝脏广泛纤维结缔组织增生为特征的慢性肝病，正常肝小叶结构被取代，肝细胞坏死、纤维化，肝组织代偿增生形成再生结节，晚期肝脏体积缩小。引起肝硬化主要原因有乙肝、丙肝、酗酒、胆道疾病、寄生虫等。早期无明显症状，后期可出现腹胀、消化不良、消瘦、贫血及颈静脉怒张、肝脾大、腹水等症状。

2. 诊断要点

（1）肝叶比例失调，肝左叶尾叶常增大，右叶萎缩，肝裂增宽，肝表面凹凸不平，表面呈结节状，晚期肝硬化体积普遍萎缩。

（2）肝脏密度不均匀，肝硬化再生结节为相对高密度，动态增强扫描见强化。

（3）脾大（＞5个肋单位），脾静脉、门静脉扩张及侧支循环建立，出现胃短静脉、胃冠静脉及食管静脉曲张，部分患者见脾肾分流。

（4）腹水，表现为腹腔间隙水样密度灶。少量腹水常积聚于肝脾周围，大量腹水时肠管受压聚拢，肠壁浸泡水肿。

3. 鉴别诊断

弥漫型肝癌，增强扫描动脉期肝内结节明显强化及门脉癌栓，AFP显著升高等征象均有助于肝癌诊断。

4. 特别提示

CT可直观显示肝脏形态和轮廓改变，观察肝密度改变，可初步判断肝硬化程度。同时可全方位显示肝内血管，为TIPSS手术的操作进行导向。

（六）脂肪肝

1. 病理和临床概述

脂肪肝为肝内脂类代谢异常，诱发三酰甘油和脂肪酸在肝内聚积、浸润和变性，分局灶性脂肪浸润及弥漫性脂肪浸润两种。常见原因有肥胖、糖尿病、肝硬化、激素治疗及化疗后等。临床表现为肝大、高脂血症等症状。

2. 诊断要点

（1）局灶性脂肪浸润，表现为肝叶或肝段局部密度减低，密度低于脾脏，无占位效应，其内见血管纹理分布。

（2）弥漫性脂肪浸润，表现为全肝密度降低，肝内血管异常清晰。

（3）常把肝/脾CT比值作为脂肪肝治疗后的观察指标。

3. 鉴别诊断

肝癌；血管瘤；肝转移瘤；局限性脂肪肝或弥漫性脂肪肝中残存肝岛有时呈圆形或类圆形，易误诊为肿瘤或其他病变。增强扫描表现、无占位效应、无门脉肝静脉阻塞移位征象，可作为鉴别诊断依据。

4. 特别提示

对于肝岛、局灶性脂肪浸润及脂肪肝基础上伴有病变的检查，MRI具有优势。

（七）肝细胞腺瘤

1. 病因病理及临床表现

肝细胞腺瘤与口服避孕药或合成激素有关，肿瘤由分化良好、形似正常的肝细胞组织构成，无胆管，表面光滑，有完整假包膜。主要见于年轻女性，多无症状，停用避孕药肿块可以缩小或消失。

2. 诊断要点

平扫为圆形低密度块影，边缘锐利。少数为等密度，增强扫描动脉期较明显强化。有时肿瘤周围可见脂肪密度包围环，为该肿瘤特征。

3. 鉴别诊断

（1）肝癌：与肝细胞癌相比腺瘤强化较均匀，无结节中结节征象。

（2）局灶性结节增生：中央瘢痕为其特征。

（3）血管瘤：早出晚归，可多发。

4. 特别提示

肝腺瘤在CT上与其他实质性肿瘤表现相似，不易做出定性诊断。若有长期口服避孕药史，可供诊断参考。

（八）肝脏局灶性结节增生

1. 病因病理及临床表现

肝脏局灶性结节增生（FNH），是一种相对少见的肝脏良性富血供占位。病变常为单发，易发生于肝包膜下，边界多清晰，但无包膜，其病理表现为实质部分由肝细胞、Kupffer细胞、血管和胆管等组成，肝小叶的正常排列结构消失；肿块内部有放射性纤维瘢痕、瘢痕组织内包含一条或数条供血滋养动脉为其病理特征。临床多见于年轻女性，通常无临床症状。

2. 诊断要点

平扫表现为等或略低密度，中央瘢痕为更低密度；动态增强扫描FNH表现基本恒定，表现为动脉期明显均匀强化（中央瘢痕除外），程度强于肝细胞肝癌及海绵状血管瘤，门脉期强化程度降低，略高于正常肝组织，中央瘢痕一般延时强化。

3. 鉴别诊断

主要与肝细胞肝癌鉴别，FNH无特殊临床症状，中央瘢痕为其特征。

4. 特别提示

CT可动态反映病灶血供特点，定性能力强。对于不典型者，以放射性核素扫描和MRI检查意义大。

（九）肝脏血管平滑肌脂肪瘤

1. 病因病理及临床表现

肝血管平滑肌脂肪瘤（AML），是一种较为少见的肝脏良性间叶性肿瘤，由血管、平滑肌和脂肪3种成分以不同比例组成。随着病理诊断水平的不断提高，近年来对其报道逐渐增多，但由于该瘤的形态学变异多样化，因此大多数病倒易误诊为癌、肉瘤或其他间叶性肿瘤。

2. 诊断要点

HAML病理成分的多样化导致临床准确诊断HAML存在一定困难。根据3种组织成分的不同比例将肝血管平滑肌脂肪瘤分4种类型：①混合型，各种成分比例基本接近（脂肪10%～70%）。混合型HAML是HAML中常见的一种类型，CT平扫为含有脂肪的混杂密度，各种成分的比例相近，增强扫描动脉期软组织成分有明显强化，多数能持续到门静脉期，病灶中心或边缘可见高密度血管影；②平滑肌型，脂肪＜10%，根据其形态分为上皮样型、梭形细胞型等。平滑肌型HAML中脂肪含量＜10%，动脉期及门静脉期强化都略高于周围肝组织，但术前准确诊断困难；③脂肪型（脂肪270%），脂肪型HAML影像学表现相对有特征性，脂肪影是其特征性CT表现之一。其他成分的比饲相对较少。因此在CT扫描时发现有低密度脂肪占位刚高度怀疑HAML；④血管型，血管型HAML诊断依靠动态增强扫描。发现大多数此类的HAML在注射对比剂后40 s，病灶达到增强峰值，延退期（＞4 min）病灶仍然强化，强化方式酷似血管瘤，造成鉴别诊断困难，主要靠病灶内含有脂肪及中心高密度点状血管影加以区分。

3. 鉴别诊断

脂肪型HAML首先要与肝脏含脂肪组织的肿瘤鉴别：①脂肪瘤及脂肪肉瘤，CT值多在－60 HU以下，而且无异常血管及强化组织，脂肪肉瘤形态不规则，边缘不光滑；②肝局灶性脂肪浸润，常呈扇形或楔形，无占位表现，其内有正常血管穿过；③肝癌病灶内脂肪变性，分布弥散，界限不清，伴有液化坏死和血管侵犯，有肝硬化和甲胎蛋白升高；④髓源性脂肪瘤，由于缺乏血供，血管造影呈乏血供或少血供。

平滑肌型 HAML 需要与肝癌、血管瘤、腺瘤等相鉴别：①肝细胞癌，增强扫描"早进早出"，动脉期多为明显强化，呈高密度，但门静脉期及平衡期强化不明显，密度相对低于周围正常肝组织。肝血管平滑肌脂肪瘤的软组织成分在门静脉期仍呈稍高密度，尤其对于脂肪成分少的 HAML 容易误诊为肝癌；②肝脏转移瘤或腺瘤，鉴别诊断主要依赖于病史，瘤内出血、坏死有助于鉴别肝腺瘤；③血管型平滑肌脂肪瘤的强

此方式和血管瘤的强化方式相似，在平衡期仍然为较高密度。肝血管瘤由扩张的血管及血窦组成，血窦内衬内皮细胞，有厚薄不一的纤维隔，其血供特点为"快进慢出"，在增强扫描时强化密度与肝动脉相近，动脉期、门静脉期均多为明显强化，而平衡期多为稍高密度。较大的肝血管瘤内可有纤维化，呈低密度，与肝血管平滑肌脂肪瘤内含脂肪的低密度明显不同，因而鉴别诊断主要依靠 HAML 内有脂肪成分及中心血管影。

4. 特别提示

动态增强多期扫描可充分反映 HAML 的强化特征，有助于提高 HAML 诊断的准确性，但是对不典型病灶必须结合临床病史和其他影像检查方法，CT 引导下细针抽吸活检对肝脏 HAML 诊断很有帮助。少脂肪的 HAML 可以行 MRI 同相位、反相位扫描。

（十）肝脏恶性肿瘤

1. 肝癌

（1）病因病理及临床表现

肝癌是成人最常见的恶性肿瘤之一，肝癌患者大多具有肝硬化背景。有三种组织学类型：肝细胞型、胆管细胞型、混合细胞型。肿瘤主要由肝动脉供血，易发生出血、坏死、胆汁郁积。肿块 > 5 cm 为巨块型；< 5 cm 为结节型；细小癌灶广泛分布为弥漫型。纤维板层样肝细胞癌为一种特殊类型肝癌，以膨胀性生长并较厚包膜及瘤内钙化为特征，多好发青年人，无乙型肝炎、肝硬化背景。

（2）诊断要点

肝细胞型肝癌，表现为或大或小、数目不定低密度灶。CT 值低于正常肝组织 20 HU 左右。有包膜者边缘清晰；边缘模糊不清，表明浸润性生长特征，常侵犯门静脉及肝静脉。有些肿瘤分化良好平扫呈等密度。增强扫描表现多种多样，通常动脉期癌灶明显不均匀强化，门静脉期及延迟期快速消退，即所谓"快进快出"强化模式。

胆管细胞型肝癌，平扫为低密度肿块，增强动脉期无明显强化，门静脉期及延迟期边缘强化、并向中央扩展。发生在较大胆管者，可见肿瘤近端胆管呈节段性扩张。

（3）鉴别诊断

同肝血管瘤、肝硬化再生结节、肝转移瘤等区别，乙型肝炎病史、AFP 升高、并肝内胆管结石及门脉癌栓等均有助于肝癌诊断。

（4）特别提示

一般肝癌通过典型CT表现、慢性肝病史、AFP升高可确诊。部分不典型者可通过影像引导下穿刺活检明确诊断。

2.肝转移瘤

（1）病因病理及临床表现

肝转移瘤，由于肝脏为双重供血，其他脏器恶性肿瘤容易转移至肝脏，尤以门静脉为多，故消化系统肿瘤转移占首位，其次为肺、乳腺等肿瘤。肝转移性肿瘤多为结节或圆形团块状，中心易发生坏死、出血和囊变，钙化较常见。

（2）诊断要点

可发现90%以上肿瘤，表现为单发或多发圆形低密度灶，大部分病灶边缘较清晰，密度均匀，CT值15～45 HU，若中心坏死、囊变密度则更低。若有出血、钙化则局部为高密度。增强扫描瘤灶边缘变清晰，呈花环状强化，称"环靶征"，部分病灶中央延时强化，称"牛眼征"。

（3）鉴别诊断

同肝癌、肝血管瘤、肝硬化再生结节、局灶性脂肪浸润等鉴别，结合原发病灶，一般诊断不难。

（4）特别提示

结合原发病灶，一般诊断不难。多血供肿瘤有平滑肌肉瘤、肾癌、甲状腺癌、胰岛细胞瘤；少血供肿瘤胃癌、胰腺癌及恶性淋巴瘤；黏液腺癌易产生房化；结肠癌、平滑肌肉瘤易发生出血、坏死；直肠癌可为单发巨大肿块；卵巢癌常见肝包膜种植转移。

（十一）肝脏血管性病变

1.肝海绵状血管瘤

（1）病因病理及临床表现

海绵状血管瘤，起源于中胚叶，为中心静脉和门静脉发育异常所致。由大小不等血窦组成，血窦内充满血液，与正常肝组织间有薄的纤维包膜。瘤体小至数毫米，大至数十厘米，直径＞4 cm称巨大血管瘤。小血管瘤无症状，巨大血管瘤引起压迫症状，血管瘤破裂致肝内或腹腔出血。

（2）诊断要点

平扫为圆形或类圆形低密度灶，边缘清晰，密度均匀。动态增强扫描动脉期病灶周边结节或环状强化，门静脉期逐渐向中心充填，延迟期（5～10 min）病灶大部或全部强化。整个强化过程称"早出晚归"为血管瘤特征性征象。巨大血管瘤可见分隔或钙化。大血管瘤内部多有纤维、血栓及分隔而不强化。

（3）鉴别诊断

肝细胞癌；肝转移瘤；肝细胞癌的"快进快出"强化模式与血管瘤容易鉴别，转移瘤一般有原发病史，且呈环状强化。

（4）特别提示

CT是诊断血管瘤主要手段，但若未做延迟扫描或时间掌握不好，可能会误诊；特别是伴有脂肪肝的患者，CT诊断较困难，可选用MRI检查，MRI诊断血管瘤有特征表现。

2. 布－加综合征

（1）病因病理及临床表现

布－加综合征是指肝静脉流出道阻塞和由此引起的相应表现，阻塞可以发生于肝与右心房之间的肝静脉或下腔静脉内。BCS是一全球性疾病，其发病率、病因、病变类型及临床表现具有一定地域性。在亚洲，BCS多由下腔静脉膜性闭塞所致，多无明确病因。临床主要表现为下腔静脉梗阻和门静脉高压症状，发病年龄以20～40岁为多见，男性略高于女性，如诊断不及时可以导致肝实质纤维化、肝硬化甚至肝衰竭而死亡。BCS依据其病变类型和阻塞部位临床分为肝静脉阻塞型、下腔静脉阻塞型及肝静脉下腔静脉均阻塞型。

（2）诊断要点

CT表现有以下特征：①肝静脉和（或）下腔静脉明显狭窄或闭塞。CT可以直接显示肝静脉和下腔静脉的情况；②肝实质内呈网格状改变或局部低密度影，增强扫描时呈渐进式强化，为肝淤血所致的局部区域有相对减弱的动脉血流，窦后压力增高，门静脉血流减慢所致。显示门静脉高压征象包括腹水以及胆囊水肿及胆囊静脉显示以及侧支循环形成等；③肝内侧支血管，在CT增强上表现多发"逗点状"异常强化灶，为扭曲袢状血管，尤其在延迟期扫描可以显示肝内迂曲高密度影；④肝硬化改变，伴或不伴轻度脾大；⑤肝脏再生结节，病理检查中，60%～80%的BCS患者肝内可见到＞5 mm的多发的再生结节，也称腺瘤性增生结节或结节样再生性增生。通常为散在多发，圆形或类圆形，边界清楚，大小不等，通常直径为0.2～4.0 cm，少数可达7～10 cm。部分位于周边的结节可引起肝轮廓改变。

（3）鉴别诊断

①多发性肝转移瘤，其强化多为边缘强化，多个转移结节呈明显均一强化者少见，与BCS再生结节不同，结合其他影像学表现及临床资料不难鉴别。②与可能合并的肝细胞癌进行鉴别，肝细胞癌有其特征性的"快进快出"强化模式，血浆甲胎蛋白浓度的升高可提示肝细胞癌的发生。③局灶性结节增生（FNH），FNH在延迟扫描可以有进一步强化。但鉴别意义不大，因为两者都是属于肝细胞及血管等间质过度增殖形成的良性结节。

（4）特别提示

MRI 和 CT 能很好地显示肝脏实质信号或密度的改变，增强以后能清楚地显示血管结构及血供变化情况。另外，MRI 可以多方位做肝血管成像，最大限度显示血管结构而不用静脉注射造影剂。特别对于那些因血管病变严重或肝静脉开口闭塞即使行血管造影也难以显示的血管结构，能够清楚地显示。相位敏感技术及 MRI 血管造影有助于评价门静脉通畅度和血流方向。超声检查是诊断 BCS 的首选检查方法可为临床病变的定位、分型提供可靠的诊断，但 US 的局限性在于不能全面评价凝血块或肿瘤累及下腔静脉或肝静脉的情况。静脉造影是诊断的金标准，目前采用介入方法治疗 BCS 已十分普遍。

3. 肝小静脉闭塞病

（1）病因病理及临床表现

肝小静脉闭塞病（VOD）是指肝小叶中央静脉和小叶下静脉损伤导致管腔狭窄或闭塞产生的肝内窦后性门静脉高压症。本病的致病原因据目前所知有两大类，一是食用含吡咯双烷生物碱植物或被其污染的谷类；二是癌肿化疗药物和免疫抑制药的应用。另有文献认为，肝区放疗 3～4 周内，对肝照射区照射剂量超过 35 Gy 时也可发生本病。含吡咯双烷生物碱的植物与草药有野百合碱、猪屎豆、千里光（又名狗舌草）、"土三七"等。

病理表现：急性期肝小叶中央区肝细胞由于静脉回流不畅致出血坏死，无炎细胞浸润；亚急性期肝小叶、肝小静脉支内皮增生、纤维化致管腔狭窄，出现血液回流障碍。周围有广泛的纤维组织增生；慢性期呈同心源性肝硬化的表现。

急性期起病急骤，上腹剧痛、腹胀、腹水；黄疸、下肢水肿少见，有肝功能异常；亚急性的特点是持久性的肝大，反复出现腹水；慢性期表现以门脉高压为主。

（2）诊断要点

CT 平扫：肝大，密度降低，严重者呈"地图状"、斑片状低密度，呈中到大量腹水。

增强动脉期：肝动脉呈代偿改变，血管增粗、扭曲，肝脏可有轻度的不均匀强化。

门静脉期：特征性的"地图状"、斑片状强化和低灌注区；肝静脉显示不清，下腔静脉肝段明显变扁，远端不扩张亦无侧支循环，下腔静脉、门静脉周围"晕征"或"轨道征"，胃肠道多无淤血表现。

延迟期：肝内仍可有斑片、"地图状"的低密度区存在。

（3）鉴别诊断

布-加综合征：主要指慢性型约有 60% 的患者伴有躯干水肿、侧腹部及腰部静脉曲张簿下腔静脉梗阻的表现，而 VOD 无这种表现；CT 平扫及增强可发现 BCS 的梗阻部位，肝内和肝外侧支血管形成等血流动力学改变等。

（4）特别提示

对临床有明确病史、符合肝脏 CT3 期增强表现特征者，可以提示 VOD 的诊断，并根据平扫和增强前后的肝实质密度改变程度和肝内血管的显示清晰程度，提供临床对肝脏损害程度的判断。明确诊断应行肝静脉造影和肝穿刺活检。临床无特异性治疗。

4. 肝血管畸形

（1）病理和临床概述

肝血管畸形分为先天性和特发性两类，前者为遗传性出血性毛细血管扩张症（HHT）的肝血管异常表现的一部分，较为多见；后者为单纯肝血管畸形，而无其他部位或脏器的血管畸形。文献报道，HHT有4个特征：家族性，鼻咽部出血，脏器出血及内脏动、静脉畸形。一般认为如果上述症状出现三项即可诊断HHT，在肝脏的发生率占总发生率的8%，主要的临床表现为肝硬化，继而出现肝性脑病，食管静脉曲张及充血性心力衰竭等。HHT的病变主要累及毛细血管、小静脉及小中动脉，表现为毛细血管扩张，动、静脉畸形及动、静脉瘘。这种改变可累及皮肤、黏膜、肺、胃肠道、肝脏和中枢神经系统，肝脏受累概率为8%～31%，可形成肝硬化改变。特发性肝动脉畸形仅指肝动脉异常，而无其他脏器和部位相应血管畸形，但同HHT比较两者的肝动脉畸形改变是类似的。

（2）诊断要点

CT和增强造影示患者有典型的肝内动、静脉瘘、轻度门静脉、肝静脉瘘，肝血管畸形有许多伴发改变，如增粗肝动脉压迫局部胆管，可使胆管扩张，由于血流动力学改变致肝大、尾叶萎缩等。

增强扫描动脉期肝实质灌注不均匀，可见斑片状强化区并其间夹杂散在点状强化，腹腔动脉干及肝内动脉明显增宽、扭曲改变，同时伴肝脏增大，动脉期全肝静脉清晰显影，门静脉期肝实质密度强化基本均匀，门静脉一般无明显异常改变。

（3）鉴别诊断

肿瘤所致动、静脉瘘，可见肝脏肿块，有临床病史，一般可以鉴别。

（4）特别提示

双期螺旋CT、CTA、MRA能特别有助于显示血管畸形的血流特征及空间关系，同时可以发现肝脏动、静脉畸形的其他伴发表现，这些很难被其他影像技术很好地显示，可以充分认识病灶的影像学特征，为诊治提供可靠的影像学信息。动态增强MRA也可以直观显示肝动脉畸形改变，是US和传统CT不可比拟的。肝动脉造影是诊断肝血管畸形的金标准。

六、胆囊常见疾病CT诊断

（一）胆囊结石伴单纯性胆囊炎

1. 病理和临床概述

胆囊结石伴单纯性胆囊炎，急性胆囊炎病理改变是胆囊壁充血水肿及炎性渗出，严重者胆囊壁坏死或穿孔形成胆瘘，常合并结石。临床常有慢性胆囊炎或胆囊结石病史，症状为右上腹疼痛，放射至右肩，为持续性疼痛并阵发性绞痛，伴畏寒、呕吐。

2. 诊断要点

平扫示胆囊增大，直径 > 15 mm，胆囊壁弥漫性增厚超过 3 mm，常见胆囊结石；增强扫描增厚胆囊壁明显均匀强化。胆囊窝可有积液，若胆囊壁坏死穿孔，可见液平面。

3. 鉴别诊断

慢性胆囊炎；胆囊癌，胆囊癌常表现为胆囊壁不规则增厚，伴相邻肝脏浸润。

4. 特别提示

USO 为急性胆囊炎、胆囊结石最常用检查方法。CT 显示胆囊窝积液、胆囊穿孔及气肿性胆囊炎方面有较高价值。

（二）黄色肉芽肿性胆囊炎

1. 病理和临床概述

黄色肉芽肿性胆囊炎（XGC）是一种以胆囊慢性炎症为基础，伴有胆汁肉芽肿形成，重度埴生性纤维化，以及泡沫状组织细胞为特征的炎性疾病。常见于女性，患者常有慢性胆囊炎或结石病史，临床表现与普通胆囊炎相似。

2. 诊断要点

①不同程度胆囊壁增厚，弥漫性或局限性，胆囊增大。②胆囊壁可见大小不一、数目不等的圆形或椭圆形低密度灶，病灶可融合，增强无明显强化。胆囊壁轻中度强化。③可显示黏膜线。④胆囊周围侵犯征象，胆囊结石或钙化。

3. 鉴别诊断

胆囊癌，急性水肿或坏死性胆囊炎，鉴别困难。

4. 特别提示

CT 常易误诊为胆囊癌伴周围侵犯。诊断需由切除的胆囊做病理检查后才能最终确诊。

（三）胆囊癌

1. 病理和临床概述

胆囊癌病因不明，可能与胆囊结石及慢性胆囊炎长期刺激有关。多见于中老年，以女性多见，早期无明显症状，进展期表现为右上腹持续性疼痛、黄疸、消瘦、肝大及腹部包块。约 80% 合并胆囊结石，70% ~ 90% 为腺癌，80% 呈浸润性生长。晚期肿瘤侵犯肝脏、十二指肠、结肠肝曲等周围器官，可通过肝动脉、门静脉及胆道远处转移。

2．诊断要点

分胆囊壁增厚型、腔内型、肿块型和弥漫浸润型。表现为胆囊壁不规则性增厚或腔内肿块，增强扫描明显强化，常并胆管受压扩张，邻近肝组织受侵表现为低密度区。

3．鉴别诊断

有时与慢性胆囊炎或胆囊腺肌增生症鉴别困难。

4．特别提示

CT 虽然在诊断胆囊癌上很有价值，但有一定的局限性，如早期胆囊癌，CT 易漏诊；而晚期胆囊癌，CT 不易区分肿瘤来源；胆囊癌胆管内播散不易发现等。

七、胰腺常见疾病CT诊断

（一）胰腺炎

胰腺炎分为急性、慢性胰腺炎。

1．急性胰腺炎

（1）病理和临床概述

急性胰腺炎为常见急腹症之一，多见于成年人，暴饮暴食及胆道疾病为常见诱因，分水肿型及出血坏死型两种。水肿型表现为胰腺大、间质充血水肿及炎症细胞浸润；出血坏死型表现为胰腺腺泡坏死、血管坏死性出血、脂肪坏死。伴胰周渗液及后期假性囊肿形成。临床起病急骤，持续性上腹部疼痛，放射胸背部，伴发热、呕吐、甚至低血压休克。血和尿淀粉酶升高。

（2）诊断要点

水肿型：轻型 CT 表现正常，多数表现为胰腺不同程度增大，密度正常或稍低，轮廓清或欠清，可有胰周渗液，增强后胰腺均匀性强化。

出血坏死型：胰腺体积弥漫性增大、密度不均匀，常见高低混杂密度区，增强扫描见低密度坏死区，胰周脂肪层模糊消失，胰周见低密度渗液，肾前筋脉增厚。常并发胰腺蜂窝织炎及胰腺脓肿。

（3）鉴别诊断

同胰腺癌、胰腺囊腺瘤鉴别，典型临床病史及实验室检查有助于胰腺炎诊断。

（4）特别提示

部分患者早期 CT 表现正常，复查时才出现胰腺增大，胰周渗液等征象。CT 对出血坏死性胰腺炎诊断有重要作用。因此临床怀疑急性胰腺炎时应及时行 CT 检查及复查。

2. 慢性胰腺炎

（1）病因病理及临床表现

慢性胰腺炎在我国以胆道疾病的长期存在为主要原因。病理特征是胰间质纤维组织增生或胰腺腺泡广泛进行性纤维化和胰腺实质破坏，以及有不同程度炎症性改变。临床视其功能受损不同而有不同表现，常有反复上腹痛及消化障碍。

（2）诊断要点

①胰腺轮廓改变，外形可表现为正常、弥漫性增大或萎缩，或局限性增大，弥漫性增大常见于慢性胰腺炎急性发作者。②主胰管扩张，直径 > 3 mm，常伴导管内结石或导管狭窄。③胰腺密度改变，钙化是慢性胰腺炎特征，胰腺实质坏死区表现为不均质边界不清低密度区，增强扫描早期可见强化。④假囊肿形成。⑤肾前筋膜增厚。

（3）鉴别诊断

胰腺癌，慢性胰腺炎常表现为胰管不规则扩张、胰周血管受压。而胰腺癌常表现为胰管中断、胰周血管侵犯。

（4）特别提示

CT 诊断慢性胰腺炎时，最关键就是要排除胰腺癌或是否合并胰腺癌。行 MRCP 检查观察病变区胰管是否贯穿或中断，有助于提高诊断正确性。

（二）胰腺良性肿瘤或低度恶性肿瘤

1. 胰岛细胞瘤

（1）病因病理及临床表现

胰岛细胞瘤起源于胰腺内分泌细胞，根据有无激素分泌活性，分功能性和非功能性两大类。90% 功能性胰岛细胞瘤直径不超过 2 cm，85% 为良性；非功能性胰岛细胞瘤瘤体总是很大。不同肿瘤其临床表现不一样，无功能胰岛细胞瘤小者无症状，大者以腹部肿块为主诉；功能性胰岛细胞瘤因分泌不同激素而症状不同，如胰岛素瘤表现为持续性低血糖，促胃液素（胃泌素）瘤表现为胰源性溃疡等。

（2）诊断要点

动态增强扫描因肿瘤血管丰富而增强显示。非功能性胰岛细胞瘤瘤体很大，平扫呈等或低密度，肿块呈椭圆形或分叶状，可出现囊变坏死，少数有钙化，邻近器官受压改变。增强扫描实质部明显强化，肿瘤不侵犯腹腔干及肠系膜血管根部周围脂肪层。

（3）鉴别诊断

无功能胰岛细胞瘤需与胰腺癌鉴别，瘤体大、富血管、瘤体内钙化及无胰腺后方血管侵犯等征象有助于诊断胰岛细胞瘤。

（4）特别提示

功能性胰岛细胞瘤由于肿瘤小，常规 CT 检出的敏感性不高。判断胰岛细胞瘤良、恶性影像学检查不可靠，需应用免疫化学检查和内分泌标识来分类。

2. 胰腺囊性肿瘤

（1）病因病理及临床表现

胰腺囊性肿瘤比较少见，病理上分为大囊及小囊型。好发于胰体、尾部，高龄女性多见，一般无明显临床症状，肿瘤较大时可触及腹部包块，胃肠道可有不适症状。

（2）诊断要点

胰腺内壁较厚的囊性肿块，大囊型直径 > 2 cm，小囊型直径 < 2 cm，囊壁可见向腔内突出乳头状肿瘤，或表现为多个小囊状肿物，中心呈放射状间隔。增强扫描较明显强化。

（3）鉴别诊断

囊性腺瘤与囊性腺癌很难鉴别，血管造影有利于鉴别。

（4）特别提示

发现胰腺小囊性占位，特别发生在体尾部，不要轻易诊断胰腺囊肿或囊性瘤，一定要密切随访。

（三）胰腺癌

1. 病因病理及临床表现

胰腺癌主要源于导管细胞，无明确诱发因素，慢性胰腺炎是个重要因素。多见于 60～80 岁，男性好发。按临床表现为胰头癌、胰体尾部癌及全胰腺癌。腹痛、消瘦和乏力为胰腺癌共同症状，黄疸是胰头癌突出表现。

2. 诊断要点

①胰腺局限或弥漫性增大，肿块形成。②胰腺内不均质低密度肿块，内部可有液化坏死区，增强扫描病灶轻度强化。③病变处胰管中断，远侧胰管扩张、周围腺体萎缩，胰头癌可出现"双管"征。④胰周脂肪层模糊消失伴条索状影，血管（腹腔干、肠系膜上动静脉多见）被包埋。⑤腹膜后淋巴结增大及远处转移，以肝脏多见。

3. 鉴别诊断

主要与囊腺瘤、胰岛细胞瘤及慢性胰腺炎鉴别，胰管中断征象是胰腺癌特征征象。囊腺瘤表现为大小不等囊腔，胰岛细胞瘤为富血供肿瘤，强化明显，慢性胰腺炎一般有典型病史。

4. 特别提示

CT是诊断胰腺癌的金标准。胰周侵犯及胰周血管包绕是胰腺癌不可切除的可靠征象。

八、脾脏常见疾病CT诊断

（一）脾脏梗死及外伤

1. 脾脏梗死

（1）病因病理及临床表现

脾脏梗死指脾内动脉分支阻塞，造成脾组织缺血坏死所致。风湿性心脏病二尖瓣病变和肝硬化是引起脾梗死常见原因。临床多无症状，有时可有上腹痛、发热、左侧胸腔积液等。

（2）诊断要点

平扫表现为脾内三角形或楔形低密度区，多发于脾前缘近脾门方向。增强扫描周围脾组织明显强化，而梗死灶无强化，境界变清。

（3）鉴别诊断

脾梗死容易诊断，慢性期有时需与脾肿瘤鉴别，增强有助于鉴别。

（4）特别提示

脾梗死一般不需要处理。CT扫描的目的在于观察梗死的程度。MRI价值同CT相仿。

2. 脾挫裂伤

（1）病因病理及临床表现

脾挫裂伤绝大部分是闭合性的直接撞击所致。脾是腹部外伤中最常累及的脏器。病理包括脾包膜下血肿、脾脏挫裂伤、脾撕裂、脾脏部分血管阻断和脾梗死。临床表现为腹痛、血腹、失血性休克等。

（2）诊断要点

①脾包膜下血肿：包膜下新月形低密度灶，相应脾脏实质呈锯齿状。②脾实质内出血：脾内多发混杂密度，呈线状。圆形或卵圆形改变，增强扫描斑点状不均质强化。③其他：腹腔积血。

（3）鉴别诊断

平扫脾挫裂伤与脾分叶、先天切迹及扫描伪影有时难以鉴别，应行增强扫描观察。

（4）特别提示

急性脾损伤患者平扫有时可表现正常，应行增强扫描观察。CT检查对脾挫裂伤诊断非常准确，累及脾门时应考虑手术。

（二）脾脏血管瘤

1. 病因病理及临床表现

脾脏血管瘤是脾脏最常见的良性肿瘤，多发生于30～60岁，女性稍多。成人为海绵状血管瘤，小儿多为毛细血管瘤。较大血管瘤可有上发痛、左上腹肿块、压迫感及恶心、呕吐等症状。约25%产生自发性破裂急腹症而就诊。

2. 诊断要点

平扫为比较均匀低密度影，多为单发，边缘清晰，形态规则，合并出血时密度增高或不均匀，瘤体较大可伴有钙化。增强扫描瘤体边缘见斑点状强化，逐渐向中心部充填，延迟明整瘤增强。

3. 鉴别诊断

脾脏错构瘤，密度不均匀，发现脂肪密度为其特征。

4. 特别提示

因脾脏血管瘤网状内皮增厚及中心血栓、囊变等原因，少部分脾状血管瘤强化充填缓慢。MRI显示脾血管瘤的敏感性高于CT。

（三）脾脏淋巴瘤

1. 病因病理及临床表现

脾脏淋巴瘤分脾原发性恶性淋巴瘤及全身恶性淋巴瘤脾浸润两种。病理上分为弥漫性脾肿大、粟粒状肿物及孤立性肿块。临床表现有脾肿大及其相关症状。

2. 诊断要点

①原发性恶性淋巴瘤表现脾肿大，脾内稍低密度单发或多发占位病变，边缘欠清，增强扫描不规则强化、边缘变清。②全身恶性淋巴瘤脾浸润表现脾肿大、弥漫性脾内结节灶，脾门部淋巴结肿大。

3. 鉴别诊断

转移瘤，有时鉴别困难，需密切结合临床。

4. 特别提示

淋巴瘤的诊断要依靠病史，CT上淋巴瘤病灶可互相融合成地图样，此点同转移瘤不同。MRI平面梯度快速回波增强扫描对淋巴瘤的诊断很有帮助。

第二节　泌尿系统疾病的 CT 诊断

一、正常泌尿生殖系统CT表现

（一）肾脏

位于后腹膜腔，位置一般在 T_{12} ~ L_3 水平，长度 10 ~ 12 cm，宽 5 ~ 6 cm，右肾较左肾低。肾门附近层面肾前内缘有一凹陷性切迹，有肾蒂伸向前内方，肾蒂内有肾静脉、肾动脉和肾盂。肾脏周围自内向外被纤维膜、脂肪囊、肾筋膜包绕，肾前、后筋膜将腹膜后区分为肾前间隙、肾周间隙、肾后间隙 3 个间隙。左侧肾前筋膜又称吉氏筋膜，胰腺炎症时常增厚。肾脏平扫密度均匀一致，为 30 ~ 50 HU，肾皮质和髓质从密度上难以区分，肾周间隙和肾门内充满脂肪，容易识别。增强扫描：注射造影剂后约 15 s 肾皮质先强化，出现肾皮髓质分界现象，3 min 时两者均等增强，此时肾盏开始显影，5 min 时肾盂和输尿管显影。

（二）输尿管

上连肾盂，下接膀胱，位于腰大肌前方。有三处生理性狭窄，即输尿管 – 肾盂交界区、输尿管入盆处、输尿管膀胱入口。输尿管在静脉注射造影剂约 5 min 后可较清晰显示，在无造影剂充盈时不能与血管影相鉴别。

（三）膀胱

是一个腹膜外位器官，位于盆腔最前方，紧贴耻骨联合后面，并向上延续而成为脐正中韧带。女性膀胱后紧贴子宫和阴道，子宫底两侧有输卵管和卵巢。男性膀胱后面邻接输精管壶腹，精囊，下面紧贴前列腺底。膀胱在 CT 扫描上位于中线，呈均匀水样密度，其大小、形态取决于含尿量的多少及邻近脏器压迫情况，男性膀胱基底部可有前列腺压迹，女性膀胱可有子宫压迹，膀胱外缘光滑，膀胱壁厚度在充盈时为 1 ~ 3 mm。

（四）前列腺

呈前后扁平的栗子形，尖端向下，位于耻骨后，直肠前；主要分成中央带、移行带和外围带三部，此外还有小部分腺体组成尿道周围腺体。移行带和尿道周围腺体是前列腺增生的发生部位，外围带是前列腺癌的好发部位。前列腺的大小随年龄增加而增大，正常情况下不超过耻骨联合 1 cm，但只有超过耻骨联合上 2 cm 时，才能认为前列腺增大。平扫呈均质软组织密度，偶可见点状钙化。增强扫描外围带密度略低于中央带密度，但不明显。

（五）子宫

其大小随年龄、经产与否等因素而不同。子宫自上往下依次分子宫底、子宫体及子宫颈三部。子宫呈边缘光滑、密度均匀的卵圆形或三角形影，三角形底之两角各有输卵管开口。子宫内膜厚 1～8 mm，随月经周期变化，子宫肌壁厚 1.5～2.5 cm。子宫颈在成年妇女长 2.5～3.0 cm，以阴道穹窿转折区为界分为上下两部。增强扫描宫颈中央黏膜明显强化，纤维间质部中度强化，阴道壁强化不明显。

（六）卵巢

位于子宫两侧，包裹于阔韧带后层中。成人卵巢呈杏仁形，平均长为 2～3.5 cm，宽 1～1.9 cm，厚 0.5～1cm。35～40 岁后开始逐渐缩小，并为结缔组织取代，质地渐硬，到绝经期可缩小一半以上。正常情况下，CT 显示卵巢不够理想，常与这一区域内无造影剂的肠管难以鉴别。只有当卵巢增大时才能发现。

二、基本病变CT表现

（一）平扫密度改变

1. 高密度病灶

见于泌尿系结石、钙化和某些肿瘤等。

2. 等密度病灶

见于某些肿瘤，如肾癌、宫颈癌等。

3. 低密度病灶

囊肿、肾脓肿、囊性肾癌、卵巢囊腺瘤等。

4. 混合密度病灶

肾血管平滑肌脂肪瘤、畸胎瘤、卵巢囊腺癌等。

（二）增强扫描特征

1. 均匀性强化

见于子宫肌瘤、膀胱癌等。

2. 非均匀性强化

见于肾癌、膀胱癌、卵巢囊腺癌等。

3. 环形强化

见于肾脓肿、肾结核等。

4. 无强化

囊肿、子宫内膜异位症等。

三、肾脏常见疾病CT诊断

（一）肾脏外伤

1. 病理和临床概述

肾脏外伤，泌尿系统遭受任何直接损伤如暴力挤压、骨折损伤、牵拉撕裂，或间接暴力如强烈震荡等均可导致损伤。近年来，医源性损伤亦逐渐增多。根据其病理特征，一般将肾外伤分为3型：①轻型损伤，包括肾挫伤、表浅性裂伤、包膜下血肿；②中型损伤，伤及肾实质或延及收集系统；③重型损伤，包括肾粉碎性伤及肾蒂损伤。临床表现为血尿、休克、腰部疼痛、腰肌紧张或有肿块，同时常合并其他脏器损伤。

2. 诊断要点

肾出血是肾外伤最常见的征象。肾损伤表现多样，一般可表现为：①肾因水肿和出血而增大，或肾脏因肾周血肿或漏尿而移位；②肾轮廓模糊不清或失去连续性；③肾实质裂隙、缺损或碎裂，肾内出血，轻的出现局限性血肿，边界清，严重者出现不规则不均匀的混杂密度；④肾周斑肿是诊断肾破裂最常见的征象，表现为新月形或环形包膜下血肿，严重者随肾包膜撕裂，出血进入肾周间隙或肾旁间隙；⑤尿外漏，表明肾收集系统损伤；⑥合并其他脏器损伤。

3. 鉴别诊断

一般可明确诊断，注意排除肾是否伴有其他病变。

4. 特别提示

肾在泌尿系统中最易发生损伤。由于肾血供丰富。具有高分辨率的CT显示出其优势。可明确损伤的程度和范围。三维CT重建对肾盂、输尿管、肾血管损伤的判断很有帮助。肾血管损伤的金标准是肾动脉造影，对于肾血管小分支出血患者可行肾动脉栓塞治疗。

（二）肾囊肿

1. 病理和临床概述

肾囊肿分为肾单纯囊肿和多囊肾。肾单纯囊肿最常见，多见于成人。系后天形成，目前认为是肾小管憩室发展而来。病理上多见于肾皮质的浅深部或髓质，囊壁薄，内含透明液体，与肾盂不同。临床多无症状。多囊肾指肾皮质和髓质内发生的多发囊肿的遗传性疾病，按遗传方式分为常染色体显性遗传型（成人型）多囊肾和常染色体隐性遗传型（儿童型）多囊肾。前者多在 30 岁后发病，表现为肾脏增大、局部不适、血尿、蛋白尿、高血压等。后者基本病变为肾小管增生和囊状扩张，有不同程度肝门周围纤维化和肝内胆管囊状扩张。临床有肾、肝症状。

2. 诊断要点

（1）单纯囊肿

平扫为圆形或椭圆形低密度灶，水样密度。增强扫描不强化、壁薄。

（2）特殊类型

盂旁囊肿，位于肾窦内，可能为淋巴源性或肾胚胎组织残余发展而成，低密度，可压迫肾盂和肾盏，还有一种高密度囊肿，平扫比肾实质高，可能为出血、含蛋白样物质所致。

（3）多囊肾成人型

肾内多发囊状水样低密度，大小不等，不强化。

（4）多囊肾儿童型

双肾对称增大有分叶，肾实质密度低，肾盂小，囊肿不易发现，增强扫描肾实质期延长，可见多发、扩张的肾小管密度增高，放射状分布。

3. 鉴别诊断

（1）囊性肾癌

癌灶边缘有强化，可伴有后腹膜淋巴结转移及邻近脏器受侵犯等改变。

（2）肾母细胞瘤

多见于儿童，为肾脏实质性肿块，肾静脉往往受侵，易发生肺转移。

（3）髓质海绵肾

肾皮、髓质交界区多发小钙化灶，呈簇状分布。

4. 特别提示

B 超是诊断肾囊肿常用而有效的方法。CT、MRI 均明确诊断，并起到鉴别诊断价值。

（三）肾结石

1. 病理和临床概述

肾结石在尿路结石中居首位，发病年龄多为 20～50 岁，男性多于女性，多为单侧性。发病部位多见于肾盂输尿管连接部、肾盏次之，偶可见于肾盂源性囊肿或肾囊肿内。病理改变主要为梗阻、积水、感染及对肾盂黏膜和肾实质的损害。结石根据其组成成分分为阳性和阴性结石两类。临床症状主要为血尿、肾绞痛和排石史。当结石并发感染和梗阻性肾积水时，则出现相应临床症状。

2. 诊断要点

平扫可发现阳性及阴性结石，阴性结石密度常高于肾实质，CT值常为100 HU以上，无增强效应。结石常为圆形、卵圆形、鹿角状。螺旋CT薄层扫描可发现 < 2 ~ 3 mm 的结石。结石继发肾积水表现为患侧肾盂肾盏扩大，为均匀一致的低密度，部分患者在低密度中能发现高密度结石。长期梗阻导致肾皮质萎缩，增强扫描肾实质强化差，集合系统内对比剂浓度低。

3. 鉴别诊断

血凝块，密度明显低于结石；钙化灶，不引起近侧尿路梗阻。

4. 特别提示

腹部X线平片能发现90%以上的阳性结石，能确定结石位置、形状、大小。静脉肾盂造影能发现X线平片不能显示的阴性结石，并判断肾积水程度。CT检查的分辨率明显高于X线平片，可同时发现肾及其周围结构的形态学和功能学改变，CT不仅能发现肾积水的程度，还能确定其梗阻位置。

（四）肾结核

1. 病理和临床概述

肾结核90%为血行感染引起，肺结核是主要原发病灶，骨关节结核、肠结核等也可成为原发灶。其他传播途径尚包括经尿路、经淋巴管和直接蔓延。致病菌到达肾皮髓交界区形成融合的结核结节，感染多是双侧性的。病变发展扩大，结节中心坏死，干酪样物液化排出，形成空洞。病灶常在肾乳头处侵入肾盂、肾盏，进而到达全肾或其他部位，肾结核可随集合系统累及输尿管、膀胱，男性可累及生殖系统。肾结核多见于青壮年，20 ~ 40 岁，男性多见，主要症状有尿频、尿痛、米汤样尿及血尿、脓尿等。部分患者有腰痛。

2. 诊断要点

①早期肾小球血管丛病变，CT检查无发现。②当病变发展干酪化形成寒性脓肿，破坏肾乳头时，CT见单侧或双侧肾脏增大，肾实质内边缘模糊的单发或多发囊状低密度区，CT值接近于水，增强扫描呈环状强化，与之相通的肾盏变形。③后期肾体积缩小，肾皮质变薄，肾盂、肾盏管壁增厚，不规则狭窄。脓肿溃破可形成肾周或包膜下积脓，肾周间隙弥漫性软组织影。50%可见钙化，"肾自截"可见弥漫性钙化。

3. 鉴别诊断

①肾囊肿：肾实质内单发或多发类圆形积液，无强化，囊壁极少钙化。②肾积水：积液位于肾盂、肾盏内。③细菌性肾炎：低密度灶内一般不发生钙化。

4. 特别提示

静脉肾盂造影是诊断肾结核的重要方法，但早期不能显示结核病灶，晚期肾功能受损时又不能显影。诊断不明确可选择 CT 检查，CT 的价值在于判断病变在哪侧肾、损害程度，能更好的显示病灶细节、肾功能情况、肾门及腹膜后淋巴结有无肿大，是确定肾结核治疗方案必不可少的检查方法。

（五）肾脓肿

1. 病理和临床概述

肾脓肿是肾非特异性化脓性脓肿，主要由血运播散引起，少数由逆行感染所致。常为单侧性病变。其致病菌多为金黄色葡萄球菌，病理改变为致病菌在肾皮质内形成多发局限性脓肿，数个脓肿可合并成较大脓肿，偶尔全肾累及。临床表现有突然起病，畏寒、高热、腰部疼痛、患侧腰肌紧张及肋脊角叩痛、食欲不振等。血常规示，白细胞升高，中性粒细胞升高。

2. 诊断要点

（1）急性浸润期

CT 平扫肾实质内稍低密度，边界不规则病灶，边缘模糊，增强呈边缘清晰的低密度灶。

（2）脓肿形成期

可见不规则脓腔，增强呈环状强化，外周见水肿带。脓肿内可见小气泡及液化区。

（3）肾周脓肿

脓肿可波及肾周、后腹膜及腰大肌，也可向肾盂内蔓延，形成肾盂积脓。

3. 鉴别诊断

肾结核，半数发生钙化，低密度灶内一般看不见气泡。

4. 特别提示

结合病史、体征、实验室检查和尿路造影可诊断。B超、CT 不仅可确定病变部位、程度，还可动态观察。尚可行 CT 引导下肾脓肿穿刺诊断或治疗。MRI 检查 T_1WI 像呈低信号，T_2WI 上呈高信号。

（六）肾动脉狭窄

1. 病理和临床概述

肾动脉狭窄是指各种原因引起的肾动脉起始部、主干，或其分支的狭窄。是继发性高血压最常见的原因。常见肾动脉狭窄原因有：①大动脉炎，病变常累及主动脉及其分支，我国多见，主要发生于年轻女性，累及肾动脉者多为单侧，好发于起始部；②肌纤维结构不良，见于年轻男性，肾动脉管壁纤维增生，管腔狭窄，常发生在肾动脉远侧2/3，多位双侧，呈串珠样；③主动脉粥样硬化，见于老年，常有高血压，糖尿病，多发生在肾动脉起始部。其他原因有先天发育不良、肾动脉瘤、动静脉瘘、外伤、肾移植术后、肾蒂扭转、肾动脉周围压迫等。临床主要表现为短期出现高血压，舒张压升高为主。部分患者腰部可闻及杂音。

2. 诊断要点

CT 显示肾脏形态变小，肾萎缩改变。肾皮质变薄，强化程度减低。部分患者血栓形成并脱落导致肾梗死。CTA 可显示肾动脉狭窄或动脉狭窄后扩张。大动脉炎可见血管增厚，呈向心性或新月形增厚。动脉粥样硬化的钙化发生在动脉内膜，血管腔不均匀或偏心狭窄。

3. 鉴别诊断

血管造影可明确诊断，一般无需鉴别。

4. 特别提示

本病的早期诊断对于临床治疗有重要影响。CTA、MRA 是无创性检查，诊断敏感性和特异性高，有取代血管造影的趋势。但血管造影是诊断该病的金标准，能准确显示狭窄部位、范围和程度。同时可施行肾动脉球囊扩张或支架置入术治疗肾动脉狭窄。

（七）肾肿瘤

肾肿瘤多为恶性，任何肾肿瘤在组织学检查前都应疑为恶性。临床上较常见的肾肿瘤有肾癌、肾母细胞瘤以及肾盂肾盏发生的移行细胞癌。小儿恶性肿瘤中，肾母细胞瘤占 20% 以上，是小儿最常见的腹部肿瘤。成人恶性肿瘤中肾肿瘤占 2% 左右，绝大部分为肾癌，肾盂癌少见。肾脏良性肿瘤中最常见的是肾血管平滑肌脂肪瘤。

1. 肾血管平滑肌脂肪瘤

（1）病理和临床概述

以往认为肾血管平滑肌脂肪瘤是错构瘤，目前通过免疫组化证实该肿瘤系单克隆性生长，是真性肿瘤。绝大部分肾血管平滑肌脂肪瘤是良性，但已有文献报道少数肿瘤恶性变并发生转移。肿瘤主要起源于中胚层，由不同比例的异常血管、平滑肌和脂肪组织组成，一般呈膨胀性生长。肾血管平滑肌瘤有两个类型：一型合并结节性硬化，此型多见于儿童或青年。肿瘤为双肾多发小肿块。临床无泌尿系症状。另一型不合并结节性硬化，肾肿块单发且较大，有血尿、腰痛等临床症状。肾血管平滑肌脂肪瘤是肾脏自发破裂最常见的原因。从病理学上看，肾血管平滑肌瘤可以分为上皮样血管平滑肌脂肪瘤和单形性上皮样血管平滑肌脂肪瘤及单纯的血管平滑肌脂肪瘤。前者有上皮样细胞，含有大量血管成分或少量脂肪组织；中者仅含上皮样细胞和丰富的毛细血管网；后者三者按不同比例在瘤内分布。

（2）诊断要点

典型表现为肾实质内单发或多发软组织肿块，边界清楚，密度不均匀，内见脂肪密度，CT 值低于 −20 HU。脂肪性低密度灶中夹杂着不同数量的软组织成分，呈网状或蜂窝状分隔。增强后部分组织强化，脂肪组织不强化。少部分不含脂肪或含少量脂肪组织（上皮样或单形性上皮样血管平滑肌脂肪瘤）可以类似肾癌样表现，呈不均匀明显强化，包膜不完整，诊断非常困难。

（3）鉴别诊断

①肾癌：肿块内一般看不到脂肪组织。②单纯性肾囊肿：为类圆形积液，无强化。③肾脂肪瘤：为单纯脂肪肿块。

（4）特别提示

肿瘤内发现脂肪成分是 B 超、CT、MRI 诊断该病的主要征象。如诊断困难，应进一步行 MRI 检查，因 MRI 对脂肪更有特异性。DSA 血管造影的典型表现有助于同其他占位病灶的鉴别。少部分肾脏血管平滑肌脂肪瘤伴出血，可以掩盖脂肪的低密度，密度不均匀增高，需要注意鉴别。上皮样或单形性上皮样血管平滑肌脂肪瘤诊断困难者，需要进行穿刺活检。

2. 肾脏嗜酸细胞腺瘤

（1）病理和临床概述

肾脏嗜酸细胞腺瘤是一种较罕见的肾脏实质性肿瘤，虽然近年来人们对此瘤的临床病理特征认识加深，但在实际工作中常误诊为肾细胞癌。20 世纪 70 年代中期提出肾脏嗜酸细胞腺瘤是一种具有不同于其他肾皮质肿瘤特征的独立肿瘤并获公认。文献报道肾脏嗜酸细胞腺瘤占肾脏肿瘤的 3% ~ 7%，发病率多在 60 岁以上，男性较女性多见。肾嗜酸细胞腺瘤起源于远曲小管和集合管细胞。肿瘤质地均匀，没有坏死、出血及囊性变，而肾细胞癌其肉眼标本最大特点是因瘤体内有出血坏死呈五彩色，即使瘤体小也能见到。该瘤肉眼标本另一个特点是部分肿瘤中央有纤维瘢痕形成。光镜下肿瘤细胞呈巢状或实片状，肾嗜酸细胞腺瘤的胞膜通常不清晰，胞浆嗜酸性为此瘤的又一大特点，镜下颗粒粗大，充满胞浆，嗜酸性强。肾嗜酸细胞腺瘤无特异性临床表现，通常无症状，瘤体较大者可有腰痛、血尿或腹部包块。该瘤绝大部分为单发，肿瘤大小为 0.6 ~ 15 cm 不等。常局限肾脏实质，很少侵犯肾包膜和血管。

（2）诊断要点

CT 平扫为较均匀的低密度或高密度。增强后各期均匀强化且密度低于肾皮质。比较特异的是，CT 扫描时出现的中央星状瘢痕和轮辐状强化，可提示肾嗜酸细胞瘤的诊断。但也有人认为它们并不可靠。轮辐状强化和中央星状瘢痕，也是嫌色细胞癌的表现之一。但如果螺旋 CT 血管期和消退期双期均表现为轮辐状，应疑诊肾嗜酸细胞瘤。

（3）鉴别诊断

①肾细胞癌：肿块不出现中央星状瘢痕和轮辐状强化，且易侵犯肾包膜和邻近血管。②肾血管平滑肌脂肪瘤：内可见特异性脂肪组织。

（4）特别提示

因肿瘤为良性，如术前能正确诊断，则可采用低温冷冻治疗、肾部分切除或肿瘤射频消融术，从而避免不必要的肾脏切除术。近来发现 MRI 在诊断肾嗜酸细胞瘤方面有独特价值，可显示肿瘤包膜完整、中央星状瘢痕、等或低 P 信号、稍低或稍高 T2 信号及强化情况等，可提示诊断。如果仔细观察肾脏 MRI 形态学特点和特异的信号特征，并结合其他辅助影像检查和病史，对绝大多数肾嗜酸细胞瘤及其他肾脏肿块，MRI 能做出正确诊断并指导治疗。

3. 肾细胞癌

（1）病理和临床概述

肾细胞癌为肾最常见恶性肿瘤，好发年龄 50～60 岁，男性多见。肾细胞癌起源于肾小管上皮细胞，发生在肾实质内，可有假包膜，易发生囊变、出血、坏死、钙化。肾癌易侵犯肾包膜、肾筋膜、邻近肌肉、血管、淋巴管等，并易在肾静脉、下腔静脉内形成瘤栓，晚期可远处转移。病理类型有透明细胞癌、颗粒细胞癌、梭形细胞癌。典型症状有血尿、腰痛和腹部包块。

（2）诊断要点

CT 表现为等密度、低密度或高密度肿块。动态增强：早期大部分肾癌强化明显，CT 值可增加 240 HU；皮质期不利于肿瘤显示；实质期呈相对低密度。肿块局限于肾实质内或突出肾轮廓外。肿块与正常肾脏分界不清，边缘较规则或部分不规则。有时肿瘤内有点状、小结节状，边缘弧状钙化。同时注意观察肾周结构有无侵犯，局部淋巴结有无肿大。

（3）鉴别诊断

①肾盂癌：发生在肾盂，乏血供，肿块强化不明显。②肾血管平滑肌脂肪瘤：肿块内有脂肪组织时容易鉴别，无脂肪组织则难以鉴别。③肾脓肿：脓腔见环状强化，内见小气泡及积液。

（4）特别提示

B 超检查对肾癌的普查起重要作用，对肾内占位囊性成分的鉴别诊断准确性高。CT 检查可作为术前肾癌分期的主要依据，确定肿瘤有无侵犯周围血管、脏器及淋巴结转移、远处转移。MRI 诊断准确性同 CT，但在诊断淋巴结和血管病变方面优于 CT。

4. 肾窦肿瘤

（1）病理和临床概述

由肾门深入肾实质所围成的腔隙称肾窦，内有肾动脉的分支、肾静脉的属支、肾盂、肾大、小盏、神经、淋巴管和脂肪组织。有学者将肾窦病变分为三种：一类是窦内固有成分发生的病变，如脂肪组织、集合系统、血管及神经组织来源的；一类是外来的从肾实质发展进入肾窦内的病变；另一类是继发的包括转移或腹膜后肿瘤累及肾窦的肿瘤。原发性肾窦内肿瘤非常罕见，发现其病因或发生肿瘤的解剖组织范围很广，从脂肪组织（如脂肪肉瘤）、神经组织（如副神经节细胞瘤）、淋巴组织（如以良性 Castleman 病或恶性淋巴瘤），以及血管来源的血管外皮瘤或肌肉来源的平滑肌瘤、血管平滑肌瘤。肾窦肿瘤以良性为主，恶性较少。患者一般临床上症状无特异性表现，以腰部酸痛最为常见；原发性肾窦肿瘤一般直径在 4.0 cm 左右，可能出现临床症状才引起患者注意，无血尿。

（2）诊断要点

①CT 示肾盂肾盏为受压改变，与肾盂肾盏分界清晰、光整。②平扫及增强密度均匀（良性）或不均匀（恶性）。③与肾实质有分界，血管源性肿瘤强化非常明显。④脂肪源性肿瘤内见脂肪组织密度。

（3）鉴别诊断

①肾癌：肿块发生于肾实质内，可侵犯肾周及肾窦，一般呈显著强化。②肾盂肿瘤：起源于肾盂，肿块强化差。

（4）特别提示

肾区病变的定位对疾病的诊断、手术方案的制定、甚至预后都具有极其重要的临床意义。位于肾窦内的肿瘤一般不需要进行全肾脏切除，而肾实质的肿瘤一般必须全肾切除。CT、IVP、MRI 及肾动脉造影对肾窦肿瘤的定位有重要的临床价值，并对肿瘤的定性也有重要的参考价值。

四、输尿管常见疾病CT诊断

（一）输尿管外伤

1. 病理和临床概述

输尿管外伤可单发或并发于泌尿系外伤。泌尿系统遭受任何直接或间接暴力均可导致损伤。近年来，医源性损伤亦逐渐增多。输尿管损伤的病理取决于其损伤的程度。如完全断裂，则尿液积聚于腹膜后以肾后间隙最常见。如有瘢痕收缩则形成狭窄、闭塞和阻塞。临床表现多样，可有伤口漏尿或尿外渗，尿瘘形成；腹膜炎症状；尿道阻塞，无尿等。

2. 诊断要点

平扫表现可发现阳性及阴性结石，阴性结石密度也常高于肾实质，CT值常为100 HU以上，无增强效应。结石多位于输尿管狭窄部位即肾盂输尿管连接部、输尿管与器动脉交叉处、输尿管膀胱入口处。间接征象可表现为输尿管扩张，肾盂、肾盏积水等，并可显示结石周围软组织炎症、水肿。

3. 鉴别诊断

（1）盆腔静脉石

位于静脉走行区，为小圆形高密度灶，病灶中心为低密度。

（2）盆腔骨岛

位于骨骼内。

4. 特别提示

临床诊断以X线平片及静脉尿路造影为首选。但CT对结石的大小、部位、数目、形状显示更准确，免除了其他结构的影响；同时能易于显示肾盂扩张和肾盂、肾盏积水及梗阻性肾实质改变，能客观评价结石周围炎症、肾功能情况。MR1水成像能显示梗阻性肾、输尿管积水情况。

（二）输尿管炎

1. 病理和临床概述

输尿管炎指发生在输尿管壁的炎症，常由大肠埃希菌、变形杆菌、铜绿假单胞菌、葡萄球菌等致病菌引起。输尿管炎常继发于肾盂肾炎、膀胱炎等；也可因血行、淋巴传播或附近器官的感染蔓延而来（如阑尾炎、盲肠炎）；部分患者因医疗器械检查、结石摩擦及药物引起。急性输尿管炎表现为黏膜化脓性炎症；而慢性输尿管炎表现为输尿管壁扩张、变薄，输尿管逐渐延长，也可为管壁增厚、变硬、僵直，致输尿管狭窄。临床症状为尿频、尿急伴有腰痛乏力、尿液浑浊，严重时发生血尿、肾绞痛，尿培养可有细菌。

2. 诊断要点

急性输尿管炎CT检查无特异性。

慢性输尿管炎可表现为输尿管壁增厚，管壁不均匀，部分患者出现肾盂积水。输尿管周围炎可出现腹膜后输尿管纤维化。

3. 鉴别诊断

囊性输尿管炎、输尿管癌，难以鉴别；输尿管结核，表现为输尿管壁增厚，管腔狭窄，管壁常可见钙化，常伴有同侧肾脏结核。

4. 特别提示

输尿管炎的诊断应密切结合病史和辅助检查。静脉尿路造影表现为输尿管扩张或狭窄，扭曲变形。CT 检查亦尤明显特异性。对可疑病变可行病理活检。

（三）输尿管癌

1. 病理和临床概述

输尿管肿瘤多发生在左侧，尤其是在下 1/3 段。大部分为移行细胞癌，少数为鳞癌、腺癌。原发输尿管移行细胞癌较少见，好发年龄为 50～70 岁，男性多于女性。最常见的症状为间歇性无痛性肉眼或镜下血尿，少数患者可触及腹部肿块，阻塞输尿管可引起肾绞痛。

2. 诊断要点

CT 表现输尿管不规则增厚、狭窄或充盈缺损，肿瘤近侧输尿管及肾盂扩张，三维重建显示最佳。输尿管肿瘤为少血供肿瘤，增强多无强化或轻度强化。

3. 鉴别诊断

（1）血凝块

为输尿管腔内充盈缺损，无强化，管壁不增厚。

（2）阴性结石

输尿管内高密度灶，CT 值常为 100 HU 以上。

（3）输尿管结核

输尿管壁增厚、管腔狭窄，常伴有钙化。

4. 特别提示

随诊中应注意其余尿路上皮器官发生肿瘤的可能性。CT 检查对诊断输尿管肿瘤起重要作用，不仅能显示肿瘤本身，也可了解肿瘤的侵犯程度，有无淋巴结转移。MRU 对该病的诊断有一定的价值，但对尿路结石的鉴别有困难。

五、膀胱常见疾病CT诊断

（一）膀胱结石

1. 病理和临床概述

膀胱结石 95% 见于男性，发病年龄多为 10 岁以下儿童和 50 岁以上老人。儿童以原发性多见，主要是营养不良所致。继发性则多见于成人，可来源于肾、输尿管，膀胱感染、异物、出口梗阻、膀胱憩室、神经源性膀胱等也可引起继发结石。结石的病理改变是对膀胱黏膜的刺激、继发性炎症、溃疡形成出血、长期阻塞导致膀胱小梁、小房或憩室形成。临床症状主要为疼痛、排尿中断、血尿及膀胱刺激症状。

2. 诊断要点

平扫表现为圆形、卵圆形、不规则形、倒梨形等高密度灶，可单发或多发，大小不一，小至几毫米，大至十余厘米。边缘多光整，CT 值常为 100 HU 以上，具有移动性；膀胱憩室内结石移动性差。

3. 鉴别诊断

（1）膀胱异物

常有器械检查或手术史，异物有特定形状，如条状等，容易以异物为核心形成结石。

（2）膀胱肿瘤

为膀胱壁局限性不规则增厚，可形成软组织肿块，有明显强化。

4. 特别提示

膀胱结石含钙量高，易于在 X 线平片上确诊。CT 对膀胱区可疑病灶定位准确，易于表明位于膀胱腔内、膀胱憩室、膀胱壁及壁外；易于反映膀胱炎等继发改变及膀胱周围改变。一般不需 MRI 检查。

（二）膀胱炎

1. 病理和临床概述

膀胱炎临床分型较多，以继发性细菌性膀胱炎多见。致病菌多为大肠杆菌，且多见于妇女，由上行感染引起，常合并尿道炎和阴道炎。急性膀胱炎病理上局限于黏膜和黏膜下层，以充血、水肿、出血及小溃疡形成为特征；慢性膀胱炎以膀胱壁纤维增生，瘢痕挛缩为特征。主要症状有尿频、尿急、尿痛等膀胱刺激症状。

2. 诊断要点

①急性膀胱炎多表现正常，少数CT平扫增厚的膀胱壁为软组织密度，增强均匀强化。②慢性膀胱炎表现为膀胱壁增厚，强化程度不如前者，无特征性表现。

3. 鉴别诊断

①膀胱充盈不良性膀胱壁假性增厚，膀胱充盈满意时，假性增厚消失。②先天性膀胱憩室，为膀胱壁局限性外突形成囊袋样影，容易伴发憩室炎及憩室内结石。③膀胱癌，为膀胱壁局限性、不均匀性增厚，强化不均。

4. 特别提示

膀胱炎主要靠临床病史、细菌培养、膀胱镜检查或活检证实，CT 检查结果只作为一个补充。

（三）膀胱癌

1. 病理和临床概述

膀胱癌为泌尿系最常见的恶性肿瘤，男性多见，多见于 40 岁以上。大部分为移行细胞癌，以淋巴转移居多，其中以闭孔淋巴结和髂外淋巴结最常见，晚期可有血路转移。临床症状为无痛性全程血尿、合并感染者有尿频、尿痛、排尿困难等。

2. 诊断要点

肿瘤好发于膀胱三角区后壁及侧壁；常为多中心。CT 表现为膀胱壁向腔内乳头状突起或局部增厚，增强呈较明显强化。当膀胱周围脂肪层消失，表示肿瘤扩展到膀胱壁外，可有边界不清的软组织肿块和盆腔积液，也可有膀胱周围和盆壁淋巴结转移。

3. 鉴别诊断

（1）膀胱炎

为膀胱壁较广泛均匀性增厚，强化均匀。

（2）前列腺肥大

膀胱基底部形成局限性压迹，CT 矢状位重建、MRI 可鉴别。

（3）膀胱血块

平扫为高密度，CT 值一般 > 60 HU，增强无强化，当膀胱癌伴出血，大量血块包绕肿块时，则难以鉴别。

4. 特别提示

CT 可为膀胱癌术前分期提供依据，明确有无周围脏器、盆壁侵犯及淋巴结转移。膀胱癌术后随访可发现复发或合并症。膀胱壁增厚也可见于炎症性病变或放射后损伤。MRI 的定位价值更高。

六、泌尿系统先天畸形CT诊断

（一）马蹄肾畸形

1. 病理和临床概述

马蹄肾畸形是由于原始肾组织块的发育停顿，或两侧输尿管芽发生期间向中间分支，致使分支附近的生后肾组织发生融合而造成的发育异常，出现各种形态的融合肾。马蹄肾畸形是融合肾中最常见的一种畸形。两肾的上极或下极融合在一起而形成。90% 见于下极。临床上可无症状，或出现腰痛、血尿、排尿困难、腹部肿块等。

2. 诊断要点

CT 表现为两肾上极距离正常，两肾下极融合，并见横过中线的峡部。肾盂肾盏形态异常。

3. 鉴别诊断

可明确诊断。

4. 特别提示

X 线平片和静脉造影能初步诊断该病，CT、MRI 可完全显示马蹄肾的外形和构造。

（二） 肾盂输尿管重复畸形

1. 病理和临床概述

肾盂输尿管重复畸形是上泌尿道最常见的先天畸形，一般多见于女性。重复畸形可为部分性，形成单输尿管开口，亦可为完全性，两个输尿管开口于膀胱。完全重复的输尿管系由中肾管两个输尿管芽形成，重复的输尿管完全分开，分别引流重肾的两个肾盂的尿液。此时两个肾脏常融合在一起，称为重复肾。重复肾的上肾段发育较小，且常为单个肾盏，易形成感染和积水。两支输尿管分开，可并行或交叉向下引流。重复输尿管常合并有异位、输尿管囊肿和反流。

2. 诊断要点

必须行增强 CT 扫描，可以显示肾盂的上段和下段，上段肾盂多呈囊状，同侧肾内侧可见两个输尿管断面。

3. 鉴别诊断

一般可明确诊断。

4. 特别提示

静脉肾盂造影或逆行造影可显示异常的肾盂和输尿管，是首选检查方法。CT 重建和 MRI 对诊断亦有帮助。

七、前列腺常见疾病CT诊断

（一） 前列腺增生症

1. 病理和临床概述

前列腺增生症又称前列腺肥大，是老年男性的常见病，50 岁以上多见，随着年龄增长发病率逐渐增高。老龄和雌雄激素失衡是前列腺增生的重要病因。前列腺增生开始于围绕尿道部位的腺体，即移行带和尿道周围的腺体组织，最后波及整个前列腺。临床症状主要有进行性排尿困难、尿频、尿潴留、血尿等。

2. 诊断要点

CT 扫描能显示前列腺及其周围解剖并可测量前列腺体积。CT 扫描前列腺上界超过耻骨联合上缘 2～3 cm 时，才能确诊为增大。增大前列腺压迫并突入膀胱内。增强扫描可见前列腺肥大，有不规则不均匀斑状强化，而肥大的前列腺压迫周围带变扁，密度较低为带状，精囊和直肠可移位。

3. 鉴别诊断

前列腺癌，较小癌灶 CT 难以鉴别，癌灶巨大伴有周围侵犯、转移时不难鉴别，前列腺一般行 MRI 检查。

4. 特别提示

前列腺肥大需做临床检查，经直肠超声检查为首选检查方法。CT 扫描无特征性，临床常行 MRI 检查，表现为中央带增大，周围带受压、变薄。

（二） 前列腺癌

1. 病理和临床概述

前列腺癌好发于老年人，95% 以上为腺癌，起自边缘部的腺管和腺泡。其余为移行细胞癌、大导管乳头状癌、内膜样癌、鳞状细胞癌。前列腺癌多发生在外周带，大多数为多病灶。前列腺癌大多数为激素依赖型，其发生和发展与雄激素关系密切。临床类型分为临床型癌、隐蔽型癌、偶见型癌、潜伏型癌。早期前列腺癌症状和体征常不明显。后期出现膀胱阻塞症状如尿流慢、尿中断、排尿困难等。

2. 诊断要点

癌结节局限于包膜内 CT 表现为稍低密度结节或外形轻度隆起，癌侵犯包膜外时常累及精囊，表现为膀胱精囊角消失，也可侵犯膀胱壁。淋巴结转移首先发生于附近盆腔淋巴结。前列腺癌常发生骨转移，以成骨型转移多。

3. 鉴别诊断

前列腺增生症不会发生邻近脏器侵犯，局部淋巴结转移、成骨转移等恶性征象。

4. 特别提示

前列腺的影像检查以 MRI 为主，MRI 能清晰显示癌灶。CT 不能发现局限于前列腺内较小的癌灶。

八、子宫常见疾病CT诊断

（一）子宫内膜异位症

1. 病理和临床概述

子宫内膜异位症一般仅见于育龄妇女，是指子宫内膜的腺体和间质出现在子宫肌层或子宫外，如卵巢、肺、肾等处出现。当内在的子宫内膜出现在子宫肌层时，称子宫腺肌病；当内在的子宫内膜出现在子宫肌层之外的地方，称外在性子宫内膜异位症。子宫内膜异位症的主要病理变化为异位内膜随卵巢激素的变化而发生周期性出血，伴有周围结缔组织增生和粘连。主要症状有周期性发做出现继发性痛经、月经失调、不孕等。

2. 诊断要点

外在性子宫内膜异位征CT表现为子宫外盆腔内薄壁含水样密度囊肿或高密度囊肿，多为边界不清，密度不均的囊肿。囊壁不规则强化，囊内容物为稍高密度改变。或为实性包块，边缘清楚。常与子宫、卵巢相连，可单个或多个。

子宫腺肌病表现为子宫影均匀增大，肌层内有子宫膜增生所致的低密度影，常位于子宫影中央。

3. 鉴别诊断

盆腔真性肿瘤，CT表现上难以区别，一般行MRI检查，可见盆腔内新旧不一的出血而加以鉴别。

4. 特别提示

子宫内膜异位征的诊断需结合临床典型病史，其症状随月经周期而变化。B超为子宫内膜异位症的首选检查方法。CT、MRI能准确显示病变，可作为鉴别诊断的重要手段。盆腔MRI检查可见盆腔内新旧不一的出血而较有特征性。

（二）子宫肌瘤

1. 病理和临床概述

子宫肌瘤是女性生殖器中最常见的肿瘤。由子宫平滑肌组织增生而成，其间有少量纤维结缔组织。可单发或多发，按部位分为黏膜下、肌层和浆膜下肌瘤。好发年龄为30～50岁。发病可能与长期或过度卵巢雌激素刺激有关。子宫肌瘤恶变罕见，占子宫肌瘤1%以下，多见于老年人。子宫肌瘤可合并子宫内膜癌或子宫颈癌。子宫肌瘤临床症状不一，取决于大小、部位及有无扭转。

2. 诊断要点

CT表现子宫内外形分叶状增大或自子宫向外突出的实性肿块，边界清楚，密度不均匀，可见坏死、囊变及钙化，增强扫描肿瘤组织与肌层同等强化。存在变性时强化程度不一，多低于子宫肌层密度，大的肿瘤内可见云雾状或粗细不均的条状强化。部分患者有点状、环状、条状、块状钙化。

3. 鉴别诊断

（1）卵巢肿瘤

肿块以卵巢为中心或与卵巢关系密切，常为囊实性，肿块较大，子宫内膜异位症，CT难以鉴别。

（2）子宫恶性肿瘤

子宫不规则状增大，肿块密度不均，强化不均匀，可伴周围侵犯及转移等征象。

4. 特别提示

B超检查方便、经济，是首选方法，但视野小，准确性取决于操作者水平。子宫肌瘤进一步检查一般选择MRI，MRI有特征性表现，可准确评估病变部位、大小、内部结构改变等情况。

（三）子宫内膜癌及宫颈癌

1. 子宫内膜癌

（1）病理和临床概述

子宫内膜癌是发生于子宫内膜的肿瘤，好发于老年患者，大部分在绝经后发病，近年发病率持续上升，这可能同社会经济不断变化，外源性雌激素广泛应用、肥胖、高血压、糖尿病、不孕、晚绝经患者增加等因素有关。大体病理分为弥漫型和局限型，组织学大部分为起源于内膜腺体的腺癌。子宫内膜癌可于卵巢癌同时发生，也可先后发生乳腺癌、大肠癌、卵巢癌。临床应予以重视。临床症状主要有阴道出血，尤其是绝经后出血及异常分泌物等。

（2）诊断要点

CT平扫肿瘤和正常子宫肌层呈等密度。增强扫描子宫体弥漫或局限增大，肿块密度略低，呈菜花样。子宫内膜癌阻塞宫颈内口可见子宫腔常扩大积液。附件侵犯时可见同子宫相连的密度均匀或不均匀肿块，正常脏器外脂肪层界限消失。盆腔种植转移可见子宫直肠窝扁平的软组织肿块。有腹膜后及盆腔淋巴结肿大。

（3）鉴别诊断

宫颈癌：肿块发生于宫颈，一般不向上侵犯子宫体。

子宫内膜下平滑肌瘤并发囊变：增强CT正常子宫组织和良性平滑肌瘤的增强比内膜癌明显，钙化和脂肪变性是良性平滑肌瘤的证据。

（4）特别提示

MRI 结合增强检查准确率达 91%，目前国际上采用 MRI 评价治疗子宫内膜癌的客观指标。子宫内膜癌治疗后 10% ~ 20% 复发。CT 主要用于检查内膜癌术后是否复发或转移。同时对于制定子宫内膜癌宫腔内放疗计划也有帮助。

2. 宫颈癌

（1）病理和临床概述

宫颈癌是女性生殖道最常见的恶性肿瘤，好发于育龄期妇女，其发病与早婚、性生活紊乱、过早性生活及某些病毒感染（如人乳头瘤病毒）等因素有关。宫颈癌好发于子宫鳞状上皮和柱状上皮移行区，由子宫颈上皮不典型增生发展为原位癌，进一步发展成浸润癌，95% 为鳞癌，少数为腺癌，尚有腺鳞癌、小细胞癌、腺样囊性癌。临床症状主要有阴道接触性出血、阴道排液，继发感染可有恶臭等。

（2）诊断要点

宫颈原位癌 CT 检查不能做出诊断。浸润期癌肿块有内生或外长两种扩散方式。内生性者要是向阴道穹窿乃至子宫阔韧带浸润；外生性主要向宫颈表面突出，形成息肉或菜花样隆起。CT 表现为子宫颈增大，超过 3 cm，并形成软组织肿块，肿块局限于宫颈或蔓延至子宫旁。肿瘤内出现灶性坏死呈低密度区，宫旁受累时其外形不规则，呈分叶状或三角肿块影，累及直肠时直肠周围脂肪层消失。

（3）鉴别诊断

子宫内膜癌，肿瘤起源于子宫体，肿块较大时两者较难鉴别。

（4）特别提示

CT 主要用于宫颈癌临床分期及术后随访。宫颈癌术后或放疗后 3 月内应行 CT 扫描，以后每半年 1 次，直至两年。CT 扫描有助于判断肿瘤是否复发、淋巴结转移及其他器官侵犯情况，但不能准确检出膀胱和直肠受累情况，也不能鉴别放射后纤维变。必要时MRI 检查。

九、卵巢常见疾病CT诊断

（一）卵巢囊肿

1. 病理和临床概述

卵巢囊肿临床上十分常见，属于瘤样病变。卵巢良性囊性病变包括非瘤性囊肿，即功能性囊肿（主要病理组织学分类有：滤泡囊肿、黄体囊肿和生发上皮包涵囊肿）；腹膜包裹性囊肿及卵巢子宫内膜异位囊肿和囊性肿瘤样病变。卵巢囊肿多无明显症状。

2. 诊断要点

功能性囊肿 CT 表现为边界清楚、壁薄光滑的单房性水样密度影，直径一般 < 5 cm，少数为双侧，体积较大，或多发囊样低密度灶，浆液性滤泡囊肿与黄体囊肿 CT 上不能区分。

腹膜包裹性囊肿表现为沿盆壁或肠管走行的形态不规则的囊性低密度区。

卵巢子宫内膜异位囊肿表现为薄壁或厚薄不均的多房性囊性低密度区。

3. 鉴别诊断

（1）正常卵泡，较小，一般 < 1 cm。

（2）囊腺瘤，为多房囊性肿块，直径常 > 5 cm，有强化。

4. 特别提示

B 超、CT、MRI 均能做出正确诊断。但 MRI 对囊肿内成分的判断要优于 CT、B 超。卵巢囊肿一般不需处理，巨大囊肿可行 B 超或 CT 定位下穿刺抽液。

（二）卵巢畸胎瘤

1. 病理和临床概述

卵巢畸胎瘤由多胚层组织构成的肿瘤。根据其组成成分的分化成熟与否在病理上分为以下几种：①成熟畸胎瘤，属于良性肿瘤，又称皮样囊肿，占畸胎瘤的 95% 以上，好发年龄为 20 ~ 40 岁。多为单侧、囊性，外表呈球形或结节状，囊内充塞脂类物、毛发、小块骨质、软骨或牙齿，单房或多房，可有壁结节；②未成熟畸胎瘤，好发于儿童、年轻妇女，40 岁以上很少见，肿块较大且多为实性；③成熟畸胎瘤恶变，多为在囊性畸胎瘤基础上出现较大实变区，绝大多数发生于生育年龄，但恶变最常发生于仅占患者 10% 的绝经后妇女，患者多为老年多产妇女，恶变机会随年龄增长而增加。皮样囊肿易发生蒂扭转而出现下腹剧痛、恶心、呕吐等急腹症症状。

2. 诊断要点

成熟畸胎瘤 CT 表现为密度不均的囊性肿块，囊壁厚薄不均，可有弧形钙化，瘤内成分混杂，可见特征性成分，如牙齿、骨骼、钙化、脂肪等，有时可见液平面。

未成熟畸胎瘤多为单侧性，肿块以实性为主，大多有囊性部分，有的呈囊实性或囊性为主，边缘不规则，有分叶或结节状突起，肿块内多发斑点状钙化和少许小片脂肪密度影为其常见重要征象，实性成分内盘曲的带状略低密度影是另一特征性征象，其病理基础是脑样的神经胶质组织区。

畸胎瘤恶变的征象主要是肿瘤形态不规则，内部密度不均匀，囊壁局部增厚或有实性区域或见乳头状结构。

3. 鉴别诊断

卵巢囊腺瘤，为多房囊性肿块，一般见不到牙齿、骨骼、钙化、脂肪等畸胎瘤特征性成分。

4. 特别提示

当囊性畸胎瘤出现较大实变区时，应考虑为恶变。CT、MRI 对囊性畸胎瘤内的脂肪成分较敏感。而 CT 对肿瘤内骨性成分和钙化的检出优于 MRI。卵巢未成熟畸胎瘤具有复发和转移的潜能，恶性行为的危险性随未成熟组织量的增加而增加，病理级别愈高，实性部分愈多，也就是说实性成分愈多，危险性便愈大。

（三）卵巢囊腺瘤

1. 病理和临床概述

卵巢囊腺瘤可分为浆液性和黏液性，左右两侧均可发生，有时两侧同时发病。浆液性和黏液性囊腺瘤可同时发生。主要见于育龄妇女，多为单侧性。浆液性囊腺瘤体积较小，可单房或多房，黏液性囊腺瘤体积较大或巨大，多房。临床症状有腹部不适或隐痛、腹部包块、消化不良等，少数有月经紊乱。浆液性囊腺瘤患者有时有腹水。

2. 诊断要点

CT 表现为一侧或两侧卵巢区单房或多房囊状积液，分隔及壁菲薄，外缘光滑。其内偶可见实质性壁结节。浆液性囊腺瘤以双侧、单房为特点，囊内密度低，均匀，有时有钙化。黏液性囊腺瘤为单侧、多房，体积大，囊内密度稍高于浆液性囊腺瘤。

3. 鉴别诊断

（1）卵巢囊腺癌：肿块实性部分较多，分隔及壁增厚，可见强化壁结节，可见周围侵犯、淋巴结转移等征象。

（2）卵巢囊肿：单房多见，直径一般 < 5 cm。

（3）卵巢畸胎瘤：可见牙齿、骨骼、钙化、脂肪等畸胎瘤特征性成分。

4. 特别提示

CT 不能区分浆液性和黏液性。MRI 和 CT 一样能显示肿瘤大小、形态、内部结构及周围的关系。对浆液性和黏液性的区分较 CT 有意义。

（四）卵巢囊腺癌

1. 病理和临床概述

卵巢囊腺癌，卵巢恶性肿瘤中 85% ~ 95% 来源于上皮，即卵巢癌。常见的是浆液性和黏液性囊腺癌，两者约占 50%。多数患者在早期无明显症状。肿瘤播散主要通过表面种植和淋巴转移，淋巴转移主要到主动脉旁及主动脉前淋巴结。

2. 诊断要点

CT 表现：①盆腔肿块为最常见的表现，盆腔或下腹部巨大囊实性肿块，与附件关系密切，分隔较厚，囊壁边缘不规则，囊内出现软组织密度结节或肿块，增强肿块实性部分明显强化；②大网膜转移时可见饼状大网膜；③腹膜腔播散，表现为腹腔内肝脏边缘，子宫直肠窝等处的不规则软组织结节或肿块；④卵巢癌侵犯临近脏器，使其周边的脂肪层消失。此外还可见腹水，淋巴结转移，肝转移等表现。

3. 鉴别诊断

（1）卵巢囊腺瘤：分隔及壁薄，不伴有周围侵犯、转移、腹水等恶性征象。

（2）卵巢子宫内膜异位囊肿：为薄壁或厚薄不均的多房性囊性低密度区，无恶性征象。

4. 特别提示

CT 广泛应用于卵巢癌的临床各期，还应用于放化疗疗效的评价。MRI 对病变的成分判断更佳，因而诊断更具价值。

第三节　急腹症 CT 诊断

一、急腹症MDCT检查方法

（一）检查前准备

可无须任何准备进行检查，也可酌情口服适量泛影葡胺溶液利于显示消化道穿孔位置及大小、发现肠梗阻平面等。

（二）扫描体位及范围

仰卧位头先进。上腹痛扫描范围为膈顶至 L_3 锥体下缘；下腹痛扫描范围为 L_3 椎体上缘至耻骨联合；全腹痛或腹痛定位不明确或可疑泌尿系结石者扫描范围为膈顶至耻骨联合。

（三）扫描参数

扫描层距及层厚为 5 ~ 10 mm，重建间隔及层厚 0.75 ~ 1.25 mm。对于怀疑腹部血管病变、坏死性胰腺炎、脾梗死等患者，行多层螺旋CT血管造影（CTA）及三期增强扫描，应用高压注射器，经静脉团注 60 ~ 80 mL 碘海醇注射液（300 ~ 350 mgI/mL），速率 3.5 ~ 4.5 mL/s，采用 Smart Prep 技术，感兴趣区设定在腹主动脉，阈值 100 Hu 开始动脉期扫描，延迟55秒进行静脉期扫描，3分钟进行平衡期扫描。图像传至工作站，进行二维、三维后处理。

（四）多层螺旋CT各种后重建方法及窗技术

多平面重建（MPR）可任意层面观察病变，对病变细节显示具有不可比拟的优势；曲面重建（CPR）对管状结构显示具有独到作用，可在同一层面显示管状结构全程，特别适用于胆道及泌尿系成像；最大密度投影（MIP）及容积再现（VR），图像立体直观，可任意旋转角度观察，对血管性病变及结石的显示具有不可替代的作用。特别强调原始横轴位图像是诊断基础，必须认真观察不可省略；工作站显示器连续薄层观察（软读片），宽窗宽及窄窗位（如纵隔窗、肺窗）观察可获得更为详细丰富诊断信息，识别网膜系膜病变，区分腹腔内游离气体、肠腔内气体及腹腔内脂肪。

二、急腹症相关解剖

（一）阑尾

成人阑尾基底部位于盲肠左后方、回盲瓣下方约2.0 cm处，外形呈蚯蚓状盲管，长短粗细不一，一般长约5～10 cm，直径约0.5～0.7 cm。阑尾常见方位：盲肠后位（部分位于腹膜后）、盆位、回肠前位、回肠后位、盲肠下位。

（二）腹腔及腹膜腔

腹膜为覆盖于腹、盆腔壁内和腹、盆腔脏器表面的一层薄而光滑的浆膜，腹膜脏层和壁层互相延续、移行，共同围成不规则的潜在性腔隙，称为腹膜腔，仅含少量浆液。腹腔是指膈以下、盆膈以上、腹前壁和腹后壁之间的腔。腹盆腔脏器及腹膜腔均位于腹腔之内。腹膜内位器官：胃、十二指肠上部、空肠、回肠、盲肠、阑尾、横结肠、乙状结肠、脾、卵巢和输卵管。腹膜间位器官：肝、胆囊、升结肠、降结肠、子宫、膀胱和直肠上段。腹膜外位器官：肾、肾上腺、输尿管，十二指肠降部、下部和升部，直肠中、下段及胰。

（三）网膜及网膜囊

网膜是与胃小弯和胃大弯相连的双层腹膜皱襞，其间有血管、神经、淋巴管和结缔组织等。小网膜：是由肝门向下移行于胃小弯和十二指肠上部的双层腹膜结构，包括肝胃韧带和肝十二指肠韧带。大网膜：形似围裙覆盖于空、回肠和横结肠的前方。网膜囊：是小网膜和胃后壁与腹后壁的腹膜之间的一个扁窄间隙，又称小腹膜腔。

（四）系膜及韧带

壁、脏腹膜相互延续移行，形成许多将器官系连固定于腹、盆壁的双层腹膜结构称为系膜，其内含有出入该器官的血管、神经及淋巴管和淋巴结等，如肠系膜。另外，连接于腹、盆壁与脏器之间或连接相邻脏器之间的双层或单层腹膜结构称为韧带，对脏器有固定作用，其内含有血管和神经等，如肝、脾的韧带。

正常情况下，CT不能显示腹膜、网膜、系膜及韧带结构，但可显示其内走行的血管。十二指肠位置较为固定，十二指肠球部是十二指肠溃疡及其穿孔的好发部位；肠系膜上动脉与腹主动脉夹角30°～50°,当角度变小，可使十二指肠水平部受压致十二指肠梗阻。空肠与回肠被肠系膜系于后腹壁，近侧2/5为空肠，位于左上腹和脐区，远侧3/5为回肠，多位于脐区、右下腹和盆腔内；回肠末段对系膜缘可有Meckel憩室，易发炎或合并穿孔。大肠可分为盲肠、阑尾、结肠、直肠和肛管五部分，沿腹腔周边分布。输尿管正常管径0.5～1.0cm，三处狭窄分别位于肾盂输尿管移行处、骨盆入口输尿管跨过髂血管处、膀胱壁内部，狭窄处管径只有0.2～0.3 cm，成年女性卵巢约4cm×3cm×1cm，位于卵巢窝（髂内外动脉夹角处），贴靠于小骨盆侧壁；输卵管壶腹部是宫外孕好发部位。

三、急腹症常见疾病CT诊断

（一）急性胰腺炎

1. 病理

被激活的胰酶进入胰腺间质组织引起水肿并充血，重者出血、坏死及化脓，胰周渗液及蜂窝织炎，后期可形成胰腺假性囊肿、纤维化和钙化。临床表现左上腹痛及腰痛，恶心呕吐、发热等，血尿淀粉酶升高。

2. CT 表现

（1）急性单纯水肿型胰腺炎

CT表现为胰腺弥漫或局限性体积增大，边缘模糊，胰腺周围可见低密度渗出液，小网膜囊积液为常见，左侧或双侧肾前筋膜增厚，增强扫描胰腺呈均匀强化。早期水肿型胰腺炎因胰腺本身及其周围结构改变不明显，需密切结合临床表现及酶学改变进行诊断，必要时随诊观察，不可轻易排除诊断。

（2）急性出血坏死型胰腺炎

CT表现为胰腺体积弥漫性明显增大，密度减低，并见更低密度坏死区，增强扫描无强化，胰腺实质内见可见斑片状高密度出血灶，也可伴发胰腺内脓肿形成，表现为液性低密度灶内小气泡影。CT在判断胰腺的出血坏死及其程度、范围，以及并发症等方面具有不可替代的作用。

纵隔窗基础上调宽窗宽和调窄窗位，利于显示胰腺周围脂肪间隙密度变化及肾前筋膜增厚改变。

（二）急性阑尾炎

1. 病理

阑尾炎症时，管壁黏膜炎性水肿增厚，渐向肌层和浆膜扩散累及全层，进而阑尾邻近的腹膜、浆膜、盲肠端亦肿胀，周围炎性渗出，重者阑尾坏死、穿孔，形成阑尾周围脓肿或弥漫性腹膜炎。典型者临床表现为转移性右下腹痛，恶心、呕吐、发热，右下腹麦氏点压痛、反跳痛、肌紧张。

2. CT 表现

急性单纯性阑尾炎 CT 可见阑尾肿大增粗（管径 > 6 mm）、阑尾壁环形增厚、管状结构消失、阑尾积液，可伴有阑尾结石；阑尾 – 盲肠周围炎，是 CT 诊断急性阑尾炎较为可靠的间接征象，表现为盲肠壁局限性增厚，周围脂肪密度增高，出现索条样高密度影，盲肠周围点状小淋巴结；合并阑尾穿孔者可见阑尾周围局限性游离气体密度影；部分病例形成阑尾周围脓肿，表现为阑尾区类圆形团块影，密度均匀或不均，与周围界限不清。

阑尾寻找方法：由于阑尾的根部与盲肠的关系固定，找到盲肠便可找到阑尾。MDCT 二维轴位、冠状位相结合薄层显示器连续观察，首先找到盲肠，确认回盲瓣，然后在回盲瓣下方 2～3cm 处寻找阑尾根部，循根部追踪阑尾全程至盲端。MPR 宽窗宽可更准确反映阑尾及系膜病变形态及周围炎症情况。

（三）急性胆囊炎

1. 病理

胆囊胀大，囊壁充血水肿增厚、可发生溃疡和小脓肿，胆囊周围组织炎性水肿、胆囊窝积液或形成脓肿。临床表现右上腹痛向右肩背部放射，重者伴发热、畏寒及黄疸，右上腹压痛、肌紧张，墨菲（Murphy）征阳性。

2. CT 表现

胆囊增大（横径大于 5.0 cm），囊内密度增高（大于 20 Hu），胆囊壁多呈弥漫性增厚（大于 3 mm），轮廓不清，增强扫描囊壁明显强化；胆囊周围炎性水肿呈低密度环，胆囊窝积液，胆囊周围脓肿可见肝胆交界面不清，平扫片状低密度灶内于增强扫描见环形或分隔样强化；可合并胆囊结石、胆囊出血、胆囊穿孔；若为气肿型胆囊炎，表现为胆囊腔内气液平面，胆囊壁内线状气体影。急性胆囊炎的炎症累及胆总管，可致 Mirizzi 综合征，表现肝门水平的胆管梗阻，薄层图像易于发现。

（四）胆总管结石

1. 病理

胆总管结石病理变化主要为胆道梗阻及继发胆系感染的相应改变。临床表现为右上腹疼痛，黄疸，可伴畏寒发热。

3. CT 表现

可见沿胆总管走行单发或多发颗粒样致密影，结石近端胆管均有不同程度扩张呈管状低密度影，管径大于 1.0cm，管壁常因炎性改变而均匀增厚。MPR、CPR 成像利于显示胆道整体形态、走行，准确地对结石进行定位，直观显示结石的形态大小，以及胆管壁增厚，胆道扩张的情况；多平面相结合薄层动态连续观察利于发现胆总管末端的微小结石。

（五）泌尿系结石

1. 病理

不同成分结石（草酸钙结石、磷灰石结石、磷酸镁铵结石、尿酸结石、胱氨酸结石）以不同形状存在于尿路中，刺激局部出现炎性病变，继发尿路梗阻。临床表现为突发下腹及腰部剧痛，可放射至全腹、腹股沟及大腿内侧，伴恶心呕吐、出冷汗甚至休克。肾及输尿管区有触痛，有肉眼及镜下血尿。

2. CT 表现

沿肾及输尿管走行区域可见单发或多发高密度结石影，局部输尿管壁增厚毛糙，尤其 MPR、CPR 成像更利于肾及输尿管、膀胱的整体观察，显示输尿管走行，准确地对结石进行定位，直观显示结石的形态大小；继发集合系统压力增高的表现，如输尿管和肾盂积水、肾脏体积增大、肾周水肿积液及肾周脂肪条纹征等改变。MDCT 是目前确诊泌尿系结石，尤其是输尿管小结石最敏感的方法，最小可清晰显示直径 2mm 的微小结石，可作为首选的检查方法。

（六）肠梗阻

1. 病理

梗阻近侧肠腔内气体及液体积聚致肠膨胀，肠腔压力增高，肠壁变薄，静脉回流受阻，毛细血管通透性增高，细胞外液丢失；细菌增殖，毒素被吸收或渗入腹腔发生毒血症和腹膜炎。重者发生肠壁出血坏死穿孔，化脓性腹膜炎，休克及肾功能不全。临床表现为腹痛、腹胀、呕吐，停止自肛门排便排气。

2. CT 表现

①肠管扩张（通常小肠肠管管径大于 3cm、结肠肠管管径大于 6cm 为扩张），其内

见气液平面。并可明确肠管扩张程度及受累肠管部位，空肠位于左上腹及中腹部，扩张肠管呈弹簧圈样，系膜血管少且直；回肠位于右下腹及盆腔，扩张肠管呈腊肠样，系膜血管多而短，呈网状。②发现梗阻原因如肿瘤、粪块、粘连束带，或麻痹性肠梗阻。③腹腔内继发改变如肠壁缺血水肿、增厚征象，腹水征等。肠壁水肿增厚通常为弥漫性均匀增厚，密度较低，强化程度减弱，不同于恶性肿瘤所致非均匀性或偏心性软组织性增厚；肠梗阻时肠内液及腹水CT值超过25Hu应视为血性腹水，高度可疑为绞窄性肠梗阻。有时可见肠系膜静脉、门静脉气栓，是肠坏死的可靠征象。④发现肿瘤伴发其他脏器及淋巴结转移等情况的存在。

MPR薄层后重建显示器连续观察，通过追踪扩张肠管与萎陷或正常管径肠管之间的"移行带"可以发现病变并能判断梗阻原因。碘液安全，口服不会加重肠梗阻，并有利于显示梗阻位置。

（七）肠扭转

1. 病理

肠扭转度数在180°以上才有临床意义，表现为闭袢型、绞窄性肠梗阻病理改变。扭转段肠袢血运障碍，肠壁水肿增厚，肠曲扩张，肠壁毛细血管及小静脉淤血，毛细血管通透性增加，肠壁点状出血，血性渗出液渗入肠腔和腹腔，腹腔内出现带有粪臭味的渗出物，积液越多，提示肠袢血运障碍越严重，患者可呕吐或便出暗红色液体。临床表现为腹痛、呕吐、腹胀等。

2. CT 表现

（1）"旋涡征"

正常肠管于腹腔内分布排列规律，靠肠系膜附着于腹后壁，肠系膜自附着点向周围呈扇形分布，当出现肠扭转时，肠管和系膜沿着某一处顺时针或逆时针反折或呈旋转改变，即"旋涡征"。旋涡出现的位置对判断扭转原因有参考意义，上腹部出现"旋涡征"且肠管又固定于一定位置者，考虑是否为内疝，如小网膜囊内疝、十二指肠旁疝等；中腹部出现"旋涡征"，多为单纯小肠扭转；下腹部出现"旋涡征"可能为乙状结肠扭转。还可见扭转处肠管瘪陷呈"交叉征"，扭转肠曲跨度变小，呈C形征。

（2）鸟喙征

当肠管发生扭转时，闭袢的输入或输出肠管的长轴与CT扫描层面平行时，由于扭转使输入端逐渐变细，输出端由细变粗形如鸟嘴而称"鸟喙征"。

（3）扭转段肠袢及其近端肠袢扩张

积液积气，肠壁水肿增厚呈现分层状、"靶环征"，腹水征。

（八）肠套叠

1. 病理

肠套叠致绞窄性肠梗阻。早期套入部静脉血液回流受阻，肠壁水肿、淤血，血液渗入肠腔；病程进展，套入部肠管及其系膜动脉血液供应障碍，可使套入部坏死穿孔，套鞘部也可破裂形成腹膜炎。临床表现为腹痛、便血、腹部肿块及呕吐等。

2. CT 表现

可显示套入的具体位置、深度以及系膜受牵拉的形态，显示套入部及套鞘部肠管形态结构，典型者呈靶征、套管征或菌伞征，可发现引起肠套叠的原因（如肿瘤等），以及肠壁血运障碍情况（增强扫描表现肠壁增厚模糊，强化程度减低）、腹腔积液、继发肠梗阻等改变。

（九）消化道穿孔

1. 病理

各种原因致消化管壁穿孔，胃肠液外漏致化学性、感染性腹膜炎。临床表现为突发腹痛并很快延及全腹，腹部压痛、反跳痛、肌紧张，以穿孔部位为著。

2. CT 表现

腹腔内可见游离气体，局部肠壁缺损不连续，造影剂外漏，节段性消化管壁增厚模糊伴周围蜂窝织炎，腹膜炎及腹腔积液；相应基础病影像表现。宽窗宽及窄窗位（纵隔窗基础上调宽窗宽、调窄窗位）显示器浏览薄层图像，可提高腹腔内游离气体显示率，发现游离的小气泡影，并能明确区分腹腔内脂肪及肠腔内气体。阳性造影剂外漏可直接提示穿孔的存在、位置及大小，对确定诊断及指导治疗具有重要价值，可酌情口服碘对比剂如泛影普胺溶液，不会对人体产生明显不良影响。腹腔内游离气体量及分布对判定穿孔部位有参考意义：胃十二指肠穿孔引起中等量游离气体，结肠穿孔造成多量游离气体，小肠穿孔仅有少量或没有腹腔游离气体，腹膜后脏器穿孔游离气体呈斑片样，不随体位变动；穿孔早期肠周局限性积液及小气泡影，提示穿孔所在部位。

（十）肠系膜静脉血栓

1. 病理

静脉血栓形成使血液循环停止，受累的肠段水肿、出血以及黏膜破溃。发病早期如果患者疼痛程度重而体征轻，压痛程度与强烈腹痛主诉不符，强烈提示血管源性急腹症，注意寻找相关 CT 征象；病情进展则出现腹胀，弥漫性触痛及反跳痛等体征。

2. CT 表现

平扫示肠系膜静脉增粗，腔内密度增高或减低，周围系膜脂肪模糊、密度增高，呈"脂肪浑浊征"；增强扫描示肠系膜静脉内对比剂充盈缺损呈"靶征"；肠管壁水肿增厚，增强呈"双环征"，肠壁强化程度减弱，肠袢扩张积液积气伴腹水征，重者肠管坏死穿孔表现为肠壁间积气和腹腔内游离气体。

（十一）肠系膜上动脉栓塞或血栓

1. 病理

动脉栓塞或血栓形成，致肠壁缺血痉挛，进而肠壁水肿出血，血性腹水、血便，肠系膜肿胀。临床表现为突发剧烈腹痛，腹胀及呕吐出现较晚，并可排血便。

2. CT 表现

平扫示肠系膜上动脉增粗，腔内密度增高或减低，周围系膜脂肪模糊、密度增高，呈"脂肪浑浊征"增强扫描肠系膜动脉管腔内低密度充盈缺损，血管腔狭窄，肠管壁水肿增厚呈分层现象，肠壁低强化或无强化，肠袢扩张积液积气伴腹水征，重者肠管坏死表现为肠壁内、门静脉系统积气，肠穿孔者见腹腔内游离气体。薄层 MIP 利于观察血管腔内血栓；厚层 MIP 利于观察血管腔轮廓，但对腔内结构显示欠佳；VR 像利于观察血管腔轮廓及肠系膜动脉扭转方向及程度；曲面重组（CPR）利于显示沿动脉走行血管腔内外整体情况。

（十二）脾梗死、肾梗死

1. 病理

脾或肾动脉阻塞，造成局部组织的缺血坏死。脾梗死表现为左上腹痛，肾梗死表现为腰痛、血尿，两者均可伴发热、恶心或呕吐。

2. CT 表现

平扫见脾或肾内楔形低密度影，边缘较规则，基底贴近脏器被膜，尖端朝向脾门或肾门，增强扫描清晰显示边缘清楚的楔形低密度无强化区，并可见相应供血动脉造影剂充盈缺损。脾或肾脏炎性病变亦可表现为脏器内类楔形模糊低密度影，注意梗死灶与之鉴别，临床上炎性病变畏寒高热、腰痛及尿路刺激症状明显，脏器常肿大，增强扫描无供血动脉充盈缺损表现。

（十三）宫外孕破裂

1. 病理

受精卵在子宫体腔以外着床最常发生于输卵管，胚泡生长发育时绒毛向管壁方向侵蚀，导致肌层及浆膜破裂，输卵管肌层血管丰富，短期内可发生大量腹腔内出血，出现休克。临床见于生育年龄女性，突发下腹痛，短期内有停经史或阴道不规则淋漓流血，血尿 HCG 阳性，腹腔穿刺或阴道后穹窿穿刺能抽出不凝固的血液。

2. CT 表现

一侧宫旁或附件区混杂密度影，边界不清，周围积血环绕，增强扫描见杂乱片状、弧条状、旋涡样显著强化，其内可见不规则小囊状低密度影为孕囊；盆腹腔不同程度积血。本病需与黄体囊肿破裂鉴别，后者多见于年轻未婚女性，多发生于月经中后期，血尿 HCG 阴性，CT 表现为一侧宫旁或附件区囊性低密度影，直径大于 3.0cm，增强扫描囊肿壁呈不完整环状明显强化（囊壁缺损处提示破口），周围积血或伴有血肿。

（十四）腹膜炎及腹盆腔脓肿

1. 病理

腹膜弥漫性或局限性充血，出血，炎性渗出，粘连。临床表现为腹痛，发热，常伴恶心、呕吐、压痛、反跳痛、肌紧张，血白细胞增高，以及原发病的表现。

2. CT 表现

腹膜增厚模糊、密度增高；上、下腹腔脓肿及盆腔脓肿，一般均由脏器、韧带、系膜与腹壁组成其周壁，多沿腹腔周边或肠间分布，CT 扫描可以清楚显示脓肿全貌、周边毗邻脏器情况，脓肿中央为液化坏死。炎性腹膜及脓肿壁在增强扫描时有一定强化。纵隔窗基础上调整为较宽窗宽、较窄窗位，利于显示增厚的炎性腹膜及脓肿壁的异常征象。

（十五）外伤性急腹症

1. 病理

外力作用致腹腔内脏器包膜下血肿、挫裂伤、血管损伤后出现梗死灶、空腔脏器穿孔，休克，腹膜炎等改变。表现为外伤后腹痛、腹胀，腹部压痛，贫血，休克等。

2. CT 表现

常见肝、脾、肾等实质脏器挫裂伤，包膜下血肿，脏器周围血肿。挫裂伤表现为脏器实质内不规则条状、斑片样低密度或高低混杂密度；包膜下血肿表现为脏器外缘新月形高密度影或低密度影；亦可见空腔脏器破裂，表现为腹腔内游离气体，肠系膜损伤表现为肠系膜浑浊、密度增高；以及腹腔积液、积血。需注意早期脏器轻微破裂CT 表现可无异常，嘱必要时复查；腹腔积液为内脏破裂的间接征象，发现此征，注意仔细查找脏器破裂的存在。

（十六）临床常见的注意与急腹症鉴别的疾病

1. 腹型过敏性紫癜

（1）病理

过敏性紫癜是由免疫复合物介导的全身中小血管炎性综合征。小血管急性变态反应性炎症主要累及皮肤、内脏毛细血管和细小动脉，表现为特征性的皮肤紫癜，常伴关节、消化道、肾脏等多器官系统的损害。腹型过敏性紫癜致血管炎可使肠壁血管通透性增高，肠壁充血、水肿和出血，炎症细胞浸润及淋巴细胞组织增生。临床以青少年多见，腹痛发作时较剧烈，部位常不定，反复发作，可伴有恶心、呕吐、便血等，腹部触痛较广泛，有不同程度腹胀、肌紧张、反跳痛，可发现皮肤紫癜及关节肿胀。

（2）CT表现

节段性肠壁增厚水肿、出血，轮廓模糊，腹腔渗液；部分可见合并肠套叠、消化道穿孔及肠壁坏死等征象。过敏性紫癜患者腹部病情恶化时，应警惕并发肠套叠、肠坏死、肠穿孔等外科急腹症的可能。

2. 克罗恩（Crohn）病

（1）病理

与机体自身免疫或病毒感染有关，呈节段性分布的肠壁肉芽肿性病变。肠壁水肿增厚、溃疡及鹅卵石样改变，肠腔狭窄，系膜水肿增厚及淋巴结肿大，肠壁渗出粘连，可形成内外瘘，后期肉芽肿纤维化，瘢痕收缩，肠腔变形狭窄，可致肠梗阻。临床多见于青壮年，腹痛伴有恶心及呕吐，腹泻与便秘，发热，腹部肿块，消瘦贫血及营养不良，可出现慢性不完全性肠梗阻症状。

（2）CT表现

多发于回肠末段及结肠，受累肠管呈节段性、非对称性分布，系膜侧病变程度较重，肠壁及肠系膜增厚，肠管狭窄，轮廓模糊不整，邻近淋巴结肿大及炎性软组织肿块，邻近腹腔内脓肿及瘘管形成。怀疑克罗恩（Crohn）病者，小肠钡剂造影X线检查可见较具特征性的表现如纵行线状溃疡、卵石征等有助诊断。

3. 急性胃肠炎

（1）病理

受累胃肠壁黏膜炎性水肿增厚，渐向肌层和浆膜扩散累及全层。临床表现为上腹或脐周痛，伴有呕吐及腹泻，腹软，触痛范围广，因肠蠕动活跃，肠鸣音亢进。

（2）CT表现

胃肠壁较均匀增厚，密度较低，呈水样密度，内缘规整；肠系膜脂肪毛糙模糊，肠系膜淋巴结轻度增大。本病影像表现需与胃肠道肿瘤鉴别，后者所致胃肠壁增厚呈实性软组织密度，内缘不整。

4. 原发性大小肠淋巴瘤

最常见症状为腹痛，临床表现与阑尾炎和憩室炎类似。肠淋巴瘤 CT 表现为小肠肠壁增厚，受累肠管较扩张，常伴有肠系膜淋巴结肿大；结肠黏膜结节样变，肠内外肿块及肠系膜淋巴结肿大。

5. 糖尿病酮症酸中毒

可以急性腹痛为首发突出表现，注意与急腹症鉴别，糖尿病酮症酸中毒（DKA）亦可同时合并外科急腹症。

6. 血中林病

可表现为急性剧烈的、反复发作性腹痛，可伴恶心、呕吐等消化道症状，可同时具有皮肤光过敏损害和（或）神经精神症状。

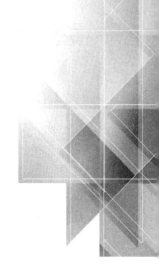

第九章　影像诊断

第一节　心血管疾病的超声诊断

一、先天性心脏病

先天性心脏病是心脏和大血管在胚胎时，由于发育不正常所形成的畸形。造成畸形的确切原因尚不明，但在妊娠期间病毒感染及使用某些药物，与畸形的形成有一定的关系。特别在心脏发育的第2～8周，影响最大，是儿童中比较常见的心脏疾患。按其血流动力学的改变，从病理生理角度将先天性心脏病分为：左向右分流；右向左分流；无分流三类。根据临床表现，则将其分为：发绀型、无发绀型二类。在X线上则根据肺血管纹理的改变分为：肺血减少、肺血增多、肺血变化不明显三类。

对于常见的先天性心脏病，通过普通X线检查，再结合临床病史、体征、心电图等，一般多能做出较正确诊断。对于较疑难或较复杂的心血管畸形，利用一般X线检查明确诊断常受到一定的限制，应选择其他影像学检查可对心血管畸形的部位、类型、程度及血流动力学改变的程度做出精确的判断。

（一）房间隔缺损

1. 概述

是临床上最常见的先天性心脏病，是由于胚胎发育时构成心房间隔的组织发育不全所致。

房间隔缺损的临床症状与缺损的大小、分流量的多少及分流的方向有密切的关系。缺损小，分流量少，临床症状不明显，一般无发绀。多数在青年期才出现症状而被发现，常见的症状有劳累后气促、心悸、乏力、易患呼吸道感染。缺损大，分流量多者可影响发育。晚期发生肺动脉高压及心力衰竭时，可有发绀。体检见心尖区隆起，胸骨左缘2~3肋间可闻及收缩期杂音，无震颤。肺动脉瓣第二音亢进、分裂。

2. 影像学表现

X线：心脏大血管形态及大小随房间隔缺损的大小及分流量的多少而不同。①肺血增多：除少数病例肺血改变不明显，大多数病例肺动脉自主干向远侧普遍扩张，肺门血管增宽，肺血管纹理增粗、增多，并延伸到肺野外带，边缘清晰。②心脏增大：当发生肺动脉高压时，心影呈二尖瓣型，肺动脉段隆凸，心脏呈不同程度增大，以右心房增大较明显，右心室亦可增大，心尖圆隆且位于膈上。③心脏及大血管搏动增强：特别是肺门血管及肺动脉段，肺门血管搏动增强称为"肺门舞蹈"，表示肺血流量增大。

心血管造影：左心房造影时，可见左心房充盈后右心房立即显影。根据右心房显影的密度、分流造影剂柱的部位及大小，可判断分流量的多少及缺损的解剖部位。

CT：可见右房室增大，肺动脉扩张。缺损的直接征象是房间隔中断或无房间隔显示，增强CT扫描见房间隔有交通。动态增强CT扫描右心房内出现二次造影剂浓度峰值。

MRI：垂直于室间隔的心脏长轴位可清楚地区分房间隔缺损的类型，观察房、室间隔及与房室瓣的关系。第二孔型房间隔缺损的MRI特征为缺损边缘房间隔组织缺损与房室瓣间有房间隔组织残留。房间隔缺损的诊断标准是两层以上的MR图像均显示房间隔中断征象。

USG：①右心房、右心室扩大和右心室流出道增宽，室间隔与左心室后壁呈同向运动。②房间隔中部或上部连续性中断。③彩色多普勒影显像可见分流血流束自左心房经缺损流向右心房。

3. 鉴别诊断

房间隔缺损的典型X线表现为肺血增多，搏动增强，右房、室增大，应与高位室间隔缺损、肺动脉瓣狭窄、原发性肺动脉高压、二尖瓣狭窄等相鉴别。

（二）室间隔缺损

1. 概述

室间隔缺损是临床上常见先天性心脏病之一，可单独存在亦可是多发畸形的一部分，女性多于男性。按其缺损部位不同可分为高位膜部和低位肌部室间隔缺损。以膜部缺损较多见，且缺损较大，多为1~3 cm。肌部缺损多较小，常为0.5 cm左右。

临床症状的轻重取决于室间隔缺损的大小和血液分流量的多少。缺损小，分流量少者，临床上可无自觉症状，仅于胸骨左缘第3、4肋间听到响亮而粗糙的吹风样收缩期杂音，并可扪及震颤。而缺损大，分流量多者则可有心悸、气短、咳嗽、乏力及易患呼吸道感染等症状，患者发育差。活动后可出现发绀。重型者可出现肺动脉高压及心力衰竭。

2. 影像学表现

X线：与缺损的大小、血液分流量的多少及肺动脉压力的高低有密切的关系。因缺损小而分流量少者，心脏大小和形态多无明显改变，有时仅表现肺动脉段延长或轻微隆凸，左心室稍增大，肺血管纹理稍多。此种小缺损的心肺改变在X线上很难与正常者区别，诊断主要靠临床体征及其他辅助检查；因缺损大、血液分流量多者，引起右心室收缩压增高，左右心腔呈轻度到中度增大，肺动脉段隆凸，心影呈二尖瓣型改变，左心缘圆隆并延伸至膈下。肺血增多，肺门及肺野血管扩张、搏动增强；当合并肺动脉高压者，出现双相分流或右往左分流，临床上出现发绀，为"艾森曼格综合征"。两肺中外带肺纹理扭曲变细，肺动脉段与肺动脉大分支扩张，严重者肺门出现"截断"现象，右心室增大明显。

CT：①直接征象是室间隔中断，不连续。②间接征象：分流量小者，除室间隔中断直接征象外，余心肺所见可无异常。分流量大者可见左心室、右心室增大，肺血管纹理增多增粗，如有肺动脉高压，主肺动脉及左右肺动脉可有不同程度增粗，动脉分支扭曲，右心室增大显著。

MRI：通常可见到缺损所致血液复杂流动而形成的低信号影，主要表现在缺损边缘，缺损中央区仍可呈白色高信号影。采用最大强度投影法（MIP）重建后的血管图像及原始图像上也可清楚显示室间隔缺损的部位和大小，缺损边缘区常见到低信号影改变。

USG：①切面超声心动图：室间隔连续性中断是室间隔缺损的直接征象。中等以上的缺损可发现右心室、左心房、左心室增大，室间隔与左心室后壁同向运动，肺动脉扩张等改变。②声学造影：可在右心室内发现负性造影区，右心室内无造影剂回声；左心声学造影则可发现造影剂直接从左心室经过缺损处进入右心室内。③多普勒超声心动图：室间隔右心室面出现分流信号，呈高速双峰充填频谱，当肺动脉高压形成、右心室内压升高时可出现双向的分流信号或右向左的分流信号。

3. 鉴别诊断

室间隔缺损的典型X线表现为肺血增多，心影呈二尖瓣型改变。应与低位房间隔缺损、二尖瓣关闭不全及伴发复合畸形、动脉导管未闭及不典型的法洛四联症相鉴别。

（三）动脉导管未闭

1. 概述

动脉导管未闭是先天性心脏病中较常见的一种疾病，其发病率仅次于房间隔缺损。女性多于男性，为（2～5）∶1。动脉导管是胎儿血液循环的通道，位于肺动脉分叉与主动脉弓之内侧。胎儿出生后肺循环建立，导管平滑肌收缩，变短，管壁增厚，管腔闭塞，成为功能性的废用器质性关闭。形成纤维索条及完全关闭，约80%要半年时间完成，95%在1年内完成。如在1岁以后导管仍未闭合者，即形成本病。

未闭的动脉导管长短粗细不一，病理解剖上可将其分为三型：①圆柱形（管形）：即主－肺动脉之间有一粗细大致相等的未闭导管相连接。②漏斗形：即主－肺动脉之间未闭导管近主动脉端较粗，而近肺动脉端较细，呈漏斗状改变。③缺损形（窗形）：即主－肺动脉之间无明显导管相连，两者之间紧密相贴，呈窗孔样缺损。以圆柱形最多见，约占 80% 以上。缺损形极少见。

临床症状的轻重取决于未闭动脉导管的粗细及血液分流量的大小。导管细，血液分流量小者，临床症状可不明显，常在查体时发现；中等粗细未闭动脉导管，临床症状轻，可有活动后心悸、气急、疲劳；粗大的未闭动脉导管，出生后即可出现症状，发育迟缓、呼吸急促、反复发作呼吸道感染及心力衰竭；典型的体征是胸骨左缘第二肋间可听到响亮的连续性机器样杂音，伴有震颤。舒张压降低，脉压增宽。如出现肺动脉高压血液右往左分流时，可出现"分界性"下半身发绀。

2. 影像学表现

X线：未闭动脉导管小而分流量少者，心肺无明显改变，或仅有轻微左心室增大 3 未闭导管中等大小时，心脏呈梨形，左心室轻到中度增大，左心室段延长，心尖圆隆，肺动脉段轻凸，主动脉弓稍宽；导管较粗大者，肺血流量增多，肺动脉段隆凸及肺门血管增多增粗，心脏呈二尖瓣型，左心室增大明显，心尖向左下延伸；导管附着点近端主动脉弓增宽，降主动脉因血液分流而减少变细，使主动脉弓、降部呈漏斗状隆凸、亦称"漏斗征"；当动脉导管未闭继发肺动脉高压时，肺外带血管纹理变细、稀少，肺野清晰，肺动脉段及大血管分支扩张，右心室增大。

CT：①直接征象：主动脉弓下水平见一条增强的血管与主肺动脉的左肺动脉侧相连，主动脉端膨大，肺动脉端相对细小。②间接征象：小的未闭动脉导管可无明显的心肺改变。较大的未闭动脉导管，可见左心室增大。

MRI：①可显示未闭动脉导管所致湍流管状低信号影。② Cine MRI 可清楚显示未闭动脉导管内是否存在双向分流，表现为未闭动脉导管内低信号改变。③采用常规心电门控正交层面 SE 序列一般仅能显示未闭动脉导管的间接征象，如导管附着处主动脉的局部扩张，较大主动脉弓和左心房室增大等。

USG：①肺动脉长轴切面中显示肺动脉远端与降主动脉之间有一通道相连，可为管状或漏斗状，或直接相连。肺动脉内径增大、搏动增强，甚至呈瘤样扩张。右心室扩大、室壁肥厚、搏动增强，左心房增大。②多普勒频谱显示主肺动脉内出现收缩期和舒张期连续的反向频谱，起源于主动脉远端，流速较快。③ CDFI 在右心流出道长轴上显示主动脉内血流经动脉导管进入肺动脉内，血流速度较快，常形成多色镶嵌的图像。④肺动脉高压出现双向分流时可在动脉导管内显示红蓝色彩交替出现的血流图像。

3. 鉴别诊断

动脉导管未闭的典型 X 线表现为肺血增多，左心室增大，主动脉弓、降部呈漏斗状改变。应与房、室间隔缺损、主－肺动脉间隔缺损等相鉴别。

（四）法洛四联症

1. 概述

是发绀型先天性心脏病中最常见的一种复合畸形。包括室间隔缺损、主动脉骑跨、肺动脉狭窄和右心室肥厚四种畸形。其中肺动脉狭窄和室间隔缺损为主要畸形。其发病主要原因为胚胎发育过程中的障碍所致。

法洛四联症的突出表现为发绀，且出现较早，以出生后 4～6 个月常见，常见的症状为气急、缺氧后晕厥。患者一般活动能力差，喜蹲踞，呈杵状指（趾）改变。患者多矮小，发育迟缓，但智力多正常。查体胸骨左缘第 2～4 肋间可闻及响亮的收缩期杂音，多可触及震颤，肺动脉第二音减弱或消失。

2. 影像学表现

X 线：法洛四联症的 X 线表现，与肺动脉狭窄的程度及类型、室间隔缺损的大小及血液分流的多少、主动脉骑跨的程度和位置及有无合并其他畸形均有密切的关系。根据 X 线的形态不同将其分为轻型、常见型和重症型三种类型：①轻型：又称不典型法洛四联症，这类心脏病多属肺动脉狭窄程度较轻，室间隔缺损小，右心室压力增高不明显，一般不出现右往左分流或在哭闹、活动后才出现，但分流量很小，临床上发绀常不明显。X 线上变异较大。血管纹理可正常或轻度减少，肺动脉段平直或轻凹，右心室示轻度增大。对轻型法洛四联症用普通 X 线检查、诊断较困难，常需配合其他辅助检查或心导管造影才能做出诊断。②常见型：肺动脉狭窄较重，室间隔缺损较大，临床上发绀较明显且出现较早，心脏大小正常或轻度增大，以右心室增大明显，心尖圆钝上翘，心腰凹陷，典型者呈靴型，部分患者心腰平直或微凸，呈二尖瓣型。主动脉增宽，并向前向右移位。肺血减少，肺门血管缩小清晰，肺野血管纹理稀疏、细小，肺野透亮度增高。③重症型：此型肺动脉高度狭窄或闭锁，室间隔缺损较大，全部为右向左分流，患者生后即出现发绀，心脏呈中度以上增大，以右心室为主，心腰凹陷，心尖圆钝上翘，主动脉增宽，肺门明显缩小甚至无肺动脉干影，两肺野网状纹理显著增多，为支气管动脉侧支循环形成所致。

CT：①常规 CT 扫描可见主动脉位于主肺动脉右后方，主动脉扩张，肺动脉变细。②纵隔窗上可见左、右肺动脉有不同程度的变细或狭窄。③肺窗上可见肺内血管分支纤细、稀疏。

MRI：①横断面成像可满意显示膜部室间隔缺损、主动脉和肺动脉的排列关系及管径大小。②左前斜位像可清楚显示右心室的心壁肥厚和心腔扩大。③矢状面成像可显示右心室流出道狭窄及主动脉骑跨程度。

USG：①右心室前壁增厚，可达 1 cm 以上，右心室流出道变窄。②主动脉明显增宽，前壁与室间隔失去正常的连续性而且向前移位，形成主动脉腔的骑跨征象。③在不同的切面上均可显示室间隔缺损，范围常较大。④肺动脉狭窄多起始于漏斗部，向远端延续，或为瓣膜部狭窄。左心房、左心室正常或稍小、右心室增大。⑤频谱多普勒可观察到室水平以右向左为主的双向分流；右心室流出道及肺动脉呈五彩镶嵌的高速花色血流。

3. 鉴别诊断

法洛四联症的典型 X 线表现为肺血减少，心脏呈靴形改变，应与继发性法洛四联症、三尖瓣闭锁、法洛三联症相鉴别。

二、冠状动脉粥样硬化MDCT定性及定量诊断

（一）冠状动脉粥样硬化斑块MDCT定性诊断

1. 动脉粥样硬化斑块影像学病理基础

CT 对斑块的研究均以血管内超声作为评价的"金标准"，钙化斑块对应的是钙化组织，中等斑块代表纤维组织或微小钙化，而软斑块对应血栓或脂质丰富的组织或多种成分的混合物。有学者将 MDCT 与血管内超声对比研究，确定软斑块 CT 值为 14±26 HU，中等斑块 CT 值为 91±21 HU，钙化斑块 CT 值为 419±194 HU。按 CT 值，可以将斑块分为三类：脂质为主的软斑块、纤维斑块及钙化斑块。

目前各家学者对动脉粥样斑块的认识不一致，导致对斑块分类命名不统一。根据斑块内脂核所占比例、巨噬细胞多少和斑块帽内平滑肌细胞密度，将斑块分为。

（1）易损性斑块（vulnerable plaque）

指脂核所占斑块容积超过 40%，伴大量巨噬细胞，内无胶原纤维，斑块帽薄且平滑肌细胞数少，斑块易腐蚀和破裂，形成血栓突向管腔。

（2）稳定性斑块（stable plaque）

指斑块帽完整，内平滑肌细胞丰富，脂核所占的比例小，伴钙化，乃至几乎全部纤维化（有纤维斑块之称）。斑块不易破裂，在一定时期内保持相对稳定。

根据目前 CT 的分辨率虽然可以检出脂质为主的软斑块，但是尚不能预测易损性斑块的存在。

2. 动脉粥样斑块 MDCT 征象

（1）软斑块 MDCT 征象

脂质为主的斑块称为软斑块，斑块的成分决定了斑块的性质及其稳定性。

①具有中低密度脂核为主的斑块，多呈半弧形，中心 CT 值 20 ~ 60 HU。CT 值低提示脂性成分为主。

②有一定的斑块体积。

③低密度脂质斑块上存在中等密度薄纤维帽，薄纤维膜与管壁呈坡形延续，两端肩部稳定性差。

④偏心性分布，造成狭窄（>50%）。局部的形态影响局部血流动力学特性，明显

的偏心性斑块，造成纤维帽张力增大，容易受局部周围向应力血流冲击斑块而受到损伤，从而加大脆弱肩部破裂的机会。

（2）纤维斑块 MDCT 征象

纤维为主的斑块称为纤维斑块。

①斑块形状多样，中心部 CT 值 70 ~ 120HU，可以与钙化性斑块并存。

②斑块一般均匀增厚，两个肩部比较坚厚，斑块相对较稳定。

③可以是向心性或偏心性，但多是偏心性。

（3）钙化斑块 MDCT 征象

钙化为主的斑块。病理证实冠状动脉钙化发生在粥样硬化斑块内，位于动脉内膜。

①斑块形状多样，中心部 CT 值 > 130HU（均值 419 ± 194 HU）。可以与纤维性斑块并存。

②可以是向心性或偏心性，但多是偏心性。

③钙化性斑块虽然造成管壁增厚，但是血管可以发生重构，血管内、外径相应增宽，称"正性重构"（positive remodeling）。

冠状动脉钙化是冠状动脉发生粥样硬化的标志（marker），受到临床重视。

（二）冠状动脉狭窄及闭塞MDCT征象

动脉粥样硬化导致冠状动脉狭窄是冠心病冠状动脉主要病变，与导管法冠状动脉造影对照，MDCT 能够准确判断管腔的狭窄形态特征、狭窄程度、病变长度做出准确定性与定量诊断。

1. 狭窄形态特征

（1）对称性狭窄

周壁斑块向中心增长，形成向心性狭窄。

（2）偏心性狭窄

侧壁斑块向中心增长或周壁斑块不匀称向中心生长，形成偏心性狭窄。

2. 冠状动脉完全闭塞 MDCT 征象

冠状动脉粥样硬化斑块和（或）并存血栓栓塞、"易损斑块"破裂出血血栓形成可以造成管腔完全梗阻。CT 显示梗阻段无造影剂允盈，局部形态不规则，血栓形成的新鲜梗阻管径稍膨胀，CT 值约 20HU。陈旧梗阻会有钙化形成。

（三）冠状动脉狭窄定量诊断

1. 直径法

直接测量病变管径，以近邻测量点近心段的正常血管径值为100%，得出狭窄处血管减少的百分数为狭窄程度。参照冠状动脉造影狭窄的分级，MDCT 冠状动脉狭窄分为 6 级。

0 级：正常，无冠状动脉狭窄。

1 级：狭窄 < 25%，常表现为管腔不规则。

2 级：狭窄 25% ~ 50% 称轻度狭窄。

3 级：狭窄 50% ~ 75% 称中度狭窄。

4 级：< 99%，次全堵塞。

5 级：管腔完全闭塞，无血流通过。

2. 面积法

测量血管直径后，根据圆面积 $A=K(r/2)^2$；（r 为管径）公式可以得到截面积。

目前 MDCT 的工作站均有自动测量及显示功能，但是，对重建横断面测量需要手工勾画，然后自动得到数据，又称半自动测量。上述自动或半自动测量数值均只能作为参考，存在一定误差，应用时应该予以注意。

根据圆面积公式，当管径狭窄达 50% 时截面积减少 75%，成为有血流动力学意义狭窄。这也是冠心病诊断的影像学诊断的依据。

（四）MDCT冠状动脉粥样硬化分布

根据选择性冠状动脉造影诊断分析，冠状动脉病变分布规律：前降支受累占 82.5%，右冠状动脉为 72.9%，左回旋支为 66%，左主干为 1L5%。但是，CT 得到的信息远比选择性冠状动脉造影要多，CT 可以清楚显示管壁，能够发现冠状动脉造影正常而动脉粥样硬化病变已造成管壁增厚，有助于早期诊断及防治的前移。

①左主干有意义狭窄约占 8% ~ 14%，同时多累及前降支和左回旋支开口，导致多支病变，因此左主干病变具有更大的危险性。

②前降支受累占第一位，病变 90% 好发于近中段，多累及开口与第一间隔支附近。MDCT 同时可以显示第一间隔支，应注意观察。研究表明第一间隔支是重要侧支循环，受累与否可直接影响预后。

③右冠状动脉发病率占第二位，好发于近 1/3 段或末梢 1/3 段，呈有意义狭窄。约有 1/3 呈弥漫性病变或呈扩张性病变。

④左回旋支发病率占第三位，以近中段并波及钝缘支开口部为多见。但是，MDCT 多不能逐支重建钝缘支，常漏诊而出现假阴性。

MDCT 冠状动脉造影有较高的密度分辨率及空间分辨率，使我们对血管壁斑块的认识优于选择性冠状动脉造影，提供更多的诊断信息，让我们对冠心病、冠心病亚临床状态有了深刻认识，对冠心病防治工作有重要价值。

三、高血压性心脏病

（一）概述

高血压性心脏病继发于长期高血压引起的心脏改变。

（二）临床与病理

长期血压升高使心脏持续处于后负荷过重的状态，由于病程、病期不同，其相应的血流动力学改变也有所不同。外周阻力明显增高而心输出量相对低又无心力衰竭的患者，主要表现为左心室壁向心性肥厚，即室壁、室间隔呈对称性肥厚，心室腔不扩大。而输出量相对高或有反复心力衰竭的患者，左心室壁可表现为离心性肥厚或变薄，心室腔扩大，亦可称之为高血压心脏扩张型。高血压并发冠心病时，由于出现缺血或梗死区室壁运动障碍，亦可称之为高血压心脏缺血型。一般于疾病早期，收缩期室壁压力增加，而舒张期室壁顺应性开始下降，舒张功能受损常出现于收缩功能受损之前。随着病程延长或病情加重，收缩期室壁应力下降，心室收缩功能通常历经过度代偿、维持正常范围和逐渐失代偿三个阶段。头痛、头晕、失眠为高血压常见症状，部分患者可有心悸、气短、乏力和记忆力、视力减退等。心电图示左心室高电压、肥厚，也可出现 ST-T 的左心室劳损改变。

（三）影像学常规检查

胸部 X 线平片有助于观察心脏、大血管及肺循环改变，对原发性高血压的分期、某些继发性高血压的病因诊断以及预后均有较大帮助。2DE 简便易行且无创，配合多普勒技术是观察高血压所致的心脏大血管改变的临床常用检查方法。MRI、CT 对诊断继发性高血压的诊断有重要价值。而 MRA、CTA 对血管性病变造成的高血压则价值更大。血管造影对某些继发性高血压可提供最准确的解剖诊断，有助于手术及介入治疗的选择。

1. X 线表现

长期持续血压高者，可出现左心室肥厚，心尖变圆钝；主动脉扩张、迂曲延长，主动脉结突出；左心室功能代偿不全时，左心室扩张，心影明显增大，左心房亦可增大，可伴肺淤血及间质性肺水肿，严重者出现肺泡性肺水肿。

2. 超声表现

M 型及断面超声心动图：室间隔与左心室壁均增厚。左心室内径早期正常，晚期扩大，左心房扩大化。

（1）功能代偿期：心功能正常，甚至于增强。

（2）功能失代偿期：左心室收缩及舒张功能均减低，舒张功能先减低。

3. 多普勒超声心动图

二尖瓣口血流频谱形态失常，E 峰流速降低，A 峰速度加快，E/A < 1。

4. CT 和 MRI

CT 显示左心室径线增大及升主动脉扩张。MRI 可采用横轴位及右前斜位心长轴位扫描。可见左心室壁包括室间隔普遍均匀的增厚，左心室腔较小，但心室壁心肌无异常；升主动脉扩张，但不累及主动脉窦。左心室腔增大时提示病变已至晚期，左心功能代偿不全，此时 MRI 可见左心室壁运动减弱，二尖瓣收缩期有反流，提示有相对性二尖瓣关闭不全。

（四）诊断常规

1. 诊断要点

（1）患者有长期的高血压史、心悸、呼吸困难等。
（2）超声心动图示左心室向心性肥厚、左心房左心室扩大、心功能减低征象。
（3）X 线平片显示心影增大、主动脉结突出、主动脉扩张迂曲延长等。

2. 鉴别诊断

对继发性高血压的病因诊断要注意是否有先天性主动脉狭窄、大动脉炎主动脉狭窄综合征、胸内嗜铬细胞瘤的可能。

第二节 呼吸系统疾病的影像学诊断

一、肺结核

（一）概述

肺结核是由结核杆菌引起的肺部慢性传染病。X 线检查可确定病变的部位、范围、性质以及类型，对本病的临床治疗和疗效观察起着至关重要的作用。

肺结核的基本病理改变是渗出、增生和变质，而结核结节和干酪性坏死是结核病的病理特征。其病理演变取决于感染细菌的数量和毒力以及机体的免疫力和对细菌的变态反应。结核病变恶化可形成干酪性坏死、液化、空洞形成，或发生支气管、淋巴及血行播散。结核病变愈合则主要有吸收、纤维化、钙化、空洞愈合等。

肺结核的常见临床表现为咳嗽、咯血及胸痛。全身性症状为发热、疲乏、无力、食欲减退及消瘦等。有些患者症状不明显。痰中找到结核菌或痰培养阳性及纤维支气管镜检查发现结核性病变是诊断肺结核可靠的根据。结核菌素反应阳性对于小儿肺结核诊断有价值。

1. 肺结核分期

肺结核分为三期：

（1）进展期

新发现肺内的病变，或病灶较前增大、增多，出现空洞或原有空洞增大，痰内结核菌阳性。

（2）好转期

病变较前缩小，空洞缩小或闭合，连续 3 个月痰菌转阴，每月至少一次涂片或集菌法检查均为阴性。

（3）稳定期

病变无活动，空洞闭合，痰内结核菌连续检查 6 个月以上均为阴性；对于空洞没有吸收的患者痰内结核菌连续阴性 1 年以上。

稳定期为非活动性肺结核，属临床治愈。再经过 2 年，如病变大小仍无变化，痰内结核菌持续为阴性，应视为临床痊愈。有空洞者需观察 3 年才能作为临床痊愈的判断。

2. 肺结核分类

我国肺结核的临床分类已几经修订，20 世纪末期中华结核病学会制定了新的结核病分类法。其内容如下：

（1）原发型肺结核（代号：Ⅰ型）：包括原发综合征及胸内淋巴结结核。

（2）血行播散型肺结核（代号：Ⅱ型）：包括急性血行播散型肺结核（急性粟粒型肺结化核）及亚急性或慢性血行播散型肺结核。

（3）继发型肺结核（代号：Ⅲ型）：本型结核是肺结核中的一个主要类型。以往分类法中的慢性纤维空洞型肺结核也并入本型，故本型肺结核包括成人肺结核的全部，可出现以渗出、增殖、干酪坏死及空洞等病变中某种类型病变为主的多种病理改变同时存在的状态。

（4）结核性胸膜炎（代号：Ⅳ型）：为临床上已排除其他原因的胸膜炎。

（5）肺外结核（代号：Ⅴ型）：按部位及脏器名称写明，如骨结核、结核性脑膜炎、肾结核等。

3. 痰菌检查

痰菌检查阳性，以（＋）表示，并注明痰检方法，如涂片为涂（＋）、涂（－），培养为培（＋）、培（－），未查者注明（未查）。

4. 治疗史

分初治、复治。既往未用药或用药少于 1 个月者为初治。既往用药在 1 个月以上者为复治。

5. 病变范围及部位

按左、右肺和上、中、下野写明。

6. 纪录程序

按病变范围及部位、分类类型、痰菌情况、治疗史程序书写。如右中，原发型肺结核，涂（-），初治。

（二）原发性肺结核（Ⅰ型）

为初次感染而发生的结核，多见于儿童，也可见于成人。一般症状轻微，婴幼儿发病较急，可有高烧。

1. 病理与临床表现

（1）原发综合征

结核菌被吸入肺内后，在胸膜下形成单发或多发的原发病灶，病理上为浆液性或纤维素性肺泡炎症。胸片上为圆形、类圆形或斑片状边缘模糊影，或为肺段、肺叶范围的实变影。结核杆菌沿淋巴管蔓延，至所属的肺门淋巴结，引起结核性淋巴管炎与结核性淋巴结炎。在胸片上表现为肺内原发灶及肺门淋巴结增大，在二者之间有时可见条索状影，即结核性淋巴管炎。原发灶、淋巴管炎与淋巴结炎的 X 线表现，称为原发综合征。

（2）胸内淋巴结结核

原发灶经治疗后易于吸收，但伴有不同程度干酪样坏死的淋巴结炎愈合较慢。当原发病灶吸收后，原发型肺结核即表现为胸内淋巴结结核，仅显示纵隔或（和）肺门肿块影。若多数淋巴结增大融合则肿块边缘呈波浪状，边缘清楚者称之为结节型，伴有淋巴结周围炎而边缘模糊者则称之为炎症型。

（3）原发型肺结核转归

绝大多数（98%）原发型肺结核预后较好，原发灶可以完全吸收或经纤维化、钙化而愈合；淋巴结内干酪样坏死难以完全吸收，须逐渐经纤维化、钙化而愈合，有时仅部分愈合而成为体内潜伏的病灶；少数原发病灶可干酪样变，形成原发性空洞，或发展为大叶性干酪性肺炎；原发灶及淋巴结内的干酪样坏死物，经支气管播散到肺的其他部位形成小叶性干酪性肺炎，或经血流播散至肺内形成血行播散型肺结核。

2. 影像学表现

（1）X 线平片

纵隔淋巴结核在胸片上表现为纵隔肿块阴影。

单发的淋巴结增大，表现为突向肺内的肿块，以右侧支气管旁淋巴结增大为常见。多数的纵隔淋巴结增大融合可引起一侧或两侧纵隔增宽，边缘凹凸不平或呈波浪状。肺门淋巴结肿大可分为两型：边缘清楚的肿块为肿瘤型，淋巴结增大伴有周围炎症使其边缘模糊，为炎症型。

（2）CT表现

原发型肺结核CT成像检查主要用于发现肺门及纵隔增大的淋巴结，可发生在一侧（通常右侧多于左侧）、也可双侧，尤其可发现X线平片不易显示的气管隆突下肿大淋巴结。

3. 鉴别诊断

（1）原发病灶的鉴别

各种肺炎所致的片状阴影与原发病灶相似，故存在鉴别问题。各种肺炎多不引起肺门淋巴结肿大，且肺炎吸收较快，白细胞总数和中性白细胞增高。而原发病灶吸收缓慢，短期内无变化，结核菌素试验可呈阳性。

（2）胸内淋巴结结核的鉴别

胸腺肥大、恶性淋巴瘤及结节病与胸内淋巴结结核的表现颇相似，应加以鉴别。

肥大的胸腺位于上前纵隔，正位胸片表现为一侧或两侧纵隔阴影增宽，多呈三角形，可见胸腺角。而胸内淋巴结结核肿大的淋巴结多位于中纵隔，气管支气管旁，呈结节状阴影或分叶状肿块。

恶性淋巴瘤常引起双侧肺门及纵隔淋巴结肿大，且常常伴有全身表浅淋巴结的肿大，病变发展迅速，对放射治疗敏感，经放疗后肿块明显缩小。

结节病常为双侧肺门对称性多发性淋巴结肿大，边缘常较光滑，临床上结节病多见于成年人，患者常无明显症状。而胸内淋巴结结核多为一侧性，即便是两侧发病也多为非对称性，其周围常有病灶周围炎。

（三）血行播散型肺结核

血行播散型肺结核又称为Ⅱ型肺结核，是结核杆菌经血流播散引起的肺结核病。根据结核杆菌进入血液循环的途径、数量、次数以及机体的反应能力，本型肺结核又分为急性血行播散型肺结核（急性粟粒型肺结核）及亚急性或慢性血行播散型肺结核。

1. 病理与临床表现

急性血行播散型肺结核又称为急性粟粒型肺结核。本病为大量结核菌一次或在极短期间内多次侵入血液循环而引起。肺内结节为结核性肉芽肿。结核结节位于支气管血管束周围、小叶间隔、小叶中心、胸膜下及肺实质内。急性粟粒型肺结核常见于儿童，病灶小如粟粒；结核杆菌大多来源于Ⅰ型肺结核淋巴结内的干酪样坏死灶；亚急性或慢性血行播散型肺结核多见于成人，系少量结核杆菌在较长时间内反复多次破入静脉血流播散至肺部所致，病灶大小不一、新旧不等；结核杆菌来源于肺或肺外器官结核病灶。

急性血行播散型肺结核可有高热、寒战、咳嗽、昏睡以及脑膜刺激等症状。亚急性或慢性血行播散型肺结核病情发展较缓慢，临床上可无明显中毒症状。

2. 影像学表现

（1）X 线表现

急性粟粒型肺结核病灶小如粟粒，透视下常难以辨认。胸片可见肺野均匀分布的 1.5~2 mm 大小，密度相同的粟粒状病灶，正常肺纹理常不能显示。适当治疗后，病灶可在数月内逐渐吸收，偶尔以纤维化或钙化而愈合。病变发展时可以发生病灶融合成小片或大片状阴影，并可形成空洞。

亚急性或慢性血行播散型肺结核系少数结核菌在较长时间内多次进入血流播散至肺部所致。X 线表现为大小不一、密度不同、分布不均的多种性质的病灶。小者如粟粒，大者可为较大的结节，主要分布在两肺上、中野，下野较少。早期播散的病灶可能已经钙化，而近期播散的病灶仍为增殖性。经治疗后新病灶可以吸收，陈旧病灶多以纤维钙化而愈合。

（2）CT 表现

急性粟粒型肺结核。CT 可早于 X 线平片做出诊断。CT 显示双肺弥漫分布之粟粒结节与支气管走行无关，HRCT 可更确切地显示病变"三均匀"特点，结节影边缘清楚。

亚急性或慢性血行播散型肺结核，CT 可较 X 线平片更确切地显示其多种性质病灶混杂存在的特点。

3. 诊断与鉴别诊断

细支气管肺泡癌和肺转移瘤等与血行播散型肺结核均呈现粟粒状结节阴影，须仔细鉴别。

（1）细支气管肺泡癌

早期可表现为孤立结节或肺炎样浸润阴影，晚期可在一侧或两侧肺野出现弥漫性粟粒样结节，结节大小不等，分布不均，以中下肺野内中带较多，结节状影可逐渐增大、融合而成为癌性实变。细支气管肺泡癌发病年龄偏大，较易侵犯胸膜，发生血性胸水，并引起明显胸痛，痰及胸水中癌细胞检查阳性率较高。

（2）肺转移瘤

血行粟粒性转移瘤病灶大小不一，分布不均，两肺下部较两肺上部为多，可有明确的原发瘤。

（四）继发性肺结核

继发性肺结核（Ⅲ型）为成年结核中最常见的类型。多为已静止的原发病灶的重新活动，或为外源性再感染。由于机体对结核菌已产生特异性免疫力，病变常局限于肺的一部，多在肺尖、锁骨下区及下叶背段。

1. 病理与临床表现

继发型肺结核多为已静止的原发病灶重新活动，或为外源性再感染引起。此时机体对结核菌已产生特异性免疫力，病变常局限于肺的一部。由于变态反应，结核病变发展迅速而且剧烈，易发生干酪样坏死，多有空洞形成。免疫反应较强，可防止细菌沿淋巴道和血行播散，故一般不累及肺门及纵隔淋巴结，也较少引起血行播散。渗出性病变经治疗可以完全吸收，但大多数病例呈病情反复的慢性过程，可见渗出、增生、干酪样变、空洞、纤维化和钙化等多种性质病变同时存在。

临床症状多有乏力、消瘦、低热、盗汗、胸痛、咳嗽、咯血等。如发生肺组织广泛破坏、纤维组织增生、纤维空洞形成、支气管播散以及代偿性肺气肿和慢性肺源性心脏病情加重，甚至出现肺衰竭。听诊患处可闻及水泡音，血沉加快，结核菌素试验可呈强阳性，痰结核菌阳性率较高，结核球一般无明显症状和体征。

2. 影像学表现

（1）X线平片

多种多样，一般为陈旧性病灶周围炎，多在锁骨上、下区，表现为中心密度较高而边缘模糊的致密影，也可为新出现的渗出性病灶，表现为小片云絮状阴影，也可呈肺段或肺叶分布的渗出性病变。肺段或大叶性渗出性病变，当机体抵抗力低下时，可发生干酪样坏死而形成大叶性干酪性肺炎，表现为一个肺段或肺叶呈致密性实变，密度较大叶肺炎高，高千伏摄片时可见大片实变中有多处虫蚀样空洞影。肺结核空洞或干酪样变的淋巴结可通过引流支气管或破入支气管而发生支气管播散，形成小叶性干酪性肺炎，表现为肺内分散的小叶性实变影。肺内干酪性病变被纤维组织包绕可形成结核球，表现为圆或椭圆形的球形病变，偶有分叶，多在肺的上野，一般密度均匀，轮廓光滑，但其内近心侧可有小空洞存在，结核球内可出现层状、环状或斑点状钙化。周围常有散在的纤维增殖性病灶，称为卫星灶。

继发性肺结核的晚期由于多种性质病变的发展、好转与稳定交替发展，可形成有纤维厚壁空洞、广泛的纤维性变以及支气管播散病灶混合存在的情况。

（2）CT表现

在显示病变特征、数量方面较X线平片具有一定的优势，但征象及价值与平片相同。在肺结核病诊断中作为辅助性检查方法。

3. 诊断与鉴别诊断

浸润为主型的浸润病变与肺炎支原体肺炎和过敏性肺炎的片状阴影需进行鉴别。干酪为主型的干酪性肺炎需与大叶性肺炎进行鉴别，而结核球与周围性肺癌亦需进行鉴别。

（1）浸润型病变与肺炎支原体肺炎和过敏性肺炎的鉴别

肺炎支原体肺炎的片状阴影以肺门旁及两肺中下野多见，同时可见肺纹理增强，病变一般在 2 周左右可消失，血清冷凝集试验 60% 以上呈现阳性。过敏性肺炎为淡薄的片状云雾状模糊阴影，病变有此起彼伏的特点，多在数日内消散，血嗜酸性粒细胞增多。

（2）结核球与周围性肺癌的鉴别

周围性肺癌的球形病变与结核球的外形颇为相似，应注意鉴别。周围性肺病生长较快，肿块边缘不规则，可见短细毛刺。而结核球的边缘光整，生长较慢，中心可见砂粒状钙化，周围可见卫星病灶。

（3）干酪性肺炎与大叶性肺炎的鉴别

大叶性肺炎为肺叶性实变，其边界为叶间裂所限，病变密度均匀。而干酪性肺炎病变密度高且不均，可见多数不规则的无壁空洞。两者在临床上的表现亦各不相同。

（五）胸膜炎型（Ⅳ型）

结核性胸膜炎可与肺部结核病变同时出现，也可单独发生而肺内未见病灶，前者多为邻近胸膜的肺内结核灶直接侵及胸膜所致。后者多系淋巴结中结核菌经淋巴管逆流至胸膜所致，多为单侧胸腔渗液，一般为浆液性，偶为血性。X 线及 CT 检查均可见不同程度的胸腔积液表现。

二、肺部炎症

肺炎可由多种病原体（细菌、病毒、支原体等）感染引起，以急性肺炎多见。根据影像表现不同可分为大叶性肺炎、支气管肺炎（小叶性肺炎）和间质性肺炎。影像学表现无法按照病原菌及病因进行分类，但可在一定程度上提示所感染病原菌的类型，如大叶性肺炎病原菌多为肺炎链球菌，支气管肺炎的病原菌多为金黄色葡萄球菌，病毒和支原体感染引起的肺炎多表现为间质性肺炎。

（一）大叶性肺炎

1. 病因病理

大叶性肺炎是细菌性肺炎中最常见者，90% 以上由肺炎链球菌引起，以 3 型肺炎链球菌毒力最强。金黄色葡萄球菌、肺炎克雷白杆菌、溶血性链球菌和流感嗜血杆菌引起的肺炎也可呈大叶性肺炎表现。

病理改变以纤维素渗出为主，一般为单侧肺，以左肺下叶多见，按发展过程分为充血水肿期（病变早期）、红色肝样变期（1~2 天后）、灰色肝样变期（3~4 天后）和溶解消散期（5~10 天后）。

2. 临床表现

本病多为青壮年急性起病，突发高热、寒战、咳嗽和咯铁锈色痰。病变早期（充血水肿期）可有高热、咳嗽等症状。听诊出现捻发音和湿啰音，实变期由于肺泡腔内的红细胞破坏、崩解，形成变性的血红蛋白而使痰呈铁锈色。消散期由于渗出物液化，听诊可闻及湿啰音。病变多于两周内吸收，临床症状的减轻多较病变吸收早，少数可延迟至1~2个月吸收，也可迁延不愈，演变为机化性肺炎。

3. 影像学表现

大叶性肺炎的影像表现可一定程度反映其病理变化。

（1）X线

充血期 X 线检查呈肺纹理增强、透明度减低或可见淡薄而均匀的阴影，也可无异常发现。实变期可见大片致密阴影（肺实变）累及整个或大部分肺叶，可见空气支气管征。病变的形状与所在肺叶的解剖形状有关。消散期病变区阴影密度逐渐减低，透亮度增加，病变吸收的不均匀致此期多表现为散在斑片状阴影。

（2）CT

充血期可见边缘模糊的片状磨玻璃密度阴影；实变期可见叶、段分布的大片致密阴影，空气支气管征较胸片更明显，强化可见其内灶性坏死；消散期病变吸收，呈散在、大小不等的斑片状阴影。各期均可见胸膜反应性增厚或胸腔积液。

4. 诊断与鉴别诊断要点

青壮年急性起病，突发高热、寒战，咳嗽和咯铁锈色痰，胸片或 CT 示病变累及整个肺叶或肺段，提示本病可能。大叶性肺炎实变期须与肺结核、中央型肺癌所致阻塞性肺不张及肺炎型肺癌鉴别；消散期应与浸润型肺结核鉴别。依据临床表现和 X 线检查可确诊，CT 检查多用于鉴别诊断。细菌学检查有助于确定病原菌，选择敏感药物治疗。

（二）支气管肺炎

1. 病因病理

支气管肺炎又称"小叶性肺炎"，可由细菌或病毒感染引起，以葡萄球菌、肺炎双球菌和肺炎链球菌感染多见。病毒感染以呼吸道合胞病毒、腺病毒、流感病毒和副流感病毒为多见。按病理形态的改变分为一般支气管肺炎和间质性支气管肺炎两类。前者多由细菌所致，后者则以病毒为主。多数支气管肺炎在病毒感染的基础上可发生细菌感染，为混合感染。

病理改变以肺泡炎症为主，支气管壁与肺泡间质炎性病变较轻。病理基础为小支气管壁充血水肿、肺间质内炎性浸润和肺小叶渗出和实变的混合病变。病变可通过肺泡间通道和细支气管向邻近组织蔓延，呈小片状的灶性炎症，可互相融合扩大。当小支气管、毛细支气管发生炎症时，使管腔更加狭窄导致管腔部分或完全阻塞，可引起肺气肿或小叶性肺不张。病毒性肺炎时，支气管和毛细支气管壁及肺泡间隔均有水肿，管壁内有黏液及被破坏的细胞堆积。肺泡及肺泡导管、间质可见单核细胞浸润。

2. 临床表现

支气管肺炎多见于婴幼儿，为小儿最常见的肺炎，此外还多见于老年和体弱者，大多起病较急。典型的支气管肺炎常有发热、咳嗽、咳泡沫黏液脓性痰、气促、呼吸困难，病变部位可闻及固定的细湿啰音，新生儿、早产儿、重度营养不良儿身体极度衰弱者表现可不典型。轻症主要累及呼吸系统，重症可累及其他系统（循环、消化、神经系统）而出现相应的临床表现。

3. 影像学表现

（1）X线

病变多发生在两肺中下野的内中带。支气管及周围间质的病变表现为肺纹理增多、增粗和模糊。小叶性渗出与实变则表现为沿肺纹分布的斑片状模糊致密影，密度不均。密集的病变可融合成较大的片状，病变广泛者可累及多个肺叶。小儿患者常见肺门影增大、模糊并常伴有局限性肺气肿。

（2）CT

两肺中部、下部支气管血管束增粗、模糊，周边散在大小不等的斑片状、结节状阴影，一般为1~2 cm，边缘模糊，有时可见其周围由小叶支气管阻塞所致的局限性过度充气，呈1~2 cm大小的泡状透亮影。

4. 诊断与鉴别诊断要点

婴幼儿或年老体弱者，急性发病，高热、咳嗽、咯泡沫或脓性痰；胸片示两肺中下野内中带多发小斑片状阴影，应考虑本病，一般胸片即可诊断。年老、症状不典型者应与肺癌引起的阻塞性肺炎鉴别。CT检查多用于鉴别诊断。

（三）支原体肺炎

1. 病因病理

支原体肺炎是由肺炎支原体感染引起的呼吸道和肺部的急性炎症。为社区获得性肺炎常见的感染。病理基础为细小支气管壁、肺泡壁与其周围的浆液性渗出和炎细胞浸润，由于细小支气管黏膜的充血水肿致狭窄阻塞，导致肺气肿或肺不张。炎症可沿淋巴管扩展引起淋巴管炎和淋巴结炎。

2. 临床表现

本病秋冬时期多见，儿童和青壮年发病率高，潜伏期为1~2周，起病缓慢，有时有咳嗽，多为干咳，伴有黏痰，或为顽固而剧烈的咳嗽，偶有血痰、胸痛。有时表现为肌肉酸痛或恶心、呕吐、食欲缺乏等消化道症状。约1/3患者无明显症状。

冷凝集试验和链球菌 MG 凝集对本病诊断有帮助。一般于发病 7～10 天后血清凝集素效价升高，凝集价高于 1∶32 或动态观察升高 4 倍以上有意义。

3. 影像学表现

（1）X 线

早期病变呈间质炎性改变，表现为肺纹理增粗及网状阴影，病变发展可于数日后出现片絮状阴影，密度较淡，边缘模糊，多发于中下肺野。

（2）CT

表现为网状阴影，支气管血管束增粗，可见小斑片状模糊影沿增粗的支气管血管束分布，边缘模糊，雾状或磨玻璃状。较小的腺泡阴影和小叶阴影可逐渐融合成片状阴影。病变于 1～2 周开始吸收，一般于 2～4 周最迟 6 周可完全吸收，不留痕迹。

4. 诊断及鉴别诊断要点

①支原体肺炎以间质病变为主，一般不伴有白细胞计数增高。本病应注意与细菌性肺炎、过敏性肺炎和浸润性肺结核鉴别。②细菌性肺炎以实质病变为主，伴有高热和白细胞计数增高。③发生于上叶的支原体肺炎不易与浸润性肺结核鉴别，可于治疗后动态观察，肺结核在数周内一般无明显变化。④过敏性肺炎有致敏物质接触史，阴影更为淡薄，吸收更快，可伴有嗜酸性粒细胞升高。

（四）肺脓肿

1. 病因病理

由肺部化脓菌感染引起的化脓性肺炎致细支气管阻塞，小血管炎性栓塞，继发肺组织坏死液化形成。吸入性肺脓肿的致病菌多为口腔厌氧菌，血源性肺脓肿的致病菌多为金葡菌。还可由附近器官感染直接蔓延而来，如胸壁感染、膈下脓肿或肝脓肿可直接蔓延累及肺部，最常见的病原菌为葡萄球菌、链球菌、肺炎球菌等。急性肺脓肿常呈空洞表现，急性期空洞壁由坏死肺组织和肺实变组成，内有较多脓液；亚急性期主要由增生的肉芽组织构成，周围伴有一定程度的肺实变或肺泡水肿；慢性期洞壁肉芽组织逐渐被纤维组织替代，壁变薄，内容物排出，边界清楚。若支气管引流不畅，坏死组织残留在脓腔内，炎症持续存在，则转为慢性肺脓肿。脓腔周围纤维组织增生，脓腔壁增厚，周围的细支气管受累，致变形或扩张。

2. 临床表现

急性特征表现为高热、寒战、胸痛，咳大量脓臭痰。痰性状对判断病原菌类型有一定帮助。慢性肺脓肿可有咳嗽，咳脓痰或血痰，发热呈不规则型，贫血，消瘦和杵状指等。

3. 影像学表现

（1）X 线

根据类型、病期、支气管的引流是否通畅以及有无胸膜并发症而有所不同。原发吸入性化脓性肺炎起病后短期内即可在肺内出现炎性浸润，呈密度高、边缘模糊的云絮状影。病变范围可以是小叶、肺段或大叶，并可在一日内扩展为两肺广泛的炎性浸润。在病变区无一般肺炎所能见到的支气管气像。病变发展，可在炎性浸润中出现脓肿，表现为含有液面的空洞。同时也可在不同部位出现大小不等的类圆形薄壁空腔，即肺气囊。一般肺气囊内无液平，但也可有少量液体。肺气囊变化快，一日内可变大或变小，一般随炎症的吸收而消散，偶可迟至数月后消失。本病易发生胸腔积液及脓胸，近胸膜的肺气囊穿破后可形成脓气胸。

继发血源性化脓性肺炎，由细菌栓子形成的腐败性肺梗死多分布在两肺的外围部分。X 线表现为大小不一的球形病变，小者直径为数毫米，大者可为 1~4 cm，边缘较清楚；也可呈大小不一的片状致密影。病变中心可出现空洞及液平面。

并发脓胸者，患侧胸部呈大片浓密阴影；若伴发气胸则可见液平面。

（2）CT

多呈类圆形的厚壁脓腔，脓腔内可有液平面出现，脓腔内壁常表现为不规则状，周围有模糊炎性影。脓腔壁为软组织密度，增强扫描明显强化。

4. 诊断与鉴别诊断要点

急性起病，高热伴咳脓臭痰患者肺部表现为厚壁空洞，含有液平，应首先考虑本病。肺脓肿应与以下疾病相鉴别：

（1）细菌性肺炎

早期肺脓肿与细菌性肺炎在症状及 X 线表现上很相似。细菌性肺炎中肺炎球菌肺炎最常见，常有口唇疱疹、铁锈色痰而无大量黄脓痰。胸部 X 线片示肺叶或段实变或呈片状淡薄炎性病变，边缘模糊不清，但无脓腔形成。其他有化脓性倾向的为葡萄球菌肺炎、肺炎杆菌肺炎等。痰或血的细菌分离可做出鉴别。

（2）空洞性肺结核

发病缓慢，病程长，常伴有结核毒性症状，如午后低热、乏力、盗汗、长期咳嗽、咯血等。胸部 X 线片示空洞壁较厚，其周围可见结核浸润病灶，或伴有斑点、结节状病变，空洞内一般无液平面，有时伴有同侧或对侧的结核播散病灶。痰中可找到结核杆菌。继发感染时，亦可有多量黄脓痰，应结合既往史，在治疗继发感染的同时，反复查痰可确诊。

（3）支气管肺癌

远端阻塞性肺炎呈肺叶、肺段分布。癌灶坏死液化形成癌性空洞。发病较慢，常无或仅有低度毒性症状。胸部 X 线片示空洞常呈偏心、壁较厚、内壁凹凸不平，一般无液平面，空洞周围无炎症反应。由于癌肿经常发生转移，故常见到肺门淋巴结大。CT、痰脱落细胞检查和纤维支气管镜检查一般可确诊。

（4）肺囊肿继发感染

肺囊肿呈圆形，腔壁薄而光滑，常伴有液平面，周围无炎性反应。患者常无明显的毒性症状或咳嗽。

（五）肺部真菌感染

1. 病因病理

肺部真菌感染较少见，通常发生于免疫功能低下、长期应用激素和抗生素或经常接触发霉物质者。常见的致病菌有放线菌、奴卡菌、白色念珠菌、隐球菌和组织胞浆菌。感染途径有内源性，如白色念珠菌；外源性，如奴卡菌和隐球菌；继发性，如放线菌。病理基础为炎性渗出、坏死、化脓、结节性肉芽肿和真菌球形成。

2. 临床表现

临床上有发热、咳嗽、咳痰、咯血、胸痛和呼吸困难等症状。

3. 影像学表现

真菌病的影像表现具有多样性，可表现为支气管炎、支气管肺炎、大叶性肺炎甚至肿块和空洞影，形态多变且可互相转化。不同菌种所致感染表现各异，同一菌种在不同条件下及感染的不同时期表现也不同。

X 线及 CT 表现在急性期多以斑片状阴影为主，以中下肺野多见，边缘模糊。病变进展可呈肺脓肿样改变，形成厚壁空洞。病灶周围可伴有条索状影、胸膜肥厚粘连、肺门淋巴结肿大和胸腔积液等。慢性期呈慢性炎症或肺内结节改变。

4. 诊断与鉴别诊断要点

肺真菌感染需反复多次培养出致病菌方可确诊，但由于正常情况下呼吸道内即可存在真菌，所以真菌培养诊断亦很困难，需通过临床表现、实验室检查、影像学检查和疗效等做出综合诊断。

三、肺肿瘤

（一）原发性支气管肺癌

原发性支气管肺癌简称肺癌，起源于支气管黏膜，是最常见的恶性肿瘤之一，近半个世纪来，其发病率在发达国家中已居男性恶性肿瘤首位。

1. 病理与临床表现

多发生在 40 岁以上的男性，肺癌的发病原因尚不甚明确，目前认为与吸烟、环境污染、长期接触石棉、镍、无机砷和芳香族碳水化合物、放射性物质等有关。发生在肺段支气管开口以上的肺癌称为中心型肺癌，段支气管以下者为周围型肺癌。其临床表现与肿瘤部位有很大关系，早期周围型肺癌可无任何症状，中央型肺癌侵犯较大的支气管常引起刺激性干咳，持续不愈，痰中带少量血丝、血块是肺癌的常见症状，大量咯血少见。肿瘤部分阻塞较大的支气管时，可造成远端支气管阻塞，形成阻塞性肺炎或局限性肺气肿，患者可有胸闷、哮鸣、痰多或痰呈脓性。当大支气管完全阻塞引起肺叶或全肺不张时，胸闷、气喘加重。肿瘤晚期，特殊部位的肿瘤侵蚀、压迫邻近器官可产生一些相应的症状。如：侵犯膈神经可出现同侧膈肌麻痹，透视表现为患侧膈肌升高和反常呼吸运动；侵犯同侧喉返神经可引起声音嘶哑，同侧声带麻痹并固定在正中位；压迫上腔静脉可致头面及上肢水肿，颈静脉怒张；侵犯胸膜可致大量胸水，使气喘加重；侵入胸壁引起剧痛。

2. 影像学检查方法的比较与选择

首选 X 线、CT 检查，次选 MRI、超声检查。

3. 影像学表现

（1）X 线表现

中心型肺癌：早期癌组织局限于黏膜，平片上往往无异常改变。当肿瘤向腔内、外生长，则可发生下述一系列 X 线表现。①管内型：在支气管体层片上可表现为管腔内息肉状或半球形软组织阴影，瘤体完全堵塞支气管时可表现为支气管截断，支气管造影可显示管腔内充盈缺损或管腔梗阻。管壁型在支气管体层片上表现为支气管壁增厚及管腔狭窄或梗阻，在支气管造影片上亦可见支气管管腔狭窄或梗阻。管外型在胸片和支气管体层片上表现为围绕支气管的软组织肿块阴影，肿块可呈球形、椭圆形或不规则形状，在支气管造影片上表现为支气管狭窄。管内外混合型腺瘤在支气管体层片和支气管造影片上可兼有管内型和管外型两种表现。②支气管阻塞引起的肺内表现：肺内表现的范围及轻重取决于肿瘤发生部位和瘤体大小。支气管腺瘤较小时，胸片可表现为正常痈肿，瘤较大引起支气管狭窄或梗阻时可引起阻塞性肺炎、肺不张、肺气肿及支气管扩张。中央型支气管腺瘤因支气管狭窄或阻塞出现肺内表现者占该型的 85%。

周围型肺癌：①早期 X 线表现：早期直径一般在 2 cm 以内，此时癌组织尚夹杂着正常的肺组织，即所谓"小泡征"。X 线片上一般表现为结节状阴影，密度较淡，轮廓较模糊。另一种早期周围型肺癌发生于中等大小的支气管，癌组织沿支气管壁蔓延，并可侵及其分支，在 X 线片上显示密度较淡、边缘模糊的小片状阴影。②肿块阴影是周围型肺癌的直接征象，常为圆形或椭圆形，较典型者呈分叶状，为周围型肺癌的重要征象。另一重要征象为脐样切迹，在肺癌肿的肺门方向局部凹陷形成切迹，实际上也是分叶征象的成因之一。癌肿的晚期肿块较大，一般在 3～5 cm 或更大，多数肿块的轮廓比较清楚，但其边缘常有较细小的毛刺状阴影，是因癌组织浸润所致；而有的轮廓清楚光滑呈球形，是因为瘤体的增长压迫，使周围肺组织萎陷，形成假包膜。极少数瘤体内部可出现钙化。③癌性空洞：癌组织坏死、液化经支气管排出后形成空洞。癌性空洞常为单发、壁厚、偏心性，内壁凹凸不平，无明显液平面。④癌肿邻近肺野及胸膜的改变。癌肿阻塞小支气管，引起小节段肺炎、肺不张及纤维索条样病变，使癌肿近胸膜侧边缘模糊，由于癌性淋巴管炎，出现肿块至肺门的条索状影。当瘤体位于胸膜下，牵拉邻近胸膜出现"V"字形及星状阴影，称为胸膜凹陷征。局部胸膜改变出现兔耳状阴影时，称兔耳征。⑤肿块增大速度较快。

特殊类型的肺癌：①纵隔型肺癌：即中心型肺癌致完全不张的肺叶将肿块及肿大的淋巴结完全包裹，形成致密块状影紧贴纵隔。②浸润型肺癌：即周围型肺癌与阻塞性肺炎混在一起，呈现浸润阴影，但某一部位仍可显示肿块的边缘。③细支气管肺泡癌：目前认为是周围型肺癌或浸润型细支气管肺内广泛转移所致。表现为两肺广泛分布的粟粒状结节影，直径在 1~3 mm，以两下肺及肺门部数量较多。④肺癌转移引起相应部位的改变。

（2）CT 表现

中心型肺癌的 CT 表现：①支气管壁的增厚、管腔狭窄和病变范围的大小可无直接显示。②肺门肿块是进展期中央型肺癌最直接、最主要的影像学表现，呈结节状，边缘不规则，也可有分叶征象及毛刺，同时可见阻塞性改变。③支气管阻塞征象包括阻塞性肺气肿、阻塞性肺炎、阻塞性肺不张和黏液栓塞。④肺血管改变：癌组织直接侵犯或压迫邻近血管，导致血管变形、狭窄、形态不规则，甚至中断；支气管梗阻，出现肺不张时相应肺内血管移位。⑤胸腔积液：多在患侧且不产生明显占位效应。⑥肺门和纵隔淋巴结转移：随着快速 CT 及螺旋增强 CT 扫描的应用，明显提高了肺癌及纵隔淋巴结转移的检出率，比常规 X 线要优越得多。

周围型肺癌：①空泡征：肿瘤直径 < 3 cm 的周围型小肺癌多见，常见于瘤体中央，少数近边缘，直径多为 1~3 mm，一个或多个，多者呈蜂窝状。②支气管充气征：亦多见于小肺癌，瘤体内管状低密度影，长短不一，有的可见分支。③钙化：表现为细沙状，分布弥散或偏瘤体一侧。④空洞：典型者为厚壁或厚薄不均，内壁凹凸不平，或呈结节状，外壁呈波浪状或分叶，多数为中心性少数为偏心发生，大小不一。⑤毛刺征：表现为自病灶边缘向周围肺伸展，呈放射状，无分支的细、短线条影，近瘤体处略粗。⑥分叶征：表现为肿瘤边缘凹凸不平，呈花瓣状突出。⑦胸膜凹陷征：指脏层胸膜被瘤体内纤维瘢痕组织收缩拉向瘤体，凹入处与壁层胸膜间构成空隙被生理性液体充填。⑧增强扫描：瘤体呈均匀、不均匀或外周性强化。

（3）MR 表现

对于肺癌的诊断适用于如下几种情况：临床上确诊肺癌，需进一步了解肿瘤的部位、范围，特别是了解肺癌与心脏、大血管、支气管、胸壁的关系，评估手术切除的可能性；

疑为肺癌而胸片及 CT 均为阴性者；了解肺癌放疗后肿瘤复发与肺纤维化的情况。

4. 诊断要点

依据临床症状、体征及影像学表现一般可诊断。CT 及 X 线导引下介入穿刺及纤维支气管镜活检和脱落细胞学检查可获得病理诊断。

5. 鉴别诊断

中央型腺瘤应与支气管肺癌、良性肿瘤、凝血块和黏液栓引起的支气管阻塞鉴别；周围型应与结核瘤、周围型肺癌鉴别。

（1）中央型腺瘤与中央型支气管肺癌的鉴别

发生部位：支气管腺瘤好发于肺叶以上较大支气管，肺癌多发生于肺叶和肺叶以下支气管。

支气管腺瘤 X 线多表现：为支气管内软组织阴影；肺癌多表现为支气管管壁增厚、管腔狭窄或梗阻。

支气管腺瘤病程较长，肺癌病程较短。

（2）周围型腺瘤与结核瘤、炎性假瘤、周围型肺癌的鉴别

周围型支气管腺瘤有时与周围型肺癌很难鉴别，如果周围型肺癌出现边缘毛刺、胸膜凹陷等征象，与周围型支气管腺瘤的鉴别困难会少些。一般来说，腺瘤均小于 5 cm，而肺癌则可以大于 5 cm，周围型腺瘤与结核瘤的不同点是肿瘤阴影周围无卫星病灶。无卫星灶的结核瘤与腺瘤鉴别较困难。周围型腺瘤与炎性假瘤鉴别有时较困难。

6. 治疗方法的比较与选择

手术治疗为肺癌的首选治疗方法，对于早、中期肺癌及部分无明显禁忌的晚期患者亦可在充分准备（如：术前化、放疗，纠正一般情况等）的情况下行手术治疗。对于晚期患者可以根据病理类型和病变的部位、肿瘤的敏感程度、患者的一般情况酌情选择化、放疗，亦可作为手术前后的辅助治疗。对一些特殊病理类型的肺癌，如小细胞肺癌等，可先化疗，再手术，术后再结合化疗及其他治疗。免疫及中医治疗，可作为以上治疗的辅助治疗。综合治疗可以显著提高肺癌的 5 年生存率。不能手术者亦可行导管介入治疗、电化学治疗等。

（二）肺转移瘤

1. 病理与临床表现

约有 30% 的恶性肿瘤可有肺部转移。肺转移瘤可分为血行性和淋巴性转移，经血行性转移较多见，由于全身各部的血液都经过肺循环毛细血管的过滤，因而很多部位的恶性肿瘤细胞都可通过静脉系统的回流形成肺部的转移性肿瘤。肺淋巴性转移多见于乳癌及胃癌，转移方式有两种：①先有肺内血行转移病灶，然后以肺的淋巴管引流到肺门

淋巴结。②先转移到纵隔淋巴，以后逆行到肺门淋巴结及肺内淋巴管。肺转移瘤常无症状，部分患者可有咳嗽、胸痛、咯血及气短等非特征性症状。

2. 影像学检查方法的比较与选择

首选 X 线检查，次选 CT 检查。

3. 影像学表现

（1）X 线表现

血行性转移：常显示为大小不一的多发性圆形致密阴影，密度均匀，病灶轮廓大都清楚，以两肺中下部较多见。单个病灶通常轮廓清楚，比较光滑，可有分叶征象。颗粒性转移较少见，为一次大量的或短期内多次癌细胞播散所致，多见于血供丰富的原发肿瘤。

淋巴性转移：典型 X 线表现为肺门与气管、支气管淋巴结肿大，肺纹理呈网状增多，沿纹理有细微的串珠状阴影和细小的结节状阴影。其病理基础是淤积扩大的淋巴管和淋巴管内的癌结节。间隔线在淋巴性转移时经常出现，它反映了间隔的淋巴淤积、水肿和增厚。另外，有病例除了上述淋巴转移表现外，同时伴有血行转移病变。

（2）CT 表现

结节型：又分为多发结节型和单发结节型，两中下肺野外 1/3 带或胸膜下弥漫分布的多发小结节影。大小从几毫米到几厘米不等，密度一般均匀，边缘光滑，呈球形，与周围肺组织分界清楚。

肿块型或肺炎型：类似于原发性肺癌或肺炎，肿块型通常为孤立病灶，但也有多发的，边缘光整或不规则，密度均匀，边缘可有分叶，毛刺少见。肺炎型边缘模糊，往往局限于一肺叶，也可为散在多发斑片状模糊影。

淋巴管型：为淋巴管转移性肺癌的常见表现，常伴肺门淋巴结肿大，并可见自肺门向肺野做放射状分布的树枝状或索条状影。高分辨率 CT ± 呈网状结节影，通常沿支气管及分支分布。

粟粒播散型：两侧肺野可见无数细小结节，呈粟粒样，大小为 2～5 mm，边缘清楚。

肺门纵隔肿块型：为肺门区或纵隔淋巴结肿块影，边缘光滑有分叶。

混合型：指上述两种以上类型同时存在。

4. 诊断要点

如有明确的原发病灶，诊断较易。其他转移瘤的肺内 X 线表现提示肿瘤的来源，有利于寻找原发灶。

5. 治疗方法的比较与选择

在治疗原发灶的同时，采用化疗，单个病灶可考虑手术切除及放疗。当原发病灶手术切除后，或只做姑息的放射治疗、抗癌药物治疗，转移灶有时自行消失。

三、肺和支气管腺瘤

（一）病理与临床表现

起源于较大的支气管黏膜腺体，女性多见，发病年龄多在 20～40 岁。形态似良性，但可侵犯邻近组织，也可发生淋巴结转移，有人认为应归入恶性肿瘤。患者如长期咳嗽，反复发作肺炎及咯血，应考虑手术切除。

（二）影像学检查方法的比较与选择

首选 X 线检查，次选 CT 及 MR 检查。

（三）影像学表现

1. X 线表现

依肿瘤的发生部位有不同表现。中心型腺瘤向腔内生长者，可引起所属肺叶或肺段不张或气肿，以及阻塞性肺炎；当腺瘤侵犯支气管壁向腔外发展，可形成肺门肿块，支气管被推压移位和支气管腔狭窄；肿瘤向腔外生长者，大部分位于肺内，显示为圆形肺肿块阴影，外形整齐，边缘光滑；周围型腺瘤表现为肺野内球形病变。轮廓清楚，整齐光滑，密度均匀，不形成空洞，钙化很少见。肿瘤发展缓慢，肿块阴影的大小可在较长时间内不变。

2. CT 及 MR 表现

CT 及 MR 对于管腔内腺瘤的显示具有传统 X 线不可比拟的优越性，取代了断层及支气管造影。

（四）诊断要点

主要根据影像学表现，中央型可通过纤维支气管镜活检确诊。部分病例需手术后诊断。

（五）鉴别诊断

当肿瘤仅限于支气管腔内时，肺部平片只能看到支气管阻塞引起的肺炎及肺不张，不能显示支气管内肿瘤。体层摄片和支气管造影均可以显示支气管腔内存在病变，支气管镜检查是重要的诊断方法，但应避免做活组织检查，以免大量出血。

（六）治疗方法的比较与选择

多为良性，预后较好，手术切除为根治疗法。

四、胸部外伤

（一）胸壁骨折

1. X 线、CT 表现

肋骨骨折可单发或多发，可一侧或两侧，CT 优于普通 X 线胸片，能显示普通 X 线胸片上不能显示的骨折。

肋骨骨折常伴有气胸、液气胸、肺挫伤和皮下及纵隔气肿。

胸骨骨折因普通胸片后前位胸骨与脊柱前后重叠，常显示不清，侧位胸片，可有利于显示胸骨骨折，而 CT 可通过薄层扫描和冠状位重建清楚地显示骨折线和移位的程度。

胸椎骨折方面 CT 可显示椎旁血肿，椎管内有无骨折碎片和血肿以及脊髓受压情况。

2. 检查选择

胸部 X 线平片及 CT 检查为首选。

（二）肺挫伤及肺撕裂伤

1. X 线、CT 表现

胸片上可见肺内单发或多发的大小不等的片状阴影，形态不规则，边缘模糊。

CT 上散在的斑片状密度增高影，大小范围不等，边缘模糊。部分病灶融合呈大片状阴影，病灶不按肺叶或肺段分布，而与受伤部位有关。

病灶通常在 24 ~ 48 h 开始吸收，如继续发展，可提示继发感染可能。

如有血块阻塞支气管，可造成肺段或亚肺段的不张，增强扫描时，该区域不强化或轻度强化。

如发生肺撕裂伤时，在肺外周胸膜下肺组织内可见含气液平的空腔，壁薄，或边缘光整的球形阴影，密度均匀。

2. 检查选择

胸部 X 线平片检查为首选。

（三）气管及支气管撕裂伤

1. X 线、CT 表现

（1）多发生于支气管隆突上方至支气管隆突下 2 cm 之内。

（2）严重的裂伤，常引起纵隔和皮下气肿、气胸。

（3）主支气管或叶支气管断裂时，可造成一侧肺或肺叶的肺不张。

（4）CT 重建可显示断裂的支气管。

2. 检查选择

胸部 CT 检查为首选。

（四）纵隔气肿及纵隔血肿

1. X 线、CT、MRI 表现

（1）纵隔气肿多由肺损伤气体沿支气管血管束进入纵隔或气管、食管撕裂所致。

（2）X 表现上见平行于纵隔的气体影，呈线条状。

（3）CT 可发现平片上不能显示的少量气体影。

（4）纵隔少量积血，X 表现可无异常发现，出血量多时，纵隔影增宽或局部出现软组织密度影。

（5）CT、MRI 可显示血肿的大小，并根据血肿的部位推测出血的来源。

2. 检查选择

胸部 X 线平片及 CT 检查为首选。

五、尘肺

尘肺系长期吸入含有二氧化硅、煤尘、石棉等工业粉尘而引起的弥漫性肺纤维化为主的全身性疾病，是严重危害健康的职业病。

尘肺的病理改变主要是沉积在肺内的粉尘而引起慢性进行性肺间质纤维化和粉尘结节形成，最后影响肺功能。由于有害的粉尘种类繁多，可按粉尘的性质将尘肺分为矽肺、煤工尘肺及石棉肺等，以矽肺最常见。尘肺的诊断主要以 X 线胸片为依据。

（一）X 线表现

1. 类圆形小阴影

可见圆形或类圆形致密影，边缘整齐或不整齐，直径在 2 ~ 10 mm。常首先出现在两肺中下野，密度较高。

2. 不规则形小阴影

指一群粗细、长短、形态不一的致密影，可互不相连交织成网状或蜂窝状。不规则形小阴影多首先出现于两肺下野，继而可扩展至中、上野，且密度增高，宽度增粗，是尘肺的主要 X 线征象。

3. 大阴影

指长径超过 10 mm 的阴影，多在 10 ~ 20 mm 以上。可为条状或圆形，常见于两肺上、中野、多对称出现呈八字形，也可单侧发生。

4. 肺纹理改变

早期可见肺纹理增多、增粗、扭曲变形。当肺内小阴影出现增多时，肺纹理则逐渐变得模糊、减少或消失。

5. 肺门改变

尘肺早期即可出现肺门阴影增大、有时可见增大的淋巴结，且常见淋巴结蛋壳样钙化，多两侧对称出现。由于肺门周围组织的纤维化可牵引肺门发生移位。

6. 胸膜斑

尘肺常有不同程度的胸膜肥厚、粘连、钙化，局限性的胸膜增厚大于 3 mm 时称为胸膜斑，是石棉肺的主要 X 线表现之一。

7. 肺气肿

尘肺可发生不同程度的肺气肿，多为局限性，亦可弥漫性。

8. 尘肺并发活动性肺结核

结核常促进病变的发展。早期尘肺并发结核时，其 X 线表现与一般浸润型结核相同，表现为锁骨上下区的小片状模糊阴影。晚期尘肺并发结核时，结核病变可促进大阴影的形成。

（二）CT、MRI表现

1. 类圆形小结节阴影

是典型矽肺最常见的 CT 表现。其形态、大小和致密度与吸入粉尘中游离二氧化硅含量多少有关。在 CT 上多呈类圆形，边缘整齐，密度较高，一般直径在 2~5 mm。

2. 不规则小结节阴影

条状或网状影是由于肺间质纤维化所致，多沿小叶间隔、血管、淋巴管和小支气管周围分布。CT 表现为小叶间隔增厚、呈多边形，或表现为分散的线条状阴影，粗细长短不一，肺纹理增多，扭曲变形、紊乱呈网状改变，晚期因肺气肿加剧，肺纹反而减少。

3. 大结节阴影

是指直径超过 10 mm 的病灶，为晚期矽肺的重要 CT 表现。CT 表现为长条形、椭圆形密质增高影，多在两上肺区、常两侧对称。

4. 胸膜改变

主要表现为胸膜增厚、粘连，而石棉肺常伴胸膜钙化。

5. 肺门改变

早期表现为肺门影增大，后期可见增大淋巴结有蛋壳样钙化。

第三节　循环系统疾病的影像学诊断

一、原发性心肌病

原发性心肌病并不少见，系指一组病因不明的心肌受累疾病，世界卫生组织将之主要分为：扩张型、肥厚型和限制型三型，以及不能具体分类的过渡型。

（一）扩张型心肌病

扩张型心肌病（dilated cardiomyopathy，DCM）在原发性心肌病中最常见，患者以青壮年居多。

1. 病理与临床表现

本病的主要临床表现为反复出现心力衰竭、心律失常或心脏扩大。根据受累部位扩张型心肌病可分为左室型（最常见）、右室型和双室型3个亚型。病理检查显示：受累心肌细胞肥大、变性，可有坏死和间质纤维增生，致心室收缩功能下降，舒张末期心室容量和压力增加，心室腔扩张，可并发附壁血栓。

2. 影像学表现

X线平片：心脏多呈普大型或主动脉型，心脏搏动减弱，以心室段为主，心房段正常或增强。可有肺淤血或间质性肺水肿，主动脉结正常，心腰凹陷，可见各房室均大或左心室增大为主。上述X线表现无特征性，应注意结合其他临床资料，排除能引起上述改变的其他疾病后，才能做出本病的诊断。

超声心动图：M型和二维超声心动图均可显示各心腔扩大，多以左心室扩大最为显著（左室型）。室间隔和左心室壁的厚度正常，室壁运动普遍减弱，收缩期增厚率下降。

CT和MRI增强扫描：可见心脏扩大，以心室为主，横径增大较长径明显。仅在左心室扩大为左室型，室间隔呈弧形凸向右室侧；仅右室扩大为右室型，室间隔凸向左室侧；左右心室均扩大者，室间隔位置及形态改变不显著，为双室型。心室壁密度或心肌信号强度无明显改变，室壁厚度基本正常，也可略薄或略厚，但室壁收缩期增厚率普遍下降，可消失；室壁运动普遍减弱，甚至消失。心室收缩功能明显受损，容积增加，射血分数和短轴缩短率等指标显著降低。多数患者合并心房扩大，右室型者，可见腔静脉扩张，左室型有主肺动脉扩张。心腔内可有附壁血栓。

本病通常无需行X线心血管造影检查。

3. 鉴别诊断

扩张型心肌病应与缺血性心肌病相鉴别，后者常累及左心室，也导致心腔扩大，但是室壁呈不均匀广泛变薄，变薄节段 MRI 呈低信号，室壁运动异常呈阶段性改变，为二者的鉴别诊断要点。必要时，还可进行 CTA 或 X 线冠状动脉造影检查，以排除冠心病。

（二）肥厚型心肌病

肥厚型心肌病（HCM）的发病率较扩张型心肌病低，病变局部心肌增厚。

1. 病理与临床表现

病变主要累及左心室，有的病例邻近室间隔的右室前壁亦可受累。病变呈广谱形式分布，可累及左心室任何节段，但以室间隔肥厚最为常见。其病理生理改变主要为左心室舒张功能受限，伴收缩功能增强，可并发二尖瓣关闭不全和左心房增大。

肥厚型心肌病按照其有无左室流出道狭窄及左心排血受阻，可分为梗阻型和非梗阻型两个亚型。判断心室壁肥厚以舒张末期肥厚部室壁厚度与正常室壁厚度（通常取左室后壁）的比值大于或等于 1.5 为诊断标准。

2. 影像学表现

X 线平片：心脏通常不大或仅左心室轻度增大，心脏搏动较强，肺血正常。

超声心动图：M 型和二维超声心动图可直接测量心室壁厚度，发现心肌肥厚敏感，还可显示左心室流出道狭窄（小于 20 mm）以及收缩期二尖瓣前叶向前运动，多普勒超声可以计算狭窄前后的压差。

CT 和 MRI：CT 扫描必须应用含碘对比剂，而 MRI 的诊断效果更佳。肥厚型心肌病的 MRI 诊断要点主要有：舒张末期左室壁增厚，增厚心肌与左心室后壁的比值大于或等于 1.5，T_1 加权像肥厚多呈均匀中等信号强度，T_2 加权像可见中等信号中混杂点状高信号。左心室腔变形缩小，肥厚节段的室壁收缩期增厚率下降，但是室壁运动增强，收缩末期左心室腔的缩小和变形均较舒张期更明显。左心房多扩大，可合并二尖瓣轻度反流。有左室流出道狭窄时，收缩末期测量流出道内径小于 20 mm，电影 MRI 示左心室流出道内有低信号血流束。

通常本病无需行 X 线心血管造影检查。

（三）限制型心肌病

限制型心肌病（restrictive cardiomyopathy，RCM）以心内膜心肌纤维化（endomyocardial fibrosis，EMF）为代表。

1. 病理与临床表现

病理上限制型心肌病病变累及心内膜和心肌，使心室顺应性下降、充盈受阻，房室瓣关闭不全，心室舒张期终末压高，心排血量减少，最终导致心力衰竭。心内膜心肌纤维化的纤维化病变累及流入道，尤以心尖和房室瓣环下部为重，心内膜增厚，厚度可达 2.5 mm，乳头肌和腱索受累移位。心室流出道不受累，还可扩张。流入道内膜面可有附壁血栓，血栓和内膜均可发生钙化，呈斑片状。

心内膜心肌纤维化根据受累部位不同分为右室型、左室型和双室型3个亚型，以右室型较常见，双室型次之，左室型最少见。右室型者主要临床表现为肝大、腹水；左室型常有呼吸困难、胸痛等症状，双室型兼有二者的表现。

2. 影像学表现

X线平片。①右室型：心脏呈普大型，右心房显著增大，上腔静脉扩张，肺血减少；②左室型：X线平片所见与心脏瓣膜病二尖瓣狭窄类似，但是左心房增大不明显。③双室型：心脏多明显增大，以右心房室为主，兼有上述两型的特点。

超声心动图：可见右心房显著扩大，右心室流入道短缩，心尖闭塞，流出道扩张。

CT和MRI：除CT显示钙化较敏感外，MR1的诊断效果优于CT。MRI的主要表现如下：心室流入道短缩变形，心尖闭塞或圆隆，心室流出道扩张，心内膜面凹凸不平，可见低信号钙化灶。心室壁普遍增厚，以心内膜为主，右心室受累时，舒张末期右室壁厚度可达11 mm，大于或等于左室壁厚度，室壁运动减弱。心房高度扩张，心房内出现缓慢血流所致的中至高信号，收缩－舒张期心房内径几乎无变化。房室瓣反流，多为中至大量，以梯度回波电影MRI显示效果好，不仅能定性尚可行半定量分析。右室型可出现上下腔静脉扩张，左室型有主肺动脉扩张，双室型二者均有。本病常伴心包积液。

3. 诊断与鉴别诊断

限制型心肌病的临床表现、心电图改变，甚至心导管及心血管造影所见均与缩窄性心包炎相似，超声心动图也常常难以区分两者。CT和MRI可清楚显示正常心包，对二者的鉴别诊断有确证意义。

二、心肌淀粉样变

（一）基本知识

1. 基本概念

淀粉样变性是不可溶性淀粉样蛋白在机体细胞外组织中沉积、浸润所引起的系统性疾病。淀粉样蛋白沉积在不同的组织或器官，引起相应组织或器官的功能障碍及损害。心肌淀粉样变性（cardiac amyloid-osis）是由于淀粉样物质沉积于心肌组织内所引致的一种限制性心肌病，造成心功能受损和心律失常，属继发性限制性心肌病。本病早期诊断较困难，缺乏确切有效的治疗方法，预后极差。原发性淀粉样变性及遗传性淀粉样变性常累及心脏，是引起患者死亡的主要原因。心肌高锝磷酸盐（^{99m}Tc-DPD）闪烁照相能使遗传性心肌淀粉样变性患者淀粉样物质显像，这种特异性影像有助于鉴别诊断原发性心肌淀粉样变性和遗传性心肌淀粉样变性，并且能检测出系统性淀粉样变性全身受累情况。

2. 病因及发病机制

淀粉样变性病是一种蛋白构象疾病，细胞外蛋白的折叠错误起着重要的作用，导致不可溶的、有毒的蛋白在组织的 B 片层纤维蛋白中沉积，与免疫、遗传、炎症等因素有关。已知至少有 18 种以上的蛋白可以导致淀粉样变，如轻链免疫球蛋白、transthyretin、急性期反应蛋白 A、纤维蛋白原 Aa、脂蛋白 A 等。

根据淀粉样物质的不同临床分型为：①原发性或免疫球蛋白淀粉样变性，即由单克隆浆细胞产生的免疫球蛋白轻链，是最严重也是最常见的淀粉样变性，破坏了组织的结构，免疫球蛋白轻链的细胞毒性作用引起肾脏、心脏、肝脏及外周神经组织的严重损伤。②遗传性淀粉样变性，是一种罕见的常染色体显性遗传病，常累及肾脏、神经系统及心脏。③老年性系统性淀粉样变性，常见于 60 岁以上老年人，随年龄增长发病率提高，80 岁以上老年人发病率可达 22% ~ 25%，主要累及心房。④继发性或反应性系统性淀粉样变性，与慢性疾病有关，由于非免疫球蛋白过量产生引起，主要累及肝脏、脾脏及肾脏，心脏较少受累。

3. 病理

肉眼所见：心房轻度扩大，但心室一般不扩张。典型病例的双侧心室室壁变硬，呈橡皮样，无顺应性，且增厚。

镜下所见：心肌淀粉样变性组织病理改变为淀粉样蛋白沉积，细胞间基质增多及心内膜纤维化，刚果红染色示心肌细胞外及间质血管壁内可见刚果红着色的淀粉样物质沉积。心脏活检是诊断心肌淀粉样变性的金标准，但心肌活检是有创性检查及可能出现取样错误，限制了它在本病诊治过程中的应用。

4. 临床表现

心脏淀粉样变性的临床表现多样化且缺乏特异性，心肌顺应性降低如橡皮样，舒张功能或伴收缩功能障碍，表现为典型的"僵硬心脏综合征"和充血性心力衰竭；当自律细胞受累时，其兴奋性、自律性、传导性改变，表现各种心律失常。约一半患者心电图上表现为特征性的低 QRS 波，当合并有心室壁增厚时更应怀疑心脏淀粉样变性，因为其他原因引起的左室肥厚一般表现为 QRS 高电压。本病男性多于女性，30 岁以前罕见发生。

（二）心肌淀粉样变CT诊断

1. 横断图像

（1）冠状动脉平扫

冠状动脉无钙化斑块。用以鉴别诊断。

（2）心电门控扫增强扫描

前瞻性或回顾性心电门控扫描，可清晰显示心腔及心肌解剖结构。征象类似限制型心肌病，典型表现为左室腔减小、心室壁及室间隔对称性肥厚、心房扩大，晚期可以出现左室充盈受限。心室肥厚及心室充盈受限出现在心肌淀粉样变性晚期患者。

2. 心脏电影

回顾性心电门控扫描可以连续性动态观察心脏活动、室壁收缩期增厚率。

（1）心腔结构改变

典型表现为心室壁及室间隔对称性肥厚、左室腔减小，心房轻度扩大。晚期可以出现左室充盈受限。

（2）心肌及心室功能

心肌增厚，染色不均匀。左室舒张受限，舒张末期容积降低，EF 降低。

3. 容积再现

冠状动脉三维重建，有助于鉴别诊断。

三、心肌梗死与心脏结构性并发症MDCT诊断

（一）基本知识

心肌梗死（myocardial infarction）是指心肌缺血导致心肌细胞坏死，产生不可逆性的损伤，即使恢复血流灌注，也不可逆转。

1. 心、肌梗死分类

（1）按病程分类

①急性心肌梗死：病程在 2 个月以内，心电图为 ST-T 改变。

②慢性心肌梗死：病程 > 2 个月，心电图无 ST-T 改变只有异常 Q 波。

（2）按病灶分类

①透壁性心肌梗死：又称 Q 波型心肌梗死，累及心室肌壁全层。

②心内膜下心肌梗死：病变仅位于心室壁内膜下方，不超过室壁厚度 1/2。

③灶型梗死：病变直径 < 2 cm，灶性分布。心电图改变不大，可有或无 Q 波。

（3）按梗死部位分类

①前壁心肌梗死：左室前壁，前间隔，乳头肌。

②前间壁心肌梗死：室间隔前 2/3。

③侧壁心肌梗死：左室侧壁、左前内乳头肌中后部。

④膈面心肌梗死（左室下壁）：心室膈面下壁。

⑤右室心肌梗死：右室前后壁及室间隔。

2. 心肌梗死心脏结构性并发症

（1）室壁瘤

大范围透壁性心肌梗死及其后形成纤维化瘢痕组织，受左室内压作用而向外膨出，形成室壁瘤，发生率为 5% ~ 33%。80% 以上累及左室前壁—心尖部，多数为单发。偶见多发室壁瘤、室间隔瘤或右室壁瘤。室壁瘤常继发腔内附壁血栓。

（2）室间隔穿孔

多为急性心肌梗死早期发生，发生率较低占心肌梗死 2% ~ 4%。前间壁心肌梗死发生间隔穿孔位置靠近心尖部，下壁梗死间隔穿孔位置近于心底部。

（3）左心室乳头肌梗死

心肌梗死几乎均可累及左室乳头肌。根据累及程度，出现乳头肌功能不全及不同程度二尖瓣关闭不全。严重者乳头肌断裂可发生急性二尖瓣关闭不全。

（4）心脏破裂

急性心肌梗死造成心脏急性穿孔，以发生位置在左室前壁最为凶险，可造成患者猝死。左室下壁和（或）右室壁心肌梗死发生小破口，于心包腔形成缓慢血肿、附壁血栓，与心包粘连形成假性室壁瘤，患者可以侥幸存活。

（二）心肌梗死MDCT主要征象

MDCT 增强扫描横断像可以显示梗死心肌的病理改变特点及累及范围。

①增强扫描心室壁心肌灌注缺损呈低密度灶，显示不规则条片状；如果仅发生于心内膜下，厚度较室壁 < 1/2，为心内膜下心肌梗死；如果 > 1/2 称透壁性心肌梗死。

②局部心肌变薄、钙化，多为陈旧性心肌梗死。

③上述相应心腔内如有团块状充盈缺损，多提示有附壁血栓存在，可见钙化灶。

④节段心肌收缩增厚率减低；室壁运动功能异常（包括运动减弱、消失、矛盾运动或运动不协调）。

⑤左室整体或节段运动功能下降，EF 减低。

MDCT 对心肌梗死可以做到定性及定位诊断，也可以观察左室壁的运动功能状况，整体及节段心功能，因而对于心肌梗塞的诊断有较大的临床意义。

（三）心肌梗死心脏结构性并发症MDCT主要征象

1. 室壁瘤 MDCT 主要征象

MDCT 横断扫描及多层重组可以明确显示室壁瘤局部的特征性病理改变、累及部位及腔内附壁血栓。

（1）一定层面局部心室壁异常膨突，瘤壁变薄，可以有条片状钙化灶。

（2）室壁瘤以累及前间壁—心尖部为多见，瘤体向前下膨突；发生于左室下壁向膈面突出；室间隔室壁瘤显示室间隔变薄，凸向右室一侧。

（3）左室腔扩大，左房相应增大。

（4）心电门控扫描，收缩与舒张期可以呈现局部矛盾运动；正常室壁部分收缩功能增强（代偿性）。

（5）瘤腔内充盈缺损，提示存在附壁血栓。

（6）整体及局部 EF 降低（约 30%）。

国外一组 CT 诊断室壁瘤经手术一病理研究，证实室壁瘤病变区域心肌变薄、运动消失累及左室表面积 27%±7%；全组 LVEF 减低（20%±7%）；左室舒张末期容积增加（273±82 mL）及左室心肌重量增加（178±53g），70% 患者 CT 检出较大附壁血栓。阜外心血管病医院 CT 与左室造影及手术对照研究结果表明 CT 诊断室壁瘤的敏感性、特异性分别为 91%、99%；附壁血栓占 36%。

2. 室间隔穿孔 MDCT 主要征象

MDCT 横断扫描及多层重组可以明确显示室间隔穿孔特点、部位及累及范围。

（1）室间隔穿通，前间壁心肌梗死穿孔位置多接近心尖部；下壁心肌梗死穿孔位置多接近心底部。

（2）室间隔穿孔多合并室壁瘤，CT 征象同于上述。

（3）左右心室扩大。依据穿孔大小，继发肺循环高压，肺动脉相应增宽。

3. 乳头肌梗死 MDCT 征象

心肌梗死均可累及乳头肌，导致房室瓣关闭不全，二尖瓣乳头肌受累影响最大。严重梗死可导致乳头肌断裂，突发严重二尖瓣反流，诱发急性左心衰竭。MDCT 不能直接显示乳头肌梗死或断裂，仅可以发现二尖瓣关闭不全导致的左心房室增大，以左心室迅速增大最为显著，并发急性左心衰竭、肺水肿。

4. 左心室假性室壁瘤 MDCT 主要征象

MDCT 横断扫描及多层重组可以明确显示假性室壁瘤破口、局部的特征性病理改变、累及部位及心包腔内附壁血栓。

（1）多见左心室下壁（近心底部）破口，可以明确显示破口部位。

（2）左室造影剂外溢进入心包腔与不规则附壁血栓及心包粘连形成包裹。

（3）不同层厚不同角度多层重组可以显示血肿范围及附壁血栓量，为假性室壁瘤做出定性诊断。

四、非动脉粥样硬化性（获得性）冠状动脉病CT诊断

获得性冠状动脉病以动脉粥样硬化最为常见。非粥样硬化性冠状动脉病常见有：冠状动脉炎、遗传性代谢异常、冠状动脉栓塞、自发性冠状动脉夹层、冠状动脉扩张症，以及介入性诊断治疗开展出现的医源性冠状动脉损伤、心脏移植冠状动脉病变等。

（一）大动脉炎

1. 基本知识

大动脉炎（又称 Takayasu's Arteritis）是一种慢性、非特异性病变，认为是一种自身免疫性疾病。患者存在较高水平 IgG，血浆中可检出抗主动脉抗体。大动脉炎病变早期为主动脉壁的增厚，逐步累及主要分支：头臂动脉分支，内脏动脉如肾动脉、肺动脉、腹腔动脉、肠系膜动脉、冠状动脉等；累及升主动脉大动脉炎可以侵犯主动脉窦及瓣叶，使瓣叶炎性细胞浸润、增厚、水肿、脱垂、穿孔。同时可波及冠状动脉，造成开口部 - 近心段管壁增厚、狭窄 - 闭塞、钙化，可呈弥漫性或局限性发生，少数有动脉瘤形成。

2. 临床分型

（1）"头臂动脉"型（上肢无脉症）。

（2）"胸腹主动脉"型。

（3）"广泛"型：主动脉及其主要分支广泛受累及，头臂动脉型与胸腹主动脉型联合存在。

（4）"肺动脉"型：合并或单独累及肺动脉。根据阜外医院 480 例大动脉炎统计，50.1% 为合并肺动脉受累型。

（5）"升主动脉"型。我们在一组大动脉炎 CT 诊断研究中检出升主动脉受累占 28%，其中部分病例存在中一重度主动脉瓣关闭不全，手术一病理证实大动脉炎侵犯主动脉窦及瓣叶，使瓣叶炎性细胞浸润、增厚、水肿、脱垂、穿孔。同时，可以波及冠状动脉，开口部 - 近心段管壁增厚、狭窄 - 闭塞、钙化，可呈弥漫性或局限性发生，少数有动脉瘤形成。为此，我们提出大动脉炎"升主动脉"型（或称为"第 5 型"）。其临床意义在于，该型可以发生主动脉瓣关闭不全、心绞痛、继发性左心室扩大。重症主动脉瓣关闭不全或冠状动脉狭窄者需要手术治疗。该型是大动脉炎有特殊临床意义的一型。

3. MDCT 征象

MDCT 对大动脉炎诊断有重要价值，CT 检出大动脉炎血管病变的敏感性为 93%，特异性为 98%，为临床诊断与治疗提供依据。大动脉炎患者心脏 - 大血管 CT 检查检出以下征象：①升主动脉增宽。②管壁、窦壁增厚。③冠状动脉开口部狭窄。④左心室增大（反映主动脉瓣关闭不全，具体血流动力学改变，可以参考超声心动图或 MRI 检查）。以上征象是"升主动脉"型诊断的依据。

大动脉炎"升主动脉"型冠状动脉受累主要表现。

（1）冠状动脉开口部 - 近心段管壁增厚、狭窄 - 闭塞、钙化。

（2）冠状动脉弥漫性或局限性管腔狭窄 - 闭塞。

（3）动脉瘤形成。以第一种为多见。

（二）川崎病

1. 基本知识

川崎病（Kawasaki disease）又称"结膜皮肤淋巴结"综合征，是一种原因不明的急性发热性疾病，80% 发生于 4 岁以下的婴幼儿。该病的基本病理改变为全身中、小动脉坏死性动脉炎。本病临床除表现眼球结膜及口腔黏膜炎、手足皮肤红斑及颈部淋巴结肿大外，急性期心脏表现为心肌炎、心包炎、心瓣膜炎和冠状动脉炎。冠状动脉受累时，动脉壁全层均有细胞浸润，发生扩张性改变，动脉瘤形成，瘤内继发附壁血栓。急性期后，约 10% ~ 20% 患儿可遗留冠状动脉瘤，主要发生于左右冠状动脉近段，其中约有半数可在 1 ~ 1.5 年内消退，其余患者则持续存在着，冠状动脉呈弥漫性瘢痕性狭窄或闭塞，导致心肌缺血。心肌心内膜炎、瓣膜炎导致二尖瓣、主动脉瓣关闭不全，加重心脏损伤及负荷增加致左心扩大。

2. MDCT 征象

受检患者多数是小儿，少数为少年，以川崎病遗留冠状动脉病变前来就诊。幼年发热"结膜皮肤淋巴结"综合征病史是诊断的重要依据。冠状动脉主要表现。

（1）冠状动脉管壁弥漫性增厚，管腔不规则狭窄与扩张病变混合存在，可累及左右冠状动脉多支病变。

（2）多发动脉瘤形成，大小不等，从几毫米到数厘米，瘤腔内存在大量附壁血栓。

（3）冠状动脉管壁、动脉瘤壁钙化。

（4）左室壁存在条片状低密度影，提示心肌灌注缺损，心肌梗死存在。左心室增大。

（三）白塞病

1. 基本知识

白塞病（Behcets disease）是累及全身性血管炎改变，淋巴细胞、浆细胞浸润，弹力纤维破坏，严重者血管坏死。主要临床特点复发性口腔溃疡，复发性眼葡萄膜炎，复发性外阴溃疡及皮肤损害。

本病在心血管系统可以造成：①心脏瓣膜损害：心内膜炎，累及主动脉瓣、二尖瓣脱垂，造成关闭不全、房间隔瘤并发血栓形成。②血管病变：累及大中动脉炎，淋巴细胞、浆细胞浸润，弹力纤维破坏，出现血管扩张，动脉瘤形成（包括假性动脉瘤）。其特点是真性或假性均可存在，具有游走性、多发性、重复性，占 48%。大中静脉炎，急性血栓性静脉炎，占 20%。

冠状动脉可受到累及，形成真性或假性动脉瘤。诊断需要结合典型临床症状、家族史及实验室检查。

2. MDCT 征象

（1）冠状动脉瘤形成：①真性动脉瘤，体积较大，可以发生任何部位，可有附壁血栓存在。②假性动脉瘤，体积较大，可以发生任何部位，大量附壁血栓与心包粘连构成瘤壁。可以有一定量心包积液存在。

（2）冠状动脉狭窄和（或）闭塞，多发生于瘤体出入口附近。

（3）动脉瘤有多发性、反复性、游走性的特点。

（4）心肌出现灌注缺损，为心肌梗死存在；左室增大。

（四）冠状动脉扩张症

1. 基本知识

冠状动脉扩张症（coronary ectasia）是指冠状动脉弥漫扩张累及一支以上者（应该排除狭窄后扩张），是一种不同病因引起的少见的冠状动脉病理改变。国外报道冠状动脉造影显示本病的患病率为 1.1% ~ 4.9%，国内为 5.3%。最常见的冠状动脉弥漫性扩张是动脉粥样硬化病理改变的一种表现形式，称其为"冠状动脉扩张症（coronary ectasia）"，这种命名有别于冠状动脉瘤。本病最常累及右冠状动脉，其次为左前降支和回旋支。

2. MDCT 征象

冠状动脉血管直径增大 50% 称为异常扩张，弥漫性累及冠状动脉全长 ≥ 1/2 者称为冠状动脉扩张症（coronary ectasia）。

扩张性病变多发生于大支冠状动脉的近心段，依次常见为右冠状动脉、左主干、前降支及回旋支，可以累及一支或多支。

根据不同病因，冠状动脉内腔形态有所不同，常见内腔光滑；动脉粥样硬化性病变，可见斑块造成内腔不规则，但是值得注意的是，冠状动脉扩张症的定义不包括狭窄后扩张。目前由于 CT 冠状动脉造影的应用，冠状动脉扩张症检出率增加约 10%。

中老年冠状动脉瘤或扩张主要病因为动脉粥样硬化，其中包括"正性重构"因素。青少年多见于动脉炎（包括川崎病等）、先天性等。虽然管腔无狭窄，但由于管壁顺应性降低，流速减缓，影响心肌灌注，并且容易形成血栓，是产生心绞痛症状的主要原因。

（五）冠状动脉夹层

1. 基本知识

冠状动脉夹层（coronary artery dissection）是由于内膜损伤，中膜撕裂，血管形成双腔，为少见的冠状动脉疾患。可以发生急性胸痛，导致急性冠状动脉综合征，以至发生猝死。冠状动脉夹层已知病因包括马方综合征、动脉粥样硬化、结缔组织病、动脉炎、胸部外伤、医源性（心导管检查）等。此外，尚存在原因不明冠状动脉夹层，称自发性冠状动脉夹层（spontaneous coronary artery dissection），较罕见，以中青年女性发病为主，发生于妊娠期或围产期，特别是有口服避孕药史者。高血压、重体力活动、外伤等可以是诱因。

自发性冠状动脉夹层以前降支为多见占75%，右冠状动脉20%，回旋支4%，左主干1%。国外文献报告，女性以前降支－左主干好发，男性以右冠状动脉好发。

近年来由于介入性诊断治疗的广泛开展，医源性冠状动脉夹层增加，需要引起注意。

2. MDCT 征象

（1）冠状动脉内膜有破裂口，中膜撕裂呈线状充盈缺损，血管形成双腔，远侧端有出口，仿真内镜可以观察双腔及内膜片。

（2）冠状动脉受累段血管整体僵直，管径变粗。

（3）MDCT 检查以曲面重组（CPR）观察最佳。前降支为多见，其次为右冠状动脉、回旋支、左主干。

（4）自发性冠状动脉夹层患者，其未受累及血管多显示正常。

（六）心脏移植术后

1. 基本知识

心脏移植术（heart transplantation）后主要由于免疫介导引起的一系列变化，包括内膜的慢性排斥及免疫抑制剂的应用相关反应。冠状动脉可以发生明显的弥漫性纤维化或粥样硬化改变，累及主干与大小分支。心肌出现非透壁性梗死灶。主要于移植术后3年内发生。

2. MDCT 征象

（1）冠状动脉管壁不规则，管腔不规则狭窄，血管僵直。主要由于弥漫性纤维化或粥样硬化改变。

（2）病变呈多发或弥漫型改变，累及主干与大小分支。

（3）心肌出现散在低密度灶，为非透壁性梗死灶，室壁变薄。

（4）左室功能低下，EF 值降低。

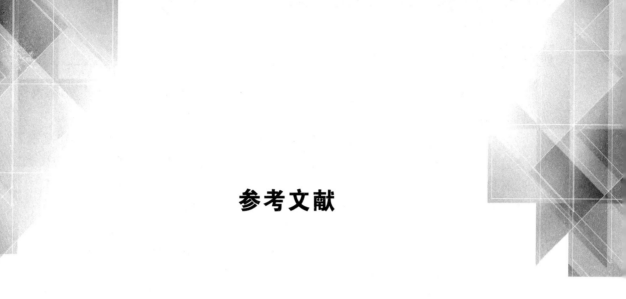

参考文献

[1] 王彩环.新编医学影像学 [M].天津：天津科学技术出版社，2018.06.

[2] 陈懿，刘洪胜.基础医学影像学 [M].武汉：武汉大学出版社，2018.08.

[3] 鲁统德，张利华，周晨曦.医学影像学临床应用 [M].北京：科学技术文献出版社，2018.05.

[4] 夏和平.医学影像检查技术实训指导 [M].重庆：重庆大学出版社，2018.07.

[5] 缪文捷，陈慧，胡玲.医学影像学基础与诊断实践 [M].长春：吉林科学技术出版社，2018.06.

[6] 张勇，李颖文，罗兴和.影像医学技术诊断 [M].南昌：江西科学技术出版社，2018.12.

[7] 刘兴光，庄儒耀，徐荣.当代影像医学技术与诊断 [M].天津：天津科学技术出版社，2018.03.

[8] 袁雪霞，孔华，王俊磊.医学影像与超声技术在临床实践中的应用 [M].昆明：云南科技出版社，2018.11.

[9] 刘荣志，夏克言.医学影像解剖学 [M].北京：科学出版社，2018.02.

[10] 陈佐伟.新编医学影像学 [M].昆明：云南科技出版社，2018.12.

[11] 何寿地，顾虹，邓建军.医学影像与放射科学 [M].北京：中国纺织出版社，2018.12.

[12] 徐克，龚启勇，韩萍.医学影像学第 8 版 [M].北京：人民卫生出版社，2018.07.

[13] 安天志，杨爽，孟祥平.医学影像与检验 [M].天津：天津科学技术出版社，2018.03.

[14] 王建.现代医学影像诊断 [M].北京：科学技术文献出版社，2019.08.

[15] 牟玲.实用临床医学影像 [M].北京：科学技术文献出版社，2019.06.

[16] 田海燕，何茜，龙治刚.医学影像与超声诊断 [M].长春：吉林科学技术出版社，2019.05.

[17] 索峰.现代医学影像诊断与临床 [M].长春：吉林科学技术出版社，2019.05.

[18] 舒大翔 . 实用医学影像技术与临床 [M]. 北京：科学技术文献出版社，2019.08.

[19] 蔡东梅 . 新编医学影像诊断学 [M]. 长春：吉林科学技术出版社，2019.03.

[20] 陈华 . 实用医学影像技术与临床 [M]. 赤峰：内蒙古科学技术出版社，2019.05.

[21] 黄浩 . 医学影像技术与诊断应用 [M]. 长春：吉林科学技术出版社，2019.03.

[22] 何正平 . 实用医学影像诊疗指南 [M]. 长春：吉林科学技术出版社，2019.03.

[23] 刘晓云 . 医学影像诊断基础与技巧 [M]. 北京：中国纺织出版社，2019.12.

[24] 于广会，肖成明 . 医学影像诊断学 [M]. 北京：中国医药科技出版社，2020.06.

[25] 曹阳 . 医学影像检查技术 [M]. 北京：中国医药科技出版社，2020.06.

[26] 侯黎伟 . 实用医学影像与检验 [M]. 长春：吉林科学技术出版社，2020.08.

[27] 谢强 . 临床医学影像学 [M]. 云南科学技术出版社，2020.07.

[28] 郑娜，姜波，崔文超 . 实用临床医学影像诊断 [M]. 青岛：中国海洋大学出版社，2020.05.

[29] 卞磊 . 临床医学影像学 [M]. 北京：中国大百科全书出版社，2020.06.

[30] 胡伟，刘瑞雪，崔传雨 . 现代医学影像与技术 [M]. 汕头：汕头大学出版社，2021.12.

[31] 侯键，许茂盛 . 医学影像学第 3 版 [M]. 北京：中国中医药出版社，2021.06.

[32] 韩岩冰，聂存伟，李成龙 . 实用医学影像技术与诊疗应用 [M]. 合肥：中国科学技术大学出版社，2021.12.

[33] 刘坚 . 医学影像诊疗与技术 [M]. 济南：山东大学出版社，2021.05.